灵兰书院·中医经典三家注系列

伤寒论三家注

成无己　柯韵伯　尤在泾（注）

主　编　王玉兴

副主编　郑　蓉　阚湘苓

编　委　（按姓氏笔画排列）

王玉兴　王洪武　王惠君

李述萍　杨琳琳　杨锦惠

吴鹏飞　张　涛　郑　蓉

阚湘苓　戴　璐　魏丽娟

中国中医药出版社

·北京·

图书在版编目（CIP）数据

伤寒论三家注 / 王玉兴主编. —北京：
中国中医药出版社，2013.10（2023.5 重印）
（灵兰书院·中医经典三家注系列）
ISBN 978-7-5132-1605-0

Ⅰ. ①伤… Ⅱ. ①王… Ⅲ. ①《伤寒论》—注释
Ⅳ. ①R222.22

中国版本图书馆 CIP 数据核字（2013）第 196483 号

中国中医药出版社出版

北京经济技术开发区科创十三街 31 号院二区 8 号楼
邮政编码　100176
传真　010-64405721
廊坊市祥丰印刷有限公司印刷
各地新华书店经销

开本 880×1230　1/32　印张 10　字数 271 千字
2013 年 10 月第 1 版　2023 年 5 月第 7 次印刷
书号　ISBN 978-7-5132-1605-0

定价　39.00 元
网址　www.cptcm.com

服务热线　010-64405510
购书热线　010-89535836
侵权打假　010-64405753

微信服务号　zgzyycbs
微商城网址　https://kdt.im/LIdUGr
官方微博　http://e.weibo.com/cptcm
天猫旗舰店网址　https://zgzyycbs.tmall.com

如有印装质量问题请与本社出版部联系（010-64405510）

内容提要

本书汇集了《注解伤寒论》、《伤寒论注》（见《伤寒来苏集》）和《伤寒贯珠集》三家《伤寒论》注本。

《注解伤寒论》为金代成无己所撰，是现存最早的《伤寒论》全注本，共 10 卷。成氏采用"以经释论，以论证经"的方法，运用《内经》、《难经》理论作注，并通过《伤寒论》从临床角度证明《内》、《难》理论的正确性。对论中具体方药，皆以《内经》性味学说为据，予以解析。引经据典而文辞简约，具有平淡之中见其微奥的特点。作为注释之首，该书对后世《伤寒论》的注释产生了重要影响。

《伤寒论注》为清代柯韵伯所著，共 4 卷。柯氏首次以证名篇，重新编次，其体例"虽非仲景编次，或不失仲景心法耳"。柯氏以六经经界为纲，主张有是证即用是方，以方名证，方随证附，为后人进一步研究《伤寒论》开辟了崭新的道路。书中批诸家之谬，悟仲景之旨，堪称历代注疏《伤寒论》的上乘之作。

《伤寒贯珠集》为清代尤在泾所著，共 8 卷，尤氏于仲景之学致力尤深，采用"以法类证，以证论治"的研究方法，将《伤寒论》原文重整编次，并从临证逻辑思维角度分析归纳《伤寒论》辨证论治体系，汇诸家之学，悟仲景之意，立正治、权变、斡旋、救逆、类病、明辨、杂治诸法，而"仲景著书之旨，如雪亮月明，令人一目了然"。

本书于《伤寒论》众多注本中选取最具特色的三家，将其合并成书，以求与广大中医药临床人员、中医药院校学生以及自学中医者共享《伤寒论》注本精华，为深入学习经典提供帮助。

编写说明

本书对《伤寒论》的辨太阳病、辨阳明病、辨少阳病、辨太阴病、辨少阴病、辨厥阴病、辨霍乱病、辨阴阳易差后劳复病等篇条文进行成无己、柯韵伯、尤在泾三家集注。原文以《注解伤寒论》为准，依照目前通行本序号标识，并参照刘渡舟等点校的《伤寒论校注》。

本书所依据的底本分别是：人民卫生出版社 1963 年版《注解伤寒论》，上海科学技术出版社 1959 年版《伤寒来苏集·伤寒论注》，上海科学技术出版社 1959 年版《伤寒贯珠集》。

对于底本原则上不删节、不改动，将原来竖排版改为现代横排版，故原文中"右"、"左"改为"上"、"下"，并加现代标点。繁体字一律改为规范简化字；异体字、古今字改为通行规范字，但对于个别具有特定含义的文字则予以保留；凡明显错别字、古今字均径改而不加注释；通假字一律予以保留。

本次整理对书中涉及的医学原理、医史人物、书籍名目等均不予注释。对于《伤寒论注》和《伤寒贯珠集》注释中出现的"上条"、"上文"、"前条"、"后条"等，均随文列出"编者按"，以标明该条文在本书的通行本序号，以便参阅。

目　　录

1

辨太阳病脉证并治上

太阳之为病，脉浮，头项强痛而恶寒。（1）

【成无己】《经》曰：尺寸俱浮者，太阳受病。太阳受病，太阳主表，为诸阳主气。脉浮，头项强痛而恶寒者，太阳表病也。

【柯韵伯】仲景作论大法，六经各立病机一条，提揭一经纲领，必择本经至当之脉症而表章之。六经虽各有表症，惟太阳主表，故表症、表脉，独太阳得其全。如脉浮为在表，太阳象三阳，其脉气浮而有力，与阳明之兼长大，少阳兼弦细，三阴之微浮者不侔矣。头项主一身之表，太阳经络营于头，会于项，故头连项而强痛，与阳明头额痛、少阳头角痛者少间矣。恶寒为病在表，六经虽各恶寒，而太阳应寒水之化，故恶寒特甚，与阳明二日自止、少阳往来寒热、三阴之内恶寒者，悬殊矣。后凡言太阳病者，必据此条脉症，如脉反沉，头不痛，项不强，不恶寒，是太阳之变局矣。仲景立六经总纲法，与《内经·热论》不同。太阳只重在表症、表脉，不重在经络主病。看诸总纲，各立门户，其意可知。

【尤在泾】人身十二经络，本相联贯，而各有畛界，是以邪气之中，必各有所见之证与可据之脉。仲景首定太阳脉证曰：脉浮、头项强痛、恶寒。盖太阳居三阳之表，而其脉上额交巅，入络脑，还出别下项，故其初病，无论中风、伤寒，其脉证皆如是也。后《阳明篇》云：阳明之为病，胃家实也。《少阳篇》云：少阳之为病，口苦、咽干、目眩也。三阴篇云：太阴之为病，腹满而吐，食不下，自利益甚，时腹自痛；少阴之为病，脉微细，但欲寐；厥阴之为病，消渴，气上冲心，心中疼热，饥而不欲食，食即吐蛔。暨本文共六条，递举六经受病之脉证。故柯氏目为六经之纲领，而此则为太阳之纲领也。然阳明条下无口干、恶热之文；少阳证中无往来寒热之目；少阴欲寐，仅举一端，太阴、厥阴，多言脏病。学者

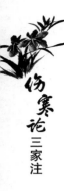

当参合他条，毋徒执一可也。

太阳病，发热，汗出，恶风，脉缓者，名为中风。（2）

【成无己】风，阳也。寒，阴也。风则伤卫，发热，汗出，恶风者，卫中风医统本有"也"字。荣病，发热，无汗，不恶风而恶寒；卫病，则发热，汗出，不恶寒而恶风。以卫为阳，卫外者也，病则不能卫固其外，而皮腠疏，故汗出而恶风也。伤寒脉紧，伤风脉缓者，寒性劲急而风性解缓故也。

【柯韵伯】风为阳邪，风中太阳，两阳相搏，而阴气衰少。阳浮故热自发，阴弱故汗自出。中风、恶风，类相感也。风性散漫，脉应其象，故浮而缓。若太阳初受病，便见如此脉症，即可定其名为中风而非伤寒矣。如寒风太厉，中之重者，或汗不出而脉反紧，其内症必烦躁，与下伤寒之呕逆有别。

【尤在泾】此太阳中风之的脉的证也。《太阳篇》中原有伤寒、中风、风温、温病、中湿、风湿、湿温、痉、暍等证。仲景盖以诸病皆有发热，皆能传变，与伤寒同，其实所受之邪则不同，故特列而辨之，所以清伤寒之源也。王叔和氏分出痉、湿、暍三种，以为与伤寒相似，宜应别论。其中风、风温等病，仍汇《太阳篇》中，要之中风、风温、温病，虽并得称伤寒，而其病发之状，与治之之法，实与伤寒不同。叔和汇列于此者，又以正中风、风温、温病之始也。然详仲景篇中，每多风寒互举之处，似有不容分别而出之者，岂非以风寒之气恒相兼，与阴阳之致可互参耶？余故以中风、伤寒并列于此，而风温、温病则隶于类病法下，遵先圣之旨也。至于汗出、脉缓之理，成氏暨诸贤所谓风性解缓而卫不外固者韪矣，兹不复赘。

太阳病，或已发热，或未发热，必恶寒，体痛，呕逆，脉阴阳俱紧者，名曰赵本作"为"**伤寒。（3）**

【成无己】《经》曰：凡伤于寒，则为病热，为寒气客于经中，阳经怫结而成热也。中风即发热者，风为阳也。及《伤寒》云：或已发热，或未发热，以寒为阴邪，不能即热，郁而方变热也。风则伤卫，寒则伤荣，卫虚者恶风，荣虚者恶寒，荣伤寒者，必恶寒也。气病者则麻，血病者则痛。风令气缓，寒令气逆，体痛呕逆者，荣中寒也。《经》曰：脉盛身寒，得之伤寒，脉阴阳俱紧者，知其伤寒也。

【柯韵伯】太阳受病，当一二日发，故有即发热者，或有至二日发者。盖寒邪凝敛，热不遽发，非若风邪易于发热耳。然即发热之迟速，则其人所禀阳气之多寡，所伤寒邪之浅深，因可知矣。然虽有已发、未发之不齐，而恶寒、体痛、呕逆之症，阴阳俱紧之脉先见，即可断为太阳之伤寒，而非中风矣。恶寒本太阳本症，而此复言者，别于中风之恶寒也。中风因见风而兼恶寒，伤寒则无风而更恶寒矣。寒邪外束，故体痛；寒邪内侵，故呕逆。寒则令脉紧，阴阳指浮沉而言，不专指尺寸也。然天寒不甚，而伤之轻者，亦有身不疼、脉浮缓者矣。

【尤在泾】此太阳伤寒之的脉的证也，与前中风条参之自别。盖风为阳邪，寒为阴邪，阳气疾，阴气徐，故中风身热，而伤寒不即热也。风性解缓，寒性劲切，故中风汗出脉缓，而伤寒无汗脉紧也。恶寒者，伤于寒则恶寒，犹伤于风则恶风，伤于食则恶食也。体痛呕逆者，寒伤于形则痛，胃气得寒则逆也。然窃尝考诸条，中湿、风湿，并兼体痛；中风、中暍，俱有恶寒；风邪上壅，多作干呕；湿家下早，亦成哕逆。故论太阳伤寒者，当以脉紧、无汗、身不即热为主，犹中风以脉缓多汗、身热为主也。其恶寒、体痛、呕逆，则以之合证焉可耳。不言无汗者，以脉紧该之也。此二条乃太阳病之条目也。

伤寒一日，太阳受之，脉若静者，为不传；颇欲吐，若燥赵本作"躁"烦，脉数急者，为传也。（4）

3

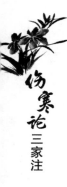

【成无己】太阳主表，一日则太阳受邪，至二日当传阳明，若脉气微而不传阳明。胃经受邪，则喜吐；寒邪传里者，则变热，如颇欲吐，若烦躁，脉急数者，为太阳寒邪变热，传于阳明也。

【柯韵伯】太阳主表，故寒邪伤人，即太阳先受。太阳脉浮，若见太阳之浮，不兼伤寒之紧，即所谓静也。脉静证亦静，无呕逆烦躁可知。今又有发热恶寒，头项强痛，不须七日衰，一日自止者，正此不传之谓也。若受寒之日，颇有吐意，呕逆之机见矣。若见烦躁，阳气重可知矣。脉急数，阴阳俱紧之互文。传者，即《内经》"人伤于寒，而传为热"之"传"，乃太阳之气，生热而传于表，即发于阳者传七日之谓，非太阳与阳明、少阳经络相传之谓也。"欲"字、"若"字，是审其将然；脉之数急，是诊其已然，此因脉定证之法也。

【尤在泾】寒气外入，先中皮肤太阳之经，居三阳之表，故受邪为最先。而邪有微甚，证有缓急，体有强弱，病有传与不传之异。邪微者，不能挠乎正，其脉多静；邪甚者，得与正相争，其脉则数急，其人则躁烦而颇欲吐。盖寒邪稍深，即变而成热，胃气恶邪，则逆而欲吐也。

伤寒二三日，阳明少阳证不见者，为不传也。(5)

【成无己】伤寒二三日，无阳明少阳证，知邪不传，止在太阳经中也。

【柯韵伯】伤寒一日太阳、二日阳明、三日少阳者，是言见症之期，非传经之日也。岐伯曰：邪中于面，则下阳明；中于项，则下太阳；中于颊，则下少阳。其中膺背两胁，亦中其经。盖太阳经部位最高，故一日发；阳明经位次之，故二日发；少阳经位又次之，故三日发。是气有高下，病有远近，适其至所为故也。夫三阳各受寒邪，不必自太阳始。诸家言二阳必自太阳传来者，未审斯义耳。若伤寒二日，当阳明病，若不见阳明表证，是阳明之热不传于表也。三日少阳当病，不见少阳表证，是少阳之热不传于表也。

【尤在泾】然邪既传经，则必递见他经之证，伤寒二三日，阳明、少阳受病之时，而不见有身热、恶热、口苦、咽干、目眩等证，则邪气止在太阳，而不更传阳明、少阳可知。仲景示人以推测病情之法如此。

太阳病，发热而渴，不恶寒者，为温病[1]。若发汗已，身灼热者，名曰赵本无"曰"字风温[2]。风温为病，脉阴阳俱浮，自汗出，身重多眠睡，鼻息必鼾，语言难出。若被下者，小便不利，直视，失溲；若被火者，微发黄色，剧则如惊痫，时瘛疭[3]；若火熏之，一逆尚引日，再逆促命期[4]。(6)

〔1〕【成无己】发热而渴，不恶寒者，阳明也。此太阳受邪，知为温病，非伤寒也。积温成热，所以发热而渴，不恶寒也。

【柯韵伯】太阳病而渴，是兼少阴矣。然太少两感者，必恶寒而且烦满，今不烦满，则不涉少阴，反不恶寒，则非伤寒而为温病矣。温病内外皆热，所以别于中风、伤寒之恶寒发热也。此条不是发明《内经》"冬伤于寒，春必病温"之义，乃概言太阳温病之症如此。若以春温释之，失仲景之旨矣。夫太阳一经，四时俱能受病，不必于冬。人之温病，不必因于伤寒。且四时俱能病温，不必于春。推而广之，则六经俱有温病，非独太阳一经也。

【尤在泾】此温病之的证也。温病者，冬春之月，温暖太甚，所谓非节之暖，人感之而即病者也。此正是伤寒对照处，伤寒变乃成热，故必传经而后渴；温邪不待传变，故在太阳而即渴也。伤寒阳为寒郁，故身发热而恶寒；温病阳为邪引，故发热而不恶寒也，然其脉浮、身热头痛，则与伤寒相似，所以谓之伤寒类病云。

〔2〕【柯韵伯】此正与《内经》伏寒病温不同处。太阳中暑，亦有因于伤寒者，虽渴而仍恶寒。太阳温病，反不恶寒而渴者，是病根不因于寒，而因于风。发热者，病为在表，法当汗解，然不恶寒，则非麻黄桂枝所宜矣。风与温相搏，发汗不如法，风去而热反炽。灼热者，两阳相熏灼，转属阳明之兆也。

5

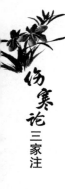

〔3〕【柯韵伯】脉浮为风，阴阳俱浮，自汗出者，风湿相搏于内也。湿流骨节，故身重。湿盛则卫气行阴，不得行阳，故好眠也。睡则气从鼻出，风出而湿留之，呼吸不利，故鼻息必鼾。湿留会厌，则重而难发声，如从室中言，是中气之湿矣。法当汗解而反下之，大便利则小便不利，心肺之气化不宣，胃家之关门不利，脾土之承制不行。故直视失溲也。若以火劫之，受火气之轻者，湿不得越，因热而发黄；受火气之重者，必亡阳而如惊痫状，液脱而见瘛疭之形矣。

〔4〕【成无己】伤寒发汗已，则身凉；若发汗已，身灼热者，非伤寒，为风温也。风伤于上，而阳受风气，风与温相合，则伤卫。脉阴阳俱浮，自汗出者，卫受邪也。卫者气也，风则伤卫，温则伤气，身重，多眠睡者，卫受风温而气昏也。鼻息必鼾，语言难出者，风温外甚，而气拥不利也。若被下者，则伤脏气，太阳膀胱经也。《内经》曰：膀胱不利为癃，不约为遗溺。癃者，小便不利也。太阳之脉起目内眦。《内经》曰：瞳子高者，太阳不足，戴眼者，太阳已绝。小便不利、直视失溲，为下后竭津液，损脏气，风温外胜。《经》曰：欲绝也为难治。若被火者，则火助风温成热，微者热瘀而发黄；剧者热甚生风，如惊痫而时瘛疭也。先曾被火为一逆，若更以火熏之，是再逆也。一逆尚犹延引时日而不愈，其再逆者，必致危殆，故云促命期。

【尤在泾】此风温之的脉的证也，亦是伤寒反照处。伤寒寒邪伤在表，汗之则邪去而热已；风温温与风得，汗之则风去而温胜，故身灼热也。且夫风温之病，风伤阳气而温损阴气，故脉阴阳俱浮，不似伤寒之阴阳俱紧也。风泄津液，而温伤肺气，故自汗出身重，不同伤寒之无汗而体痛也。多眠睡者，热胜而神昏也。鼻息鼾，语言难出者，风温上壅，凑于肺也。是当以辛散风而凉胜温，乃不知而遽下之，则适以伤脏阴而陷邪气。脏阴伤，则小便难目直视；邪气陷，则时复失溲也。被火，如温针、灼艾之属。风温为阳邪，火为阳气，以阳遇阳，所谓两阳相熏灼，其身必发黄也。然火微则熏于皮肤，而身发黄色；火剧则逼入心脏，而如发惊痫，且风从火出，而时时瘈疭，乃所以为逆也。若已被火而复以火熏之，是谓逆而再逆，一逆尚延时日，再逆则促命期，此医家之大罪也。仲景示人风温温病之大戒如此。按：《伤寒序例》云：从霜降以后，至春分以前，凡有触冒霜露，体中寒即病者，谓之伤寒。至冬有非节之暖者，名曰冬温。冬温之毒，与伤寒大异。从立春节后，其中无暴大寒，又不冰雪，而有人壮热为病者，此属春时阳气发外，冬时伏寒，变为温病。从春分以后，至秋分节前，天有暴寒者，皆为时行寒疫也。又曰：若更感异气，变为他病者，当依坏证病而治之。若脉阴阳俱盛，重感于寒者，变为温疟；阳脉浮滑，阴脉濡弱者，更遇于风，变为风温；阳脉洪数，阴脉实大者，更遇温热，变为温毒，温毒为病最重也；阳脉濡弱，阴脉弦紧者，更遇温气，变为温疫。夫所谓冬温寒疫者，皆非其时而有其气，即所谓天行时气也；所谓变为温病者，乃是冬时伏寒，发于春时阳气，即春温也；所谓变为温疟者，本是温热之病，重感新寒，热为寒郁，故为疟也；所谓变为风温者，前风未绝，而后风继之，以阳遇阳，相得益炽也；所谓变为温毒者，前热未已，而又感温热，表里皆热，蕴隆为患，故谓毒也；所谓变为温疫者，本有温病，而又感厉气，故为温疫也。夫治病者，必先识病，欲识病者，必先正名，名正而后证可辨，法可施矣。惜乎！方法并未专详，然以意求之，无不可得，在人之致力何如耳。

病有发热恶寒者，发于阳也；无热恶寒者，发于阴也[1]。**发于阳者**赵本无"者"字**七日愈；发于阴者**赵本无"者"字**六日愈。以阳数七，阴数六故也**[2]。（7）

〔1〕【柯韵伯】无热，指初得病时，不是到底无热；发阴，指阳证之阴，非指直中于阴。阴阳指寒热，勿凿分营卫经络。按本论云：太阳病，或未发热，或已发热。已发热，即是发热恶寒；未发热，即是无热恶寒。斯时头项强痛已见，第阳气闭郁，尚未宣发，其恶寒、体痛、呕逆、脉紧，纯是阴寒为病，故称发于阴，此太阳

7

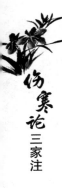

病发于阴也。又《阳明篇》云：病得之一日，不发热而恶寒。斯时寒邪凝敛，身热、恶热，全然未露，但不头项强痛，是知阳明之病发于阴也。推此，则少阳往来寒热，但恶寒而脉弦细者，亦病发于阴；而三阴之反发热者，便是发于阳矣。

〔2〕【成无己】阳为热也，阴为寒也。发热而恶寒，寒伤阳也；无热而恶寒，寒伤阴也。阳法火，阴法水。火成数七，水成数六。阳病七日愈者，火数足也；阴病六日愈者，水数足也。

【柯韵伯】寒热者，水火之本体；水火者，阴阳之征兆。七日合火之成数，六日合水之成数。至此则阴阳自和，故愈。盖阴阳互为其根，阳中无阴，谓之孤阳；阴中无阳，便是死阴。若是直中之阴，无一阳之生气，安得合六成之数而愈耶？《内经》曰：其死多以六七日之间，其愈皆以十日以上。使死期亦合阴阳之数，而愈期不合者，皆治者不如法耳。

【尤在泾】此条特举阳经阴经受邪之异，而辨其病状及其愈期。发于阳者，病在阳之经也，以寒加阳，阳气被郁，故发热而恶寒；发于阴者，病在阴之经也，以阴加阴，无阳可郁，故无热而但恶寒耳。夫阳受邪者，必阳气充而邪乃解；阴受病者，必阴气盛而病始退。七日为阳气来复之日，六日为阴气盛满之候，故其病当愈耳。然六日七日，亦是概言阴阳病愈之法大都如此，学者勿泥可也。

太阳病，头痛至七日已赵本作"以"**上自愈者，以行其经尽故也。若欲作再经者，针足阳明，使经不传则愈。**(8)

【成无己】伤寒自一日至六日，传三阳三阴经尽，至七日当愈。《经》曰：七日太阳病衰，头痛少愈；若七日不愈，则太阳之邪再传阳明，针足阳明为迎而夺之，使经不传则愈。

【柯韵伯】旧说伤寒日传一经，六日至厥阴，七日再传太阳，八日再传阳明，谓之再经。自此说行，而仲景之堂无门可入矣。夫仲景未尝有日传一经之说，亦未有传至三阴而尚头痛者。曰头痛者，是未离太阳可知；曰行，则与传不同；曰其经，是指本经而非他经矣。发于阳者七日愈，是七日乃太阳一经行尽之期，不是六经传变之日。岐伯曰：七日太阳病衰，头痛少愈。有明证也。故不曰传足阳明，而曰欲再作经，是太阳过经不解，复病阳明而为并病也。针足阳明之交，截其传路，使邪气不得再入阳明之经，则太阳之余邪亦散，非归并阳明，使不犯少阳之谓也。本论传经之说，惟见于此。盖阳明经起于鼻颏旁，纳太阳之脉，故有传经之义。目疼、鼻干，是其症也。若脚挛急，便非太阳传经矣。阳明经出大指端内侧，太阳经出小指端外侧，经络不相连接。十二经脉，足传手，手传足，阳传阴，阴传阳，与伤寒之六经先阳后阴、先太后少之次第迥别。不知太阳传六经、阳明传少阳之说，何据乎？细审仲景转属、转系、并病、合病诸条，传经之妄，不辨自明矣。

【尤在泾】 太阳病头痛，所谓病发于阳也，法当七日愈，云以上者，该常与变而言之也。行其经尽者，邪行诸经尽而当解也。设不解，则将从太阳而复入阳明，所谓作再经也，故针足阳明，以引邪外出，邪出则经不传而愈矣。盖伤寒之邪，有在经、在腑、在脏之异。行其经尽者，邪行诸经而未入脏腑之谓，而经脉阴阳相贯，如环无端，是以行阴极而复行阳者有之。若入厥阴之脏，则病深热极而死耳。其或幸而不死者，则从脏出腑而愈。未闻有作经再传者也，此条诸注释俱误，盖于经腑脏未审耳。再按：《内经》云：伤寒一日，巨阳受之云云。又云：七日太阳病衰，头痛少愈云云。盖伤寒之邪，有离太阳而入阳明者，有遍传诸经而犹未离太阳者。此太阳病头痛，至七日以上自愈，正与《内经》之旨相合。盖六日邪遍六经，至七日而太阳先受者，当先解耳。则是所谓行其经尽者，不但未入腑脏，亦并未离太阳，所以当有头痛。所谓作再经者，七日不愈而欲至十四日也。针足阳明者，以其经多气多血，可以任受针石，且离太阳未远，尤易逐邪外出耳。

太阳病，欲解时，从巳至未上。(9)

9

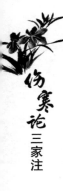

【成无己】巳为正阳，则阳气得以复也。始于太阳，终于厥阴。六经各以三时为解。而太阳从巳至未，阳明从申至戌，少阳从寅至辰；至于太阴从亥至丑，少阴从子至寅，厥阴从丑至卯者，以阳行也速，阴行也缓，阳主医统本作"生"于昼。阴主医统本作"生"于夜。阳三经解时，从寅至戌，以阳道常饶也；阴三经解时，从亥至卯，以阴道常乏也。《内经》曰：阳中之太阳，通于夏气，则巳午未太阳乘王也。

【柯韵伯】巳、午为阳中之阳，故太阳主之，至未上者，阳过其度也。人身阴阳，上合于天，天气至太阳之时，人身太阳之病得藉其主气而解，此天人感应之理也。

【尤在泾】太阳经为诸阳之长，巳午未时为阳中之阳，太阳病解，必从巳至未。所谓阳受病者，必阳气充而邪乃解也，与发于阳者七日愈同意。

风家，表解而不了了者，十二日愈。（10）

【成无己】中风家，发汗解后，未全快畅者，十二日大邪皆去，六经悉和则愈。

【柯韵伯】不了了者，余邪未除也。七日表解后，复过一候，而五脏元气始充，故十二日精神慧爽而愈。此虽举风家，伤寒概之矣。如太阳七日病衰，头痛少愈，曰衰曰少，皆表解而不了了之谓也。六经部位有高下，故发病有迟早之不同。如阳明二日发，八日衰，厥阴至六日发，十二日衰，则六经皆自七日解，而十二日愈。夫若误治，又不在此例。仲景分别六经，各经俱有中风伤寒脉症治法。叔和时《太阳篇》存者多而失者少，他经存者少而失者多，《阳明篇》尚有中风脉症二条，少阳经只症一条而不及脉，三阴俱有中风欲愈脉，俱无中风脉症。以《伤寒论》为全书，不亦疏乎？

【尤在泾】风家表解，邪退而正安矣。而犹不能霍然无患者，邪去未尽故也。十二日经气已周，余邪毕达。故必自愈。

病人身大热，反欲得近赵本无"近"字衣者，热在皮肤，寒在骨髓也；身大寒，反不欲近衣者，寒在皮肤，热在骨髓也。(11)

【成无己】皮肤言浅，骨髓言深；皮肤言外，骨髓言内。身热欲得衣者，表热里寒也；身寒不欲衣者，表寒里热也。

【柯韵伯】此属内因，不是外感，亦不关于七情。病在形躯，不涉脏腑，亦不犯于经络。故无六经脉证之可凭，非天时寒热所可拘也。是病只在骨髓，不在皮肤。皮肤寒热，是指天时，不是指病。两"身"字言身当其时也，若指皮肤，则不可为骨髓非身矣。风寒之邪得之于骤，故无定体，或发热恶寒，或骨内热而脏腑寒，或手足寒而肠胃热，或内外皆寒，或表里俱热，此骨髓之邪积渐使然，故无定体。伤寒中风之寒，是时令之邪气，故感其邪者，畏而恶之。此大热大寒，是时令之正气，因病非外来，故反欲之。伤寒中风之发热，是人身之阳气，故能与寒气相争。此骨髓之寒热，是渐积之伏邪，故虽逢天令之大寒大热，亦不能除。时大热而身反欲复衣，时大寒而反欲裸身，此病在骨髓，与病营卫者不同。法当以六味、八味二丸，补肾中之真阴真阳，而骨髓之蓄热痼寒，可得渐平耳。原化嗣伯水攻之法，但可以资谭柄，而不可为继也。

太阳中风，阳浮而阴弱。阳浮者，热自发；阴弱者，汗自出。啬啬恶寒，淅淅恶风，翕翕发热，鼻鸣干呕者，桂枝汤主之[1]。(12)

［桂枝汤］方

桂枝三两，去皮 味辛热　芍药三两 味苦酸，微寒　甘草二两，炙 味甘平　生姜三两，切 味辛温　大枣十二枚，擘 味甘温

上五味，哎咀赵本有"三味"二字，以水七升，微火煮取三升，去滓，适寒温，服一升。服已须臾，啜热稀粥一升余，以助药力[2]，温覆令一时许，遍身漐漐，微似有汗者益佳，不可令如水流漓，病必不除。若一服汗出病差，停后服，不必尽剂[3]；若不汗，更服，依前法；又不汗，后服小促役赵本无"役"字其间，

11

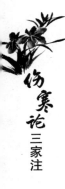

半日许，令三服尽[4]；若病重者，一日一夜服，周时观之。服一剂尽，病证犹在者，更作服；若汗不出者赵本无"者"字，乃服至二三剂[5]。禁生冷、粘滑、肉面、五辛、酒酪、臭恶等物[6]。

〔1〕**【成无己】**阳以候卫，阴以候荣。阳脉浮者，卫中风也；阴脉弱者，荣气弱也。风并于卫，则卫实而荣虚，故发热汗自出也。《经》曰：太阳病，发热汗出者，此为荣弱卫强者是也。啬啬者，不足也，恶寒之貌也。淅淅者，洒淅也，恶风之貌也。卫虚则恶风，荣虚则恶寒，荣弱卫强，恶寒复恶风者，以自汗出，则皮肤缓，腠理疏，是亦恶风也。翕翕者，熇熇然而热也，若合羽所复，言热在表也。鼻鸣干呕者，风拥而气逆也。与桂枝汤和荣卫而散风邪也。

【柯韵伯】此太阳中风之桂枝症，非谓凡中风者，便当主桂枝也。前条（编者按：前条指第13条）脉症，是概风寒杂病而言。此条加"中风"二字，其脉其症，悉呈风象矣。上条（编者按：上条指第43条）言脉浮而弱者，是弱从浮见。此阳浮者，浮而有力，此名阳也。风为阳邪，此浮为风脉。阳盛则阴虚，沉按之而弱。阳浮者，因风中于卫，两阳相搏，故热自发，是卫强也。阴弱者，因风中于营，血脉不宁，故汗自出，是营弱也。两"自"字便见风邪之迅发。啬啬，欲闭之状；淅淅，欲开之状；翕翕，难开难闭之状。虽风、寒、热三气交呈于皮毛，而动象是中风所由然也。风之体在动，风之用在声，风自皮毛入肺，自肺出鼻，鼻息不和则鸣，此声之见于外者然也。风淫于内，木动土虚，胃气不和，故呕而无物，此声之出于内者然也。干呕是风侵胃腑，鼻鸣是风袭阳明，而称太阳者，以头项强痛故耳。亦以见太阳为三阳，阳过其度矣。

【尤在泾】太阳中风者，阳受风气而未及乎阴也，故其脉阳浮而阴弱。阳浮者，不待闭郁而热自发；阴弱者，不必攻发而汗自出。所以然者，风为阳邪而上行，卫为阳气而主外，以阳从阳，其气必浮，故热自发。阳得风而自强，阴无邪而反弱，以弱从强，其气必馁，故汗自出。啬啬恶寒、淅淅恶风者，肌腠疏缓，卫气不谐，虽无寒而若不能御，虽无风而常觉洒淅也。翕，越也，动也，盛也，言其热时动而盛，不似伤寒之一热至极也。鼻鸣干呕，不特风气上壅，亦邪气暴加，里气上争之象。是宜桂枝汤助正以逐邪，抑攘外以安内也。

〔2〕【成无己】《内经》曰：辛甘发散为阳。桂枝汤，辛甘之剂也，所以发散风邪。《内经》曰：风淫所胜，平以辛，佐以苦甘，以甘缓之，以酸收之。是以桂枝为主，芍药甘草为佐也。《内经》曰：风淫于内，以甘缓之，以辛散之。是以生姜大枣为使也。

【柯韵伯】此为仲景群方之冠，乃滋阴和阳，调和营卫，解肌发汗之总方也。桂枝赤色通心，温能扶阳散寒，甘能益气生血，辛能解散风邪，内辅君主，发心液而为汗。故麻、葛、青龙，凡发汗御寒咸赖之。惟桂枝汤不用麻黄，麻黄汤不可无桂枝也。本方皆辛甘发散，惟芍药之酸苦微寒，能益阴敛血，内和营气，故能发汗而止汗。先辈言无汗不得服桂枝汤，正以中有芍药能止汗也。芍药之功本在止烦，烦止汗亦止，故反烦、更烦与心悸而烦者咸赖之。若倍加芍药，即建中之剂，非发汗之剂矣。是方用桂枝发汗，即用芍药止汗。生姜之辛佐桂以解肌，大枣之甘助芍以和里。阴阳表里，并行而不悖，是刚柔相济，以为和也。甘草甘平，有安内攘外之能，用以调和气血者，即以调和表里，且以调和诸药矣。而精义又在啜热稀粥，盖谷气内充，则外邪不复入，余邪不复留。方之妙用又如此。故用之发汗，不至于亡阳；用之止汗，不至于贻患。今医凡遇发热，不论虚实，便禁谷食，是何知仲景之心法，而有七方之精义者哉！

〔3〕【柯韵伯】汗已遍身，则邪从汗解。此汗生于谷，正所以调和营卫，濡腠理，充肌肉，泽皮毛者也。令如水流漓，使阴不藏精，精不胜则邪不却，故病不除。世医只知大发其汗，即芍药亦不敢用，汗后再汗，岂不误人！

〔4〕【柯韵伯】前自汗，乃卫中邪汗。服汤后反无汗，是卫分之邪汗已尽，但谷气未充，精气未敷于营分耳。依前法便精胜而邪却，药势促则病除矣。

辨太阳病脉证并治上

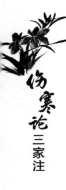

〔5〕【柯韵伯】言病重者，药必倍之。一日一夜，当作二服，病在即促后服，勿使间断，便服至三剂无妨。盖桂枝汤是调和营卫，与麻黄汤专于发表不同，故可重汤迭剂以汗之，不必虑其亡阳也，若施之他方则误矣。

〔6〕【柯韵伯】凡服药便当禁此。因桂枝为首方，故录其后。每见病家禁其谷味，反与麦饮，岂非大悖？

【尤在泾】风之为气，能动阳气而泄津液，所以发热汗自出，与伤寒之发热无汗不同。此方用桂枝发散邪气，即以芍药摄养津气；炙甘草合桂枝之辛，足以攘外，合芍药之酸，足以安内；生姜、大枣甘辛相合，补益营卫，亦助正气去邪气之用也。盖以其汗出而邪不出，故不用麻黄之发表，而以桂枝助阳以为表；以其表病而里无热，故不用石膏之清里，而用芍药敛阴以为里。此桂枝汤之所以异于麻黄、大青龙也。服已须臾，啜稀粥一升余，所以助胃气，即所以助药力，盖药力必藉胃气以行也。温覆令微汗，不使流漓如水者，所谓汗出少者为自和，汗出多者为太过也。一服汗出病瘥，停后服者，中病即止，不使过之以伤其正也。若不汗，后服小促，及服至二三剂者，期在必克，以汗出为和而止也。仲景示人以法中之法如此。

太阳病，头痛，发热，汗出，恶风者赵本无"者"字，**桂枝汤主之。**（13）

【成无己】头痛者，太阳也；发热汗出恶风者，中风也。与桂枝汤，解散风邪。

【柯韵伯】此条是桂枝本证，辨症为主，合此症即用此汤，不必问其为伤寒、中风、杂病也。今人凿分风、寒，不知辨症，故仲景佳方置之疑窟。四症中，头痛是太阳本症。头痛、发热、恶风，与麻黄症同。本方重在汗出，汗不出者，便非桂枝症。

【尤在泾】太阳受邪，无论中风、伤寒，俱有头痛，俱有发热。但伤于寒，则表实无汗；伤于风，则表疏自汗。是头痛发热者，伤寒所同，而汗出恶风者，中风所独也。中风必以风剂治之，云桂枝汤主之者，见非他药所得而更者耳。

太阳病，项背强几几，反汗出恶风者，桂枝加葛根汤主之。赵本有"桂枝加葛根汤方"（14）

【成无己】几几者，伸颈之貌也。动则伸颈，摇身而行。项背强者，动则如之。项背几几者，当无汗，反汗出恶风者，中风表虚也。与桂枝汤以和表，加麻黄、葛根以祛风，且麻黄主表实，后葛根汤证云：太阳病，项背强几几，无汗恶风，葛根汤主之。药味正与此方同。其无汗者，当用麻黄，今自医统本作"曰"。熊校记：今日汗出，旧钞作"曰"，是也。汪本作"自"，非。汗出，恐不加麻黄，但加葛根也。

【尤在泾】二条（编者按：二条指本条和第31条）本是痉证，而有表虚表实之分：表实者无汗，表虚者汗反自出，即所谓刚痉、柔痉也。然痉，筋病也，亦风病也。故虽有刚柔之异，而其项背强几几恶风，则一也。几几，项强连背，不能展顾之貌。桂枝加葛根汤，如太阳桂枝汤例；葛根汤，如太阳麻黄汤例。而并加葛根者，以项背几几，筋骨肌肉并痹而不用，故加葛根以疏肌肉之邪，且并须桂、芍、姜、枣以通营卫之气。

太阳病，下之后，其气上冲者，可与桂枝汤。方用前法。若不上冲者，不可赵本作"得"**与之。**（15）

【成无己】太阳病属表，而反下之，则虚其里，邪欲乘虚传里。若气上冲者，里不受邪，而气逆上，与邪争也，则邪仍在表，故当复与桂枝汤解外；其气不上冲者，里虚不能与邪争，邪气已传里也，故不可更与桂枝汤攻表。

【柯韵伯】气上冲者，阳气有余也，故外虽不解，亦不内陷，仍与桂枝汤汗之。上冲者，因而外解矣。上条（编者按：上条指第45条）

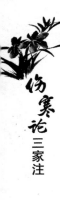

论下后未解脉，此条论下后未解症，互相发明更进桂枝之义。用前法，是啜稀热粥法，与后文依前法、如前法同。若谓汤中加下药，大谬。

【尤在泾】病在太阳，而反下之，正气遂虚，邪气则陷，乃其气反上冲者，阳邪被抑而复扬，仍欲出而之表也。故可与桂枝汤，从阳引而去之，因其轻而扬之之意也。用前法者，即啜热稀粥，以助药力之法。盖欲以救被伤之气，而引欲出之邪耳。若不上冲者，邪已内陷，不复外攻，当随脉证而调其内，不可更以桂枝攻其表也。

太阳病三日，已发汗，若吐，若下，若温针，仍不解者，此为坏病，桂枝不中与_{赵本有"之"字也}。**观其脉证，知犯何逆，随证治之**[1]。**桂枝本为解肌，若其人脉浮紧，发热，汗不出者，不可与**_{赵本有"之"字也}。**常须识此，勿令误也**[2]。（16）

〔1〕【成无己】太阳病，三日中，曾经发汗、吐下、温针，虚其正气，病仍不解者，谓之坏病，言为医所坏病也。不可复与桂枝汤。审观脉证，知犯何逆，而治之逆者，随所逆而救之。

【柯韵伯】《内经》曰：未满三日者，可汗而已。汗不解者，须当更汗。吐、下、温针之法，非太阳所宜，而三日中亦非吐下之时也。治之不当，故病仍不解。坏病者，即变症也。若误汗，则有遂漏不止、心下悸、脐下悸等症；妄吐，则有饥不能食，朝食暮吐，不欲近衣等症；妄下，则有结胸痞硬，协热下利，胀满清谷等症；火逆，则有发黄圊血，亡阳奔豚等症。是桂枝症已罢，故不可更行桂枝汤也。桂枝以五味成方，减一增一，便非桂枝汤。非谓桂枝竟不可用，下文皆随症治逆法。

【尤在泾】若，与"或"同，言或汗、或吐、或下、或温针而病仍不解，即为坏病，不必诸法杂投也。坏病者，言为医药所坏，其病形脉证不复如初，不可以原法治也，故曰桂枝不中与也。须审其脉证，知犯何逆，而后随证依法治之。

〔2〕【成无己】脉浮，发热，汗出恶风者，中风也，可与桂枝汤解肌；脉浮紧，发热，不汗医统本作"汗不"出者，伤寒也，可与麻黄汤。常须识此，勿妄治也。

【柯韵伯】解肌者，解肌肉之汗也。内肤之汗自出，故不用麻黄。若脉浮紧，是麻黄汤脉；汗不出，是麻黄汤症。桂枝汤无麻黄开腠理而泄皮肤，有芍药敛阴津而制辛热，恐邪气凝结不能外解，势必内攻，为害滋大耳，故叮咛告诫如此。桂枝之去其皮，去其粗皮也，正合解肌之义。昧者有去肌取骨之可笑。

【尤在泾】仲景既详桂枝之用，后申桂枝之禁，曰：桂枝本为解肌，而不可用以发汗。解肌者，解散肌表之邪，与麻黄之发汗不同，故惟中风发热，脉浮缓，自汗出者为宜。若其人脉浮紧，发热汗不出，则是太阳麻黄汤证。设误与桂枝，必致汗不出而烦躁，甚则斑黄狂乱，无所不至矣。此桂枝汤之大禁也。故曰不可与也，当须识此，勿令误也。仲景叮咛之意至矣。

若酒客病，不可与桂枝汤，得汤赵本作"之"**则呕，以酒客不喜甘故也。**（17）

【成无己】酒客内热，喜辛而恶甘，桂枝汤甘，酒客得之，则中满而呕。

【柯韵伯】平素好酒，湿热在中，故得甘必呕。仲景用方慎重如此，言外当知有葛根连芩以解肌之法矣。

【尤在泾】《本草》云：酒性热而善上，又忌诸甜物。饮酒之人，甘味积中而热气时上，故虽有桂枝证，不得服桂枝汤，得之则呕，以酒客不喜甘，而桂枝汤味甘，能增满而致呕。亦一大禁也。

喘家作桂枝汤，加厚朴杏子佳医统本作"仁"。（18）

【成无己】太阳病，为诸阳主气，风甚气拥，则生喘也。与桂枝汤以散风，加厚朴、杏仁以降气。

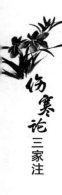

【柯韵伯】桂枝汤中有芍药，若但加杏仁，喘虽微，恐不胜任，复加厚朴以佐之，喘随汗解矣。

凡服桂枝汤吐者，其后必吐脓血也。（19）

【成无己】内热者，服桂枝汤则吐，如酒客之类也。既亡津液，又为热所搏，其后必吐脓血。吐脓血，谓之肺痿。《金匮要略》曰：热在上焦为肺痿。谓或从汗或从呕吐，重亡津液，故得之。

【柯韵伯】桂枝汤不特酒客当禁，凡热淫于内者，用甘温辛热以助其阳，不能解肌，反能涌越热势，所过致伤阳络，则吐脓血可必也。所谓桂枝下咽，阳盛则毙者以此。

【尤在泾】凡服桂枝汤吐者，不必尽是酒客，此其脾胃素有湿热蕴蓄可知。桂枝汤其甘足以酿湿，其温足以助热，设误服之而致吐，其湿热之积，上攻肺中，与表之邪风相得，蒸郁不解，发为肺痈，咳吐脓血，势有必至者矣。仲景因酒客，复申其说如此。

太阳病，发汗，遂漏不止，其人恶风，小便难，四支微急，难以屈伸者，桂枝加附子汤主之赵本有"桂枝加附子汤方"。（20）

【成无己】太阳病，因发汗，遂汗漏不止而恶风者，为阳气不足，因发汗，阳气益虚而皮腠不固也。《内经》曰：膀胱者，州都之官，津液藏焉，气化则出。小便难者，汗出亡津液，阳气虚弱，不能施化。四肢者，诸阳之本也。四肢微急，难以屈伸者，亡阳而脱液也。《针经》曰：液脱者，骨属屈伸不利。与桂枝加附子汤，以温经复阳。

【柯韵伯】太阳固当汗，若不取微似有汗而发之太过，阳气无所止息，而汗出不止矣。汗多亡阳，玄府不闭，风乘虚入，故复恶风。汗多于表，津弱于里，故小便难。四肢者，诸阳之末，阳气者，精则养神，柔则养筋，开阖不得，寒气从之，故筋急而屈伸不利也。此离中阳虚，不能摄水，当用桂枝以补心阳，阳密则漏汗自

18

止矣。坎中阳虚，不能行水，必加附子以回肾阳，阳归则小便自利矣。内外调和，则恶风自罢，而手足便利矣。漏不止，与大汗出同，若无他变症，仍与桂枝汤。若形如疟，是玄府反闭，故加麻黄，此玄府不闭，故加附子。若大汗出后而大烦渴，是阳陷于内，急当滋阴，故用白虎加人参汤。此漏不止而小便难，四肢不利，是阳亡于外，急当扶阳。此发汗虽不言何物，其为麻黄汤可知。盖桂枝汤有芍药而无麻黄，故虽大汗出，而玄府能闭，但使阳陷于里，断不使阳亡于外也。此与伤寒自汗出条（编者按：伤寒自汗出条指第29条）颇同而义殊。彼脚挛急在未汗前，是阴虚；此四肢急在汗后，是阳虚。自汗因心烦，其出微；遂漏因亡阳，故不止。小便数尚未难，恶寒微不若恶风之甚，挛急在脚尚轻于四肢不利，故彼用芍药甘草汤，此用桂枝加附子，其命剂悬殊矣。

【尤在泾】发汗伤阳，外风复袭，汗遂不止，《活人》所谓漏风是也。夫阳者，所以实腠理，行津液，运肢体者也。今阳已虚，不能护其外，复不能行于里，则汗出小便难。而邪风之气，方外淫而旁溢则恶风，四肢微急，难以屈伸，是宜桂枝汤解散风邪，兼和营卫，加附子补助阳气，并御虚风也。

太阳病，下之后，脉促赵本注："一作纵"胸满者，桂枝去芍药汤主之赵本有"桂枝去芍药汤方"。（21）

若微恶赵本无"恶"字寒者赵本有"桂枝"二字，去芍药方中赵本无方中"二"字，加附子汤主之赵本有"桂枝去芍药加附子汤方"。（22）

【成无己】脉来数，时一止复来者，名曰促。促为阳盛，则不因下后而脉促者也。此下后脉促，不得为阳盛也。太阳病下之，其脉促不结胸者，此为欲解。此下后脉促而复胸满，则不得为欲解，由下后阳虚，表邪渐入而客于胸中也。与桂枝汤以散客邪，通行阳气，芍药益阴，阳虚者非所宜，故去之。阳气已虚，若更加之微恶寒，则必当温剂以散之，故加附子。

【柯韵伯】促为阳脉，胸满为阳症，然阳盛则促，阳虚亦促，

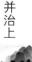

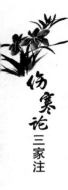

阳盛则胸满，阳虚亦胸满。此下后脉促而不汗出，胸满而不喘，非阳盛也，是寒邪内结，将作结胸之症。桂枝汤阳中有阴，去芍药之酸寒，则阴气流行，而邪自不结，即扶阳之剂矣。若微恶寒，则阴气凝聚，恐姜、桂之力不能散，必加附子之辛热。仲景于桂枝汤一加一减，遂成三法。

【尤在泾】阳邪被抑，不复浮盛于表，亦未结聚于里，故其胸满、其脉促。促者，数而时一止也。夫促为阳脉，胸中为阳之府。脉促胸满，则虽误下，而邪气仍在阳分。故以桂、甘、姜、枣甘辛温药，从阳引而去之；去芍药者，恐酸寒气味，足以留胸中之邪，且夺桂枝之性也。若微恶寒者，其人阳不足，必加附子，以助阳气而逐阳邪。设徒与前法，则药不及病，虽病不增剧，亦必无济矣。

太阳病，得之八九日，如疟状，发热恶寒，热多寒少，其人不呕，圊便欲自可，一日二三度发，脉微缓者，为欲愈也。脉微而恶寒者，此阴阳俱虚，不可更发汗、更下、更吐也。面色反有热色者，未欲解也，以其不能得小汗出，身必痒，宜桂枝麻黄各半汤赵本有"桂枝麻黄各半汤方"。（23）

【成无己】伤寒八九日，则邪传再经又遍，三阳欲传三阴之时也。传经次第，则三日传遍三阳，至四日阳去入阴，不入阴者为欲解，其传阴经，第六日传遍三阴，为传经尽而当解。其不解传为再经者，至九日又遍三阳，阳不传阴则解。如疟，发作有时也。寒多者为病进，热多者为病退。《经》曰：厥少热多，其病为愈；寒多热少，阳气退故为进也。今虽发热恶寒，而热多寒少，为阳气进，而邪气少也。里不和者，呕而利，今不呕，清便自调者里和也。寒热间日发者，邪气深也；日一发者，邪气复常也；日再发者，邪气浅也；日二三发者，邪气微也。《内经》曰：大则邪至，小则平。言邪甚则脉大，邪少则脉微，今日数多而脉微缓者，是邪气微缓也，故云欲愈。脉微而恶寒者，表里俱虚也。阳表也，阴里也。脉微为里虚，恶寒为表虚，以表里俱虚，故不可更发汗、更下、更吐也。阳阳俱虚，则面色青白，反有热色者，表未解也。热色为赤色也。得小汗则和。不得汗，则得邪气外散皮肤而为痒也，与桂枝麻黄各半汤，小发其汗，以除表邪。

【柯韵伯】太阳病七日以上自愈者，以行其经尽故也。七八日不解，恶寒发热如疟，是将转系少阳矣。太阳以阳为主，热多寒少，是主胜而客负，此为将解之症。若其人不呕，是胃无寒邪，圊便，是胃无热邪，脉微缓是脉有胃气，一日二三度发，是邪无可容之地。斯正胜而邪却，可勿药也。若其人热多寒少，脉甚微而无和缓之意，是弱多胃少曰脾病，此至阴虚矣。但恶寒而不恶热，是二阳虚矣。阴阳俱虚，当调其阴阳，阴阳和而病自愈，不可更用汗、吐、下法也。若其人热多寒少，而面色缘缘正赤者，是阳气怫郁在表而不得越。当汗不汗，其身必痒，汗出不彻，未欲解也。可小发汗，故将桂枝麻黄汤各取三分之一，合为半服而与之。所以然者，以八九日来，正气已虚，邪犹未解，不可更汗，又不可不汗，故立此和解法耳。旧本俱作各半，今从宋本校正。

【柯韵伯】（编者按：本段与上段注释两出之，文字略有出入，姑存备考）八九日是当解未解之时，寒热如疟，是虚实互发之症。太阳以阳为主，热多寒少，是主胜客负，有将解之兆矣。若其人不呕，是胃无邪，圊便是胃不实，脉微缓，是有胃气，应不转属阳明。一日二三度发，是邪无可容之地，正胜邪却，可弗药也。若其人热虽多而脉甚微，无和缓之意，是阴弱而发热；寒虽少而恶之更甚，是阳虚而恶寒。阴阳俱虚，当调其阴阳，勿妄治，以虚其虚也。若其人热多寒少，而面色缘缘正赤者，是阳气怫郁在表不得越。当汗不汗，其身必痒。八九日来，正气已虚，表邪未解，不可发汗，又不可不汗，故立此法。诸本俱是"各半"，今依宋本。

【尤在泾】病在太阳，至八九日之久，而不传他经，其表邪本微可知。不呕、清便欲自可，则里未受邪可知。病如疟状，非真是疟，亦非传少阳也，乃正气内胜，数与邪争故也。至热多寒少，一日二三度发，则邪气不胜而将退舍矣。更审其脉而参验之，若得微缓，则欲愈之象也；若脉微而恶寒者，此阴阳俱虚，当与温养，如

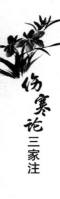

新加汤之例，而发汗吐下，均在所禁矣。若面色反有热色者，邪气欲从表出，而不得小汗，则邪无从出，如面色缘缘正赤，阳气怫郁在表，当解之、熏之之类也。身痒者，邪盛而攻走经筋则痛，邪微而游行皮肤则痒也。夫既不得汗出，则非桂枝所能解；而邪气又微，亦非麻黄所可发。故合两方为一方，变大制为小制，桂枝所以为汗液之地，麻黄所以为发散之用，且不使药过病，以伤其正也。

太阳病，初服桂枝汤，反烦不解者，先刺风池、风府，却与桂枝汤则愈。（24）

【成无己】烦者，热也。服桂枝汤后，当汗出而身凉和；若反烦不解者，风甚而未能散也。先刺风池、风府，以通太阳之经，而泄风气，却与桂枝汤解散则愈。

【柯韵伯】前条（编者按：前条指第12条）治中风之始，此条治中风之变。桂枝汤煮取三升，初服者，先服一升也，却与者，尽其二升也。热郁于心胸者，谓之烦；发于皮肉者，谓之热。麻黄症发热无汗，热全在表；桂枝症发热汗出，便见内烦。服汤反烦而外热不解，非桂枝汤不当用也，以外感之风邪重，内之阳气亦重耳。风邪本自项入，必刺风池、风府，疏通来路，以出其邪，仍与桂枝汤，以和营卫。《内经》曰：表里刺之，服之饮汤。此法是矣。

【尤在泾】太阳病与桂枝汤，于法为当矣。乃初服之，反加烦热而不解者，阳邪痹于阳而不去也。风池、风府、阳维之会，阳维者，诸阳之所维，刺之所以通阳痹，痹通，然后与桂枝取汗则愈，此仲景法中之法也。

服桂枝汤，大汗出，脉洪大者，与桂枝汤如前法；若形如赵**本作"似"疟，**赵**本有"一"字日再发者，汗出必解，宜桂枝二麻黄一汤**赵**本有"桂枝二麻黄一汤方"。**（25）

【成无己】《经》曰：如服一剂，病证犹在者，故当复作本汤服之。服桂枝汤汗出后，脉洪大者，病犹在也；若形如疟，日再发者，邪气客于荣卫之间也。与桂枝二麻黄一汤，解散荣卫之邪。

【柯韵伯】服桂枝汤，取微似有汗者佳，若大汗出，病必不除矣。然服桂枝后大汗，仍可用之更汗，非若麻黄之不可复用也。即大汗出后，脉洪大，大烦渴，是阳邪内陷，不是汗多亡阳。此大汗未止，内不烦渴，是病犹在表，桂枝症未罢，当仍与之，乘其势而更汗之，汗自漐漐，邪不留矣。是法也，可以发汗，汗生于谷也，即可以止汗，精胜而邪却也。若不用此法，使风寒乘汗客于玄府，必复恶寒发热如疟状。然疟发作有时，日不再发，此则风气留其处，故日再发耳。必倍加桂枝以解肌，少与麻黄以开表，所谓奇之不去则偶之也。此又服桂枝后少加麻黄之一法。

【尤在泾】服桂枝汤，汗虽大出而邪不去，所谓如水淋漓，病必不除也。若脉洪大，则邪犹甚，故宜更与桂枝取汗。如前法者，如啜热稀粥、温覆取汗之法也。若其人病形如疟而一日再发，则正气内胜，邪气欲退之征。设得汗出，其邪必从表解，然非重剂所可发者，桂枝二麻黄一汤以助正而兼散邪，而又约小其制，乃太阳发汗之轻剂也。

服桂枝汤，大汗出后，大烦，渴不解，脉洪大者，白虎加人参汤主之赵本有"白虎加人参方"。（26）

【成无己】大汗出，脉洪大而不渴，邪气犹在表也，可更与桂枝汤。若大汗出，脉洪大，而烦渴不解者，表里有热，不可更与桂枝汤。可与白虎加人参汤，生津止渴，和表散热。

【尤在泾】服桂枝汤后，大汗出，脉洪大，与上条（编者按：上条指第25条）同。而大烦渴不解，则其邪去表而之里，不在太阳之经，而入阳明之腑矣。阳明者，两阳之交，而津液之腑也。邪气入之，足以增热气而耗津液，是以大烦渴不解。方用石膏，辛甘大寒，直清胃热为君，而以知母之咸寒佐之；人参、甘草、粳米之甘，则以之救津液之虚，抑以制石膏之悍也。曰白虎者，盖取金气彻热之义

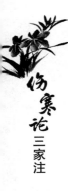

云耳。

太阳病，发热恶寒，热多寒少，脉微弱者，此无阳也，不可更_{赵本、医统本并作"发"}汗，宜桂枝二越婢一汤方[1]。（27）

［桂枝二越婢一汤］方

桂枝_{去皮} 芍药 甘草_{各十八铢赵本有"炙"字} 生姜_{一两三钱赵本作"二铢"，切医统本无"切"字} 大枣_{四枚，擘} 麻黄_{十八铢，去节赵本无"去节"二字} 石膏_{二十四铢，碎，绵裹}

上七味，㕮咀_{赵本无"㕮咀"二字}，以五升水_{赵本作"水五升"}，煮麻黄一二沸，去上沫，内诸药，煮取二升，去滓，温服一升。本方_{赵本作"云"}当裁为越婢汤、桂枝汤，合_{赵本有"之"字}饮一升，今合为一方，桂枝二越婢一_{赵本作"桂枝汤二分，越婢汤一分"}[2]。

〔1〕【柯韵伯】本论无越婢症，亦无越婢方，不知何所取义，窃谓其"二"字必误也。此热多是指发热，不是内热。无阳，是阳已虚而阴不虚。不烦不躁，何得妄用石膏？观麻黄桂枝合半、桂枝二麻黄一二方，皆当汗之症。此言不可发汗，何得妄用麻黄？凡读古人书，须传信阙疑，不可文饰，况为性命所关者乎？且此等脉症最多。无阳不可发汗，便是仲景法旨。柴胡桂枝汤，乃是仲景佳方，若不头项强痛，并不须合桂枝矣。读书无目，至于病人无命，愚故表而出之。

【柯韵伯】（编者按：柯氏于本条两注之，详略有别，并存备考）本论无越婢症，亦无越婢汤方。《金匮要略》有越婢汤方，世本取合者即是也。仲景言不可发汗则不用麻黄可知；言无阳则不用石膏可知。若非方有不同必抄录者误耳。宁缺其方，勿留之以滋惑也。

【尤在泾】无阳与亡阳不同。亡阳者，阳外亡而不守也，其根在肾；无阳者，阳内竭而不用也，其源在胃。发热恶寒，热多寒少，病须得汗而解。而脉微弱，则阳无气矣。阳者，津液之根，犹水之气也。无气则水不至，无阳则津不化，而汗之源绝矣。虽发之，其可得乎？故用桂枝二分生化阴阳，越婢一分发散邪气。设得小汗，其邪必解，乃伤寒发汗之变法也。

〔2〕【成无己】胃为十二经之主，脾治水谷为卑藏若婢。《内经》曰：脾主为胃行其津液。是汤所以谓之越婢者，以发越脾气，通行津液。《外台》方一名越脾汤，即此义也。

【尤在泾】按桂枝麻黄各半汤、桂枝二麻黄一汤、桂枝二越婢一汤、三方并两方合用，乃古之所谓复方也。细审其制，桂枝麻黄各半汤，助正之力，侔于散邪；桂枝二麻黄一汤，则助正之力多，而散邪之力少，于法为较和矣。其桂枝二越婢一汤，本无热证而加石膏者，以其人无阳，津液不足，不胜桂枝之任，故加甘寒于内，少变辛温之性，且滋津液之用，而其方制之小，示微发于不发之中，则三方如一方也。故桂枝汤不特发散邪气，亦能补助正气，以其方甘酸辛合用，具生阳化阴之妙。与麻黄合剂，则能尽麻黄之力，而并去其悍；与石膏同用，则能资石膏之益，而不挠乎权。是虽麻、石并行，而实以桂枝为主，盖非滋养营卫，则无以为发汗散邪之地耳。凡正气不足，邪气亦微，而仍须得汗而解者，宜于此三方取则焉。后人不能尽桂枝之用，而求之人参、归、地之属，立意则同，而用药悬殊矣。

服桂枝汤，或下之，仍头项强痛，翕翕发热，无汗，心下满，微痛，小便不利者，桂枝汤赵本、医统本并无"汤"字去桂加茯苓白术汤主之赵本有"桂枝去桂加茯苓白术汤方"。(28)

【成无己】头项强痛，翕翕发热，虽经汗下，为邪气仍在表也。心下满，微痛，小便利者，则欲成结胸。今外证未罢，无汗，小便不利，则心下满，微痛，为停饮也。与桂枝汤以解外，加茯苓、白术利小便行留饮。

【柯韵伯】汗出不彻而遽下之，心下之水气凝结，故反无汗而外不解，心下满而微痛也。然病根在心下，而病机在膀胱。若小便利，病为在表，仍当发汗；如小便不利，病为在里，是太阳之本病，而非桂枝症未罢也。故去桂枝，而君以苓、术，则姜、芍即散

25

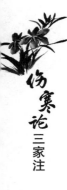

邪行水之法，佐甘、枣效培土制水之功。此水结中焦，只可利而不可散，所以与小青龙、五苓散不同法。但得膀胱水去，而太阳表里症悉除，所谓治病必求其本也。

【尤在泾】头项强痛，翕翕发热，无汗，邪在表也；心下满微痛，饮在里也。此表间之邪，与心下之饮，相得不解，是以发之而不从表出，夺之而不从下出也。夫表邪挟饮者，不可攻表，必治其饮而后表可解。桂枝汤去桂加茯苓、白术，则不欲散邪于表，而但逐饮于里，饮去则不特满痛除，而表邪无附，亦自解矣。

伤寒脉浮，自汗出，小便数，心烦，微恶寒，脚挛急，反与桂枝汤_{赵本无"汤"字}，欲攻其表，此误也。得之便厥，咽中干，烦燥_{赵本作"躁"}，吐逆者，作甘草干姜汤与之，以复其阳。若厥愈、足温者，更作芍药甘草汤与之，其脚即伸。若胃气不和，谵语者，少与调胃承气汤[1]。若重发汗，复加烧针者，四逆汤主之[2]。（29）

[甘草干姜汤] 方

甘草四两，炙 味甘平　干姜二两，炮 味辛热

上咬咀_{赵本作"二味"}，以水三升，煮取一升五合，去滓，分温再服[3]。

[芍药甘草汤] 方

白芍药四两 味医统本有"苦"字酸微寒　甘草四两，炙 甘平

上二味，咬咀_{赵本无"咬咀"二字}，以水三升，煮取一升半_{赵本作"五合"}，去滓，分温再服之_{赵本无"之"字[4]}。

[调胃承气汤] 方

大黄四两，去皮，清酒浸_{赵本作"洗"}　甘草二两，炙 味甘平

芒硝_{赵本、医统本并作"消"} 半斤_{医统本作"升"}，味咸苦，大寒

上三味，咬咀_{赵本无"咬咀"二字}，以水三升，煮取一升，去滓，内芒硝，更上火微煮，令沸，少少温服之_{赵本、医统本并有"之"字[5]}。

[四逆汤] 方

甘草二两，炙 味甘平　干姜一两半 味辛热　附子一枚，生用，去皮，破八片 辛，大热

上三味，㕮咀 赵本无"㕮咀"二字，以水三升，煮取一升二合，去滓，分温再服。强人可大附子一枚，干姜三两[6]。

〔1〕【柯韵伯】此非桂枝症，而形似桂枝症，碔砆类玉，大宜着眼。桂枝症以自汗出为提纲。然除头痛发热、恶寒恶风，及鼻鸣干呕外，有一件不合桂枝者，即不得以自汗出为主张矣。此条中脚挛急一件不合桂枝症，便当于其不合处推求；而自汗出是合桂枝症，便当于自汗出处推求。太阳有自汗症，阳明亦有自汗症。则心烦、微恶寒，是阳明表症，小便数、脚挛急，是阳明里症，便当认为阳明伤寒，而非太阳中风矣。然症不在表，不当用桂枝；症不在里，不当用承气汤。症在半表半里，法当去桂枝、姜、枣之散，而任芍药、甘草之和矣。芍药酸寒，用以止烦、敛自汗而利小便；甘草甘平，用以泻心、散微寒而缓挛急。斯合乎不从标本，从乎中治之法也。反用桂枝汤攻汗，津液越出，汗多亡阳，脚挛急者因而厥逆矣。咽干、烦躁、吐逆，皆因胃阳外亡所致，必甘草干姜汤救桂枝之误，而先复其胃脘之阳，阳复则厥愈而足温矣。变症虽除，而芍药甘草之症未罢，必更行芍药甘草汤滋其阴，而脚即伸矣。或胃实而谵语，是姜、桂遗热所致也，少与调胃承气和之。仗硝、黄以对待乎姜、桂，仍不失阳明燥化之治法耳。问曰：六经皆始于足，脚挛急独归阳明者何？曰：阳明乃血所生病，血虚则筋急，且挛急为燥症，燥化又属阳明故也。曰：太阳主筋，所生病非太阳乎？曰：太阳脉盛于背，故背中脉太阳居其四行；阳明脉盛于足，故两足脉阳明居其六行。《内经》曰：身重难以行者，胃脉在足也。是脚挛当属阳明矣。故头痛、项背强、腰脊强，凡身以后者属太阳；颈动几几、脚挛急，凡身以前者属阳明。即如痉病，项强急、时发热、独头摇、卒口噤、背反张者，太阳也；胸满口噤、卧不着席、必龂齿、脚挛急者，阳明也。愚谓仲景杂病论亦应分六经者，此类

27

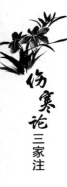

是与？自汗、心烦、恶寒，皆阳虚症，独以脚挛急认是阴虚；咽干、烦躁，皆阳盛症，独以厥认为亡阳。独处藏奸，惟仲景独能看破。曰反与，曰少与，是用成方；曰作，曰更作，是制新方。两"若"字，有不必然意。承者，顺也。顺之则和。少与者，即调之之法。

〔2〕【成无己】脉浮，自汗出，小便数而恶寒者，阳气不足也。心烦、脚挛急者，阴气不足也。阴阳血气俱虚，则不可发汗，若与桂枝汤攻表，则又损阳气，故为误也。得之便厥，咽中干，烦躁吐逆者，先作甘草干姜汤，复其阳气；得厥愈足温，乃与芍药甘草汤，益其阴血，则脚胫得伸。阴阳虽复，其有胃燥、谵语，少与调胃承气汤微溏，以和其胃。重发汗为亡阳，加烧针则损阴，《内经》曰：荣气微者，加烧针则血不流行，重发汗，复烧针，是阴阳之气大虚，四逆汤以复阴阳之气。

【柯韵伯】重发汗而不解，则不当汗矣。复加烧针，以迫其汗，寒气内侵，当救其里。"烧针后"疑有脱文。

【尤在泾】脉浮，自汗出，微恶寒者，虽伤于寒而表不实，乃桂枝汤证也。然小便数，心烦，脚挛急，则阴虚而里热矣。是当以甘辛攻表，而以甘寒顾里，乃反与桂枝汤，治表而遗里，宜其得之而便厥。咽中干，烦躁吐逆，皆阴虚阳逆之象。设非以温药徒攻其表，何至此哉？夫既阴虚于下，而又阳逆于上，则必先复阳气而后复阴气。故作甘草干姜汤甘辛复阳之剂，阳复则厥愈而足温矣；更作芍药甘草汤甘酸复阴之剂，阴生则两脚自伸矣。阴阳既复，而或胃气有未和，因而谵语者，则少与调胃承气汤以和其胃，胃和则谵语止矣。盖甘草、干姜固足以救虚阳之逆，而亦能伤胃气之和。此咸寒调胃之法，不得不斡旋于阴阳既复之后也。若重发汗，复加烧针，是逆而再逆，其厥逆之象，必有加于前，而补救之法，必非甘草、干姜所能胜任者矣。四逆汤甘辛大热，乃克复阳气之大药也。此条前后用药，温凉补泻，绝不相谋，而适以相济，非深造自得，卓有成见者，乌能及此。

〔3〕【成无己】《内经》曰：辛甘发散为阳。甘草、干姜相合，

28

以复阳气。

　　〔4〕【成无己】芍药，白补而赤泻，白收而赤散也。酸以收之，甘以缓之，酸甘相合，用补阴血。

　　【柯韵伯】问曰：仲景每用桂、附以回阳，此只用芍药、干姜者何？曰：斯正仲景治阳明之大法也。太阳少阴，从本从标，其标在上，其本在下，其标在外，其本在内。所谓亡阳者，亡肾中之阳也，故用桂、附之下行者回之，从阴引阳也。阳明居中，故不从标本，从乎中治。所谓阳者，胃阳也，用甘草、干姜以回之，从乎中也。然太少之阳不易回，回则诸症悉解。阳明之阳虽易回，回而诸症仍在，变症又起，故更作芍药甘草汤继之，少与调胃承气和之，是亦从乎中也。此两阳合明，气血俱多之部，故不妨微寒之而微利之，与他经亡阳之治不同，此又用阴和阳之法。桂枝辛甘，走而不守，即佐以芍药亦能亡阳；干姜辛苦，守而不走，故君以甘草便能回阳。以芍药之酸收，协甘草之平降，位同力均，则直走阴分，故脚挛可愈。甘草干姜汤得理中之半，取其守中，不须其补中；芍药甘草汤得桂枝之半，用其和里，不许其攻表。

　　〔5〕【成无己】《内经》曰：热淫于内，治以咸寒，佐以苦甘。芒硝咸寒以除热，大黄苦寒以荡实，甘草甘平助二物，推陈而缓中。

　　【柯韵伯】亢则害，承乃制，承气所由名也。不用枳、朴而任甘草，是调胃之义。胃调则诸气皆顺。故亦以承气名之。此方专为燥屎而设，故芒硝分两多于大承气。前辈见条中无“燥屎”字，便云未燥坚者用之，是未审之耳。

　　〔6〕【成无己】《内经》曰：寒淫于内，治以甘热；又曰：寒淫所胜，平以辛热。甘草、姜、附相合，为甘辛大热之剂，乃可发散阴阳之气。

　　问曰：证象阳旦，按法治之而增剧，厥逆，咽中干，两胫拘急而谵语。师曰：言夜半手足当温，两脚当伸，后如师言。何以知此？答曰：寸口脉浮而大，浮则赵本无“则”字为风，大则赵

本无"则"字为虚，风则生微热，虚则两胫挛。病证赵本作"形"象
桂枝，因加附子参其间，增桂令汗出，附子温经，亡阳故也。
厥逆咽中干，烦燥赵本作"躁"，阳明内结，谵语，烦乱，更饮甘
草干姜汤。夜半阳气还，两足当热，胫尚微拘急，重与芍药甘
草汤，尔乃胫伸，以承气汤微溏，则止其谵语，故知病可愈。
（30）

【成无己】阳旦，桂枝汤别名也。前证脉浮医统本作"微"自汗
出，小便数，心烦，微恶寒，脚挛急，与桂枝汤证相似，是证象阳
旦也。与桂枝汤而增剧，得寸口脉浮大，浮为风邪，大为血虚，即
于桂枝汤加附子，温经以补虚，增桂令汗出以祛风。其有治之之逆
而增厥者，与甘草干姜汤，阳复而足温，更与芍药甘草汤，阴和而
胫伸。表邪已解，阴阳已复，而有阳明内结，谵语烦乱，少与调胃
承气汤，微溏泄以和其胃，则阴阳之气皆和，内外之邪悉去，故知
病可愈。

【尤在泾】此即前条（编者按：前条指第29条）之意而设为问答，
以明所以增剧及所以病愈之故。然中间语意殊无伦次，此岂后人之
文耶？昔人读《考工记》，谓不类于《周官》，余于此条亦云。成
氏云：阳旦，桂枝汤别名。

辨太阳病脉证并治中

太阳病，项背强几几，无汗恶风，葛根汤主之[1]。（31）
［葛根汤］方
葛根四两　麻黄三两，去节　桂赵本有"枝"字二两，去皮
芍药二两，切赵本无"切"字　甘草二两，炙　生姜三两，切　大
枣十二枚，擘
上七味，㕮咀赵本无"㕮咀"二字，以水一斗，先煮麻黄、葛
根，减二升，去赵本有"白"字沫，内诸药，煮取三升，去滓，温

服一升，覆取微似汗，**不须啜粥**赵本无"不须啜粥"一句，**余如桂枝法，将息及禁忌**赵本有"诸汤皆仿此"五字[2]。

〔1〕【成无己】太阳病，项背强几几，汗出恶风者，中风表虚也；项背强几几，无汗恶风者，中风表实也。表虚宜解肌，表实宜发汗，是以葛根汤发之也。

【柯韵伯】足太阳脉自络脑而还出下项，挟背脊。此从风池而入，不上干于脑，而下行于背，故头不痛而项背强也。几几，项背牵动之象，动中见有强意。凡风伤卫分，则皮毛闭，故无汗；风伤营分，则血动摇，故汗自出。不可以本症之无汗为伤寒，他条（编者按：他条指第14条）之自汗出为中风也。桂枝大青龙症，恶风兼恶寒者，是中冬月之阴风。此恶风不恶寒者，是感三时鼓动之阳风。风胜而无寒，故君葛根之甘凉，减桂枝之辛热，大变麻、桂二汤温散之法。《内经》云：东风生于春，病在肝，俞在头项；中央为土，病在脾，俞在脊；又秋气者，病在肩背。则知颈项强，不属冬月之寒风。《易》以"艮"为山，又以"艮"为背。山主静，人以背应之。故元首四肢俱主动，而背独主静。葛根禀气轻清，而赋体厚重。此不惟取其轻以去实，复取其重以镇动也。此又培土宁风之法。

〔2〕【成无己】《本草》云：轻可去实，麻黄、葛根之属是也。此以中风表实，故加二物于桂枝汤中也。

【柯韵伯】轻可以去实，麻黄、葛根是也。去沫者，止取其清阳发腠理之义也。葛根能佐麻黄而发表，佐桂枝以解肌。不须啜粥者，开其腠理而汗自出，凉其肌肉而汗自止，是凉散以驱风，不必温中以逐邪矣。

太阳与阳明合病者，必自下利，葛根汤主之。（32）

【成无己】伤寒有合病、有并病，本太阳病不解，并于阳明者，谓之并病。二经俱受邪，相合病者，谓之合病。合病者，邪气甚

31

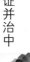

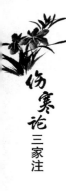

也。太阳阳明合病者，与太阳少阳合病、阳明少阳合病，皆言必自下利者，以邪气并于阴，则阴实而阳虚；邪气并于阳，则阳实而阴虚。寒邪气甚，客于二阳，二阳方外实而不主里，则里气虚，故必下利，与葛根汤，以散经中甚邪。

【柯韵伯】不言两经相合何等病，但举下利而言，是病偏于阳明矣。太阳主表则不合下利。下利而曰"必"，必阳并于表，表实而里虚耳。葛根为阳明经药，惟表实里虚者宜之。而胃家实非所宜也，故仲景于阳明经中反不用葛根。若谓其能亡津液而不用，则与《本草》生津之义背矣。若谓其能大开肌肉，何反加于汗出恶风之合病乎？有汗无汗，下利不下利，俱得以葛根主之。是葛根与桂枝同为解肌和中之剂，与麻黄之专于发表不同。

太阳与阳明合病，不下利，但呕者，葛根加半夏汤主之。（33）

[葛根加半夏汤] 方

葛根四两　**麻黄**三两，去节汤泡去黄汁，焙干称　**生姜**三赵本作二两，切　**甘草**二两，炙　**芍药**二两　**桂枝**二两，去皮　**大枣**十二枚，擘　**半夏**半斤赵本、医统本并作"升"，洗

上八味，以水一斗，先煮葛根、麻黄，减二升，去白沫，内诸药，煮取三升，去滓，温服一升，覆取微似汗。

【成无己】邪气外甚，阳不主里，里气不和，气下而不上者，但下利而不呕；里气上逆而不下者，但呕而不下利。与葛根汤，以散其邪，加半夏以下逆气。

【柯韵伯】太阳阳明合病、太阳少阳合病、阳明少阳合病，必自下利，则下利似乎合病当然之症。今不下利而呕，又似乎与少阳合病矣。于葛根汤加半夏兼解少阳半里之邪，便不得为三阳合病。

【尤在泾】伤寒之邪在上则为喘满，入里则为下利。两阳合病，邪气盛大，不特充斥于上，抑且浸淫于里，故曰必自下利；其不下利者，则必上逆而呕。晰而言之，合病下利者，里气得热而下行

也；不下利但呕者，里气得热而上行也。夫邪盛于外而之内者，仍当先治其邪，葛根汤合用桂枝麻黄而加葛根，所以解经中两阳相合之邪；其不下利而但呕者，则加半夏以下逆气，而葛根解外，法所不易矣。

太阳病，桂枝证，医反下之，利遂不止，脉促_{赵本注："一作纵"}者，表未解也；喘而汗出者，葛根黄连黄芩_{赵本作"黄芩黄连"}汤主之[1]。（34）

[葛根黄芩黄连汤]　方_{赵本芩、连互易}

葛根半斤　甘草二两，炙 _{味甘平}　黄芩二_{赵本作"三"}两 _{味苦寒}　黄连三两 _{味苦寒}

上四味，以水八升，先煮葛根，减二升，内诸药，煮取二升，去滓，分温再服[2]。

〔1〕【成无己】《经》曰：不宜下，而便攻之，内虚热入，协热遂利。桂枝证者，邪在表也，而反下之，虚其肠胃，为热所乘，遂利不止。邪在表则见阳脉，邪在里则见阴脉。下利脉微迟，邪在里也。促为阳盛，虽下利而脉促者，知表未解也。病有汗出而喘者，为自汗出而喘也，即邪气外甚所致。喘而汗出者，为因喘而汗出也，即里热气逆所致，与葛根黄芩黄连汤，散表邪、除里热。

【柯韵伯】桂枝症上复冠太阳，见诸经皆有桂枝症，是桂枝不独为太阳设矣，葛根岂独为阳明药乎？桂枝症，脉本弱，误下后而反促者，阳气重故也。邪束于表，阳扰于内，故喘而汗出。利遂不止者，所谓暴注下迫，皆属于热，与脉弱而协热下利不同。此微热在表，而大热入里，固非桂枝、芍药所能和，厚朴、杏仁所宜加矣。故君葛根之轻清以解肌，佐连、芩之苦寒以清里，甘草之甘平以和中，喘自除而利自止，脉自舒而表自解，与补中逐邪之法迥别。上条（编者按：上条指第163条，后同）脉症是阳虚，此条脉症是阳盛；上条表热里寒，此条表里俱热；上条表里俱虚，此条表里俱实。同一协热利，同是表里不解，而寒热虚实攻补不同。补中亦能

辨太阳病脉证并治中

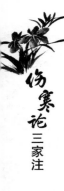

解表，亦能除痞，寒中亦能解表，亦能止利，神化极矣。

【尤在泾】太阳中风发热，本当桂枝解表，而反下之，里虚邪入，利遂不止，其脉则促，其证则喘而汗出。夫促为阳盛，脉促者，知表未解也。无汗而喘，为寒在表；喘而汗出，为热在里也，是其邪陷于里者十之七，而留于表者十之三，其病为表里并受之病，故其法亦宜表里两解之法。葛根黄连黄芩汤，葛根解肌于表，芩、连清热于里，甘草则合表里而并和之耳。盖风邪初中，病为在表，一入于里，则变为热矣。故治表者，必以葛根之辛凉，治里者，必以芩、连之苦寒也。而古法汗者不以偶，下者不以奇，故葛根之表，则数多而独行，芩、连之里，则数少而并须，仲景矩矱，秩然不紊如此。

〔2〕【成无己】《内经》曰：甘发散为阳。表未解者，散以葛根、甘草之甘苦；以坚里气弱者，坚以黄芩、黄连之苦。

太阳病，头痛发热，身疼腰痛，骨节疼痛，恶风，无汗而喘者，麻黄汤主之[1]。（35）

〔麻黄汤〕方

麻黄三两，去节 味甘温　　桂枝二医统本作"三"两，去皮 味辛热 甘草一两，炙 味甘平　　杏仁七十个，汤赵本无"汤"字去皮尖 味辛温

上四味，以水九升，先煮麻黄，减二升，去上沫，内诸药，煮取二升半，去滓，温服八合，覆取微似汗，不须啜粥，余如桂枝法将息[2]。

〔1〕【成无己】此太阳伤寒也，寒则伤荣，头痛，身疼，腰痛，以至牵连骨节疼痛者，太阳经荣血不利也。《内经》曰：风寒客于人，使人毫毛毕直。皮肤闭而为热者，寒在表也。风并于卫，卫实而荣虚者，自汗出而恶风寒也；寒并于荣，荣实而卫虚者，无汗而恶风也。以荣强卫弱，故气逆而喘，与麻黄汤以发其汗。

【柯韵伯】太阳主一身之表，风寒外束，阳气不伸，故一身尽疼。太阳脉抵腰中，故腰痛。太阳主筋所生病，诸筋者，皆属

34

于节，故骨节疼痛。从风寒得，故恶风。风寒客于人则皮毛闭，故无汗。太阳为诸阳主气，阳气郁于内，故喘。太阳为开，立麻黄汤以开之，诸症悉除矣。麻黄八症，头痛、发热、恶风，同桂枝症；无汗、身疼，同大青龙症；本症重在发热、身疼、无汗而喘。本条不冠伤寒，又不言恶寒而言恶风。先辈言麻黄汤主治伤寒不治中风，似非确论。盖麻黄汤、大青龙汤治中风之重剂，桂枝汤、葛根汤治中风之轻剂，伤寒可通用之，非主治伤寒之剂也。

【尤在泾】足之太阳，其脉上际巅顶，而下连腰足，而寒之为气，足以外闭卫阳而内郁营血，故其为病，有头痛发热、身疼腰痛、骨节疼痛、恶风、无汗而喘之证，然惟骨痛、脉紧、无汗为麻黄汤的证，其余则太阳中风亦得有之。学者若不以骨痛、脉紧、无汗为主，而但拘头痛、发热等证，必致发非所当发矣。虽本文不言脉紧，然可从无汗而推，犹太阳伤寒条，不言无汗，而以脉紧该之也。

〔2〕【成无己】《内经》曰：寒淫于内，治以甘热，佐以苦辛。麻黄、甘草开肌发汗，桂枝、杏人医统本作"仁"散寒下气。

【柯韵伯】麻黄色青入肝，中空外直，宛如毛窍骨节状，故能旁通骨节，除身疼，直达皮毛，为卫分驱风散寒第一品药。然必藉桂枝入心通血脉，出营中汗，而卫分之邪乃得尽去而不留。故桂枝汤不必用麻黄，而麻黄汤不可无桂枝也。杏为心果，温能散寒，苦能下气，故为驱邪定喘之第一品药。桂枝汤发营中汗，须啜热粥者，以营行脉中，食入于胃，浊气归心，淫精于脉故耳。麻黄汤发卫中汗，不须啜热粥者，此汗是太阳寒水之气在皮肤间，腠理开而汗自出，不须假谷气以生汗也。

【尤在泾】人之伤于寒也，阳气郁而成热，皮肤闭而成实。麻黄轻以去实，辛以散寒，温以行阳；杏仁佐麻黄，达肺气，泄皮毛，止喘急，王好古谓其治卫实之药是也，然泄而不收，升而不降；桂枝、甘草虽曰佐之，实以监之耳。

太阳与阳明合病，喘而胸满者，不可下，宜麻黄汤主之赵本

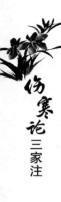

无"主之"二字。（36）

【成无己】阳受气于胸中，喘而胸满者，阳气不宣发，壅而逆也。心下满、腹满，皆为实，当下之。此以为胸满，非里实，故不可下，虽有阳明，然与太阳合病，为属表，是与麻黄汤发汗。

【柯韵伯】三阳俱受气于胸中，而部位则属阳明。若喘属太阳，呕属少阳，故胸满而喘者，尚未离乎太阳。虽有阳明可下之症，而不可下。如呕多，虽有阳明可攻之症，而不可攻，亦以未离乎少阳也。

【尤在泾】胸中为阳之位，喘而胸满者，病发于阳而盛于阳也。邪在阳则可汗，在阴则可下，此以阳邪盛于阳位，故不可下之以虚其里，里虚则邪且陷矣。而宜麻黄汤汗之以疏其表，表疏则邪自解矣。合病者，两经同病，邪气盛者，其伤必多，甚则遍及三阳也。

太阳病，十日以去，脉浮细而嗜卧者，外已解也。设胸满胁痛者，与小柴胡汤赵本有"小柴胡汤方"；脉但浮者，与麻黄汤。（37）

【成无己】十日以去，向解之时也。脉浮细而嗜卧者，表邪已罢也。病虽已利解之，若脉但浮而不细者，则邪气但在表也，与麻黄汤发散之。

【柯韵伯】脉微细，但欲寐，少阴症也。浮细而嗜卧，无少阴症者，虽十日后，尚属太阳，此表解而不了了之谓。设见胸满嗜卧，亦太阳之余邪未散；兼胁痛，是太阳少阳合病矣，以少阳脉弦细也。少阳为枢，枢机不利，一阳之气不升，故胸满胁痛而嗜卧，与小柴胡和之。若脉浮而不细，是浮而有力也。无胸胁痛，则不属少阳。但浮而不大，则不涉阳明，是仍在太阳也。太阳为开，开病反合，故嗜卧。与麻黄汤以开之，使卫气行阳，太阳仍得主外而喜寤矣。与太阳初病用以发汗不同，当小其制而少与之。

【尤在泾】太阳病，至十余日之久，脉浮不紧而细，人不躁烦而嗜卧，所谓紧去人安，其病为已解也。下二段是就未解时说，谓脉浮细不嗜卧，而胸满胁痛者，邪已入少阳，为未解也，则当与小柴胡汤；若脉但浮而不细，不嗜卧者，邪犹在太阳而未解也，仍当与麻黄汤，非外已解而犹和之、发之之谓也。

太阳中风，脉浮紧，发热恶寒，身疼痛，不汗出而烦躁者，大青龙汤主之[1]。若脉微弱，汗出恶风者，不可服赵本有"之"字。服之则厥逆，筋惕肉瞤，此为逆也赵本有"大青龙汤方"五字，医统本作"大青龙汤主之"[2]。（38）

　　[大青龙汤] 方

麻黄六两，去节 味甘温　桂枝二两，去皮 味辛热　甘草二两，炙 味甘平　杏人赵本"人"作"仁"四十个赵本作"枚"，去皮尖 味苦甘温　生姜三两，切 味辛温　大枣十二赵本无"二"字枚，擘 味甘温　石膏如鸡子大，碎 味甘微寒

上七味，以水九升，先煮麻黄，减二升，去上沫，内诸药，煮取三升，去滓，温服一升，取微似汗[3]，汗出多者，温粉扑赵本、医统本并作"粉"之。一服汗者，停后服赵本有"若复服"三字。汗多亡阳，遂赵本注："一作逆"虚，恶风烦躁，不得眠也[4]。

[1]【柯韵伯】风有阴阳，太阳中风，汗出脉缓者，是中于鼓动之阳风。此汗不出而脉紧者，中于凛冽之阴风矣。风令脉浮，浮紧而沉不紧，与伤寒阴阳俱紧之脉有别也。发热恶寒，与桂枝症同，身疼痛不汗出，与麻黄症同。惟烦躁是本症所独，故制此方以治风热相搏耳。热淫于内，则心神烦扰。风淫末疾，故手足躁乱，此即如狂之状也。风盛于表，非发汗不解；阳郁于内，非大寒不除。此本麻黄症之剧者，故于麻黄汤倍麻黄以发汗，加石膏以除烦。凡云太阳，便具恶寒头痛。若见重者，条中必更提之。凡称中风，则必恶风。桂枝症复提恶风者，见恶寒不甚。此恶寒甚，故不见其更恶风也。

[2]【成无己】此中风见寒脉也。浮则为风，风则伤卫；紧则

37

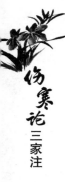

为寒，寒则伤荣。荣卫俱病，故发热恶寒，身疼痛也。风并于卫者，为荣弱卫强；寒并于荣者，为荣强卫弱。今风寒两伤，则荣卫俱实，故不汗出而烦躁也。与大青龙汤发汗，以除荣卫风寒。若脉微弱，汗出恶风者，为荣卫俱虚，反服青龙汤，则必亡阳，或生厥逆，筋惕肉瞤，此治之逆也。

【柯韵伯】大青龙名重剂，不特少阴伤寒不可用，即太阳中风亦不可轻用也。此条与桂枝方禁对照：脉浮紧，汗不出，是麻黄症，不可与桂枝汤，以中有芍药能止汗也；脉微弱，自汗出，是桂枝症，不可与大青龙，以中有麻黄、石膏故也。夫脉微而恶风寒者，此阴阳俱虚，不可用麻黄发汗；脉微弱而自汗出，是无阳也，不可用石膏清里。盖石膏泻胃脘之阳，服之则胃气不至于四肢，必手足厥逆；麻黄散卫外之阳，服之则血气不周于身，必筋惕肉瞤。此仲景所深戒也。且脉紧身疼宜以汗解者，只尺中迟即不可发汗，况微弱乎？大青龙症之不明于世者，许叔微始作之俑也。其言曰：桂枝治中风，麻黄治伤寒，大青龙治中风见寒脉、伤寒见风脉，三者如鼎立。此三大纲所由来乎？愚谓先以脉论，夫中风脉浮紧，伤寒脉浮缓，是仲景互文见意处。言中风脉多缓，然亦有脉紧者；伤寒脉当紧，然亦有脉缓者。盖中风伤寒，各有浅深，或因人之强弱而异，或因地之高下、时之乖和而殊。症固不可拘，脉亦不可执。如阳明中风而脉浮紧，太阳伤寒而脉浮缓，不可谓脉紧必伤寒，脉缓必中风也。按：《内经》脉滑曰风，则风脉原无定象。又盛而紧曰胀，则紧脉不专属伤寒。又缓而滑曰热中，则缓脉又不专指中风矣。且阳明中风，有脉浮紧者，又有脉浮大者，必欲以脉浮缓为中风，则二条将属何症耶？今人但以太阳之脉缓自汗、脉紧无汗，以分风寒、列营卫，并不知他经皆有中风，即阳明之中风，无人谈及矣。请以太阳言之，《太阳篇》言中风之脉症有二：一曰太阳中风，阳浮而阴弱，阳浮者热自发，阴弱者汗自出，啬啬恶寒、淅淅恶风、翕翕发热、鼻鸣干呕者，桂枝汤主之。一曰太阳中风，脉浮紧、发热恶寒、身疼痛、不汗出而烦躁者，大青龙汤主之。以二症相较：阳浮见寒之轻，浮紧见寒之重；汗出见寒之轻，不汗出见寒之重；啬啬淅淅见风寒之轻，翕翕见发热之轻，发热恶寒，觉寒热之俱重；鼻鸣见风之轻，身疼见风之重；自汗干呕，见烦之轻，不汗烦躁，见烦之重也。言伤寒脉症者二：一曰太阳病，或未发热，或已发热，必恶寒、体痛、呕逆、脉阴阳俱紧者，名曰伤寒。一曰伤寒脉浮，自汗出，小便数，心烦、微恶寒、脚挛急。以二症相较：微恶寒见必恶寒之重，体痛觉挛急之轻；自汗出、小便数、心烦，见伤寒之轻，或未发热，见发热之轻，必先呕逆，见伤寒之重；脉浮见寒之轻，阴阳俱紧见寒之重。中风伤寒，各有轻重如此。今人必以伤寒为重，中风为轻，但知分风寒之中、伤，而不辨风寒之轻、重，于是有伤寒见风、中风见寒之遁辞矣。合观之，则不得以脉缓自汗为中风定局，更不得以脉紧无汗为伤寒而非中风矣。由是推之，太阳中风，以火发汗者，无汗可知，其脉紧亦可知；太阳中风，下利呕逆，其人漐漐汗出，其脉缓亦可知也。要仲景凭脉辨证，只审虚实。不论中风伤寒，脉之紧缓，但于指下有力者为实，脉弱无力者为虚；不汗出而烦躁者为实，汗出多而烦躁为虚；症在太阳而烦躁者为实，症在少阴而烦躁者为虚。实者可服大青龙，虚者便不可服，此最易晓也。要知仲景立方，因症而设，不专因脉而设。大青龙汤为风寒在表而兼热中者设，不专为无汗而设。故中风有烦躁者可用，伤寒而烦躁者亦可用。盖风寒本是一气，故汤剂可以互投。论中有中风伤寒互称者，如青龙是也；中风伤寒并提者，如小柴胡是也。仲景细审脉症而施治，何尝拘拘于中风伤寒之名是别乎？若仲景既拘拘于中风伤寒之别，即不得更有中风见寒，伤寒见风之浑矣。夫风为阳邪，寒为阴邪，虽皆因于时气之寒，而各不失其阴阳之性。故伤寒轻者全似中风，独脚挛急不是，盖腰已上为阳，而风伤于上也。中风重者全似伤寒，而烦躁不是，盖寒邪呕而不烦、逆而不躁也。然阴阳互根，烦为阳邪，烦极致躁，躁为阴邪，躁极致烦。故中风轻者烦轻，重者烦躁；伤寒重者烦躁，轻者微烦。微烦则恶寒亦微，阳足以胜微寒，故脉浮不紧。盖仲景制大青龙，全为太阳烦躁而设。又恐人误用青龙，不特为脉弱汗出者禁，而在少阴尤宜禁之。盖少阴亦有发热、恶寒、身

辨太阳病脉证并治中

39

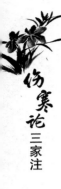

疼、无汗而烦躁之症，此阴极似阳，寒极反见热化也。误用之，则厥逆筋惕肉瞤所必致矣。故必审其症之非少阴，则为太阳烦躁无疑。太阳烦躁为阳盛也，非大青龙不解。故不特脉浮紧之中风可用，即浮缓而不微弱之伤寒亦可用也。不但身疼重者可用，即不身疼与身重而乍有轻时者，亦可用也。盖胃脘之阳，内郁于胸中而烦，外扰于四肢而躁。若但用麻黄发汗于外，而不加石膏泄热于内，至热并阳明而斑黄狂乱，是乃不用大青龙之故耳。

　　【尤在泾】此治中风而表实者之法。表实之人，不易得邪，设得之，则不能泄卫气，而反以实阳气，阳气既实，表不得通，闭热于经，则脉紧身痛，不汗出而烦躁也。是当以麻黄、桂、姜之属，以发汗而泄表实，加石膏以除里热而止烦躁，非桂枝汤所得而治者矣。盖其病已非中风之常病，则其法亦不得守桂枝之常法。仲景特举此者，欲人知常知变，不使拘中风之名而拘解肌之法也。若脉微弱，汗出恶风，则表虚不实，设与大青龙汤发越阳气，必致厥逆筋惕肉瞤，甚则汗多而阳亡矣。故曰此为逆。逆者，虚以实治，于理不顺。所以谓之逆也。

　　〔3〕【柯韵伯】此即加味麻黄汤也。诸症全是麻黄，而有喘与烦躁之不同，喘者是寒郁其气，升降不得自如，故多杏仁之苦以降气。烦躁是热伤其气，无津不能作汗，故特加石膏之甘以生津。然其质沉、其性寒，恐其内热顿除，而外之表邪不解，变为寒中而协热下利，是引贼破家矣。故必倍麻黄以发汗，又倍甘草以和中，更用姜枣以调营卫，一汗而表里双解、风热两除。此大青龙清内攘外之功，所以佐麻桂二方之不及也。麻黄汤症，热全在表。桂枝症之自汗，大青龙之烦躁，皆兼里热。仲景于表剂中便用寒药以清里。盖风为阳邪，惟烦是中风面目，自汗乃烦之兆，躁乃烦之征。汗出则烦得泄，故不躁，宜微酸微寒之味以和之；汗不出则烦不得泄，故躁，必甘寒大寒之品以清之。夫芍药、石膏俱是里药，今人见仲景入表剂中，疑而畏之，故不敢用。当用不用，以至阳明实热斑黄狂乱也。夫青龙以发汗名，其方分大小，在麻黄之多寡，而不在石膏。观小青龙之不用可知。石膏不能驱在表之风寒，独清中宫之燔

灼，观白虎汤之多用可知。世不审石膏为治烦，竟以发汗用。《十剂》云：轻可去实。岂以至坚至重之质而能发散哉？汗多亡阳者，过在麻黄耳。用石膏以清胃火，是仲景于太阳经中，预保阳明之先着。加姜、枣以培中气，又虑夫转属太阴也。

〔4〕【成无己】辛甘均为发散。然风宜辛散，寒宜甘发，医统本有"以"字辛甘相合，乃能发散荣卫之风寒。麻黄、甘草、石膏、杏人以发散荣中之寒，桂枝、姜、枣以解除卫中之风。

【柯韵伯】此麻黄汤禁也。麻黄汤为发汗重剂，故慎重如此。其用桂枝汤，若不汗，更服；若病重，更作服；若不出汗，可服至二三剂；又刺后可复汗。此麻黄汤但云温服八合，不言再服；则一服汗者，停后服；汗出多者，温粉扑之，自当列此后。大青龙烦躁在未汗先，是为阳盛；此烦躁在发汗后，是为阴虚。阴虚则阳无所附，宜白虎加人参汤。若用桂、附以回阳，其不杀人者鲜矣。

【尤在泾】伤寒分立三纲，桂枝主风伤卫，麻黄主寒伤营，大青龙主风寒两伤营卫，其说始于成氏、许氏，而成于方氏、喻氏。以愚观之，桂枝主风伤卫则是，麻黄主寒伤营则非，盖有卫病而营不病者矣，未有营病而卫不病者也。至于大青龙证，其辨不在营卫两病，而在烦躁一证，其立方之旨，亦不在并用麻、桂，而在独加石膏。王文禄谓"风寒并重，闭热于经，故加石膏于发散药中"是也。若不过风寒并发，则麻黄、桂枝已足胜其任矣，何必更须石膏哉？须知中风而或表实亦用麻黄，伤寒而或表虚亦用桂枝。其表不得泄，而闭热于中者，则用石膏；其无热者，但用麻、桂。此仲景心法也。炫新说而变旧章，其于斯道，不愈趋而愈远哉？

伤寒脉浮缓，身不疼，但重，乍有轻时，无少阴证者，大青龙汤发之。（39）

【成无己】此伤寒见风脉也。伤寒者身疼，此以风胜，故身不疼；中风者身重，此以兼风，故乍有轻时；不发医统本作"久"厥吐利，无少阴里证者，为风寒外甚也。与大青龙汤，以发散表中

辨太阳病脉证并治中

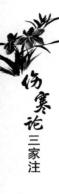

风寒。

【柯韵伯】 寒有重轻，伤之重者，脉阴阳俱紧而身疼；伤之轻者，脉浮缓而身重。亦有初时脉紧渐缓，初时身疼，继而不疼者，诊者勿执一以拘也。本论云：伤寒三日，阳明脉大，少阳脉小。脉弦细者属少阳，脉浮缓者系太阴。可以见伤寒无定脉也。然脉浮紧者必身疼，脉浮缓者身不疼，中风伤寒皆然，又可谓之定脉定症矣。脉浮缓下，当有发热、恶寒、无汗、烦躁等证。盖脉浮缓身不疼，见表症亦轻。但身重乍有轻时，见表症将罢，以无汗烦躁，故合用大青龙。无少阴症，仲景正为不汗出而烦躁之症。因少阴亦有发热、恶寒、无汗、烦躁之症，与大青龙同，法当温补。若反与麻黄之散，石膏之寒，真阳立亡矣。必细审其所不用，然后不失其所当用也。前条（编者按：前条指第38条）是中风之重症，此条是伤寒之轻症。仲景只为补"无少阴"句，与上文"烦躁"互相发明，意不重在伤寒。盖烦躁是阳邪，伤寒之轻者有之，重者必呕逆矣。

【尤在泾】 伤寒脉浮缓者，脉紧去而成缓，为寒欲变热之证。《经》曰"脉缓者多热"是也。伤寒邪在表则身疼，邪入里则身重，寒已变热而脉缓，经脉不为拘急，故身不疼而但重，而其脉犹浮，则邪气在或进或退之时，故身体有乍重乍轻之候也。是以欲发其表，则经已有热；欲清其热，则表犹不解。而大青龙汤兼擅发表解热之长，苟无少阴汗出厥逆等证者，则必以此法为良矣。不云主之而云发之者，谓邪欲入里，而以药发之，使从表出也。旧注谓伤寒见风，故并用麻黄者，非。

伤寒表不解，心下有水气，干呕，发热而咳，或渴，或利，或噎，或小便不利，少腹满，或喘者，小青龙汤主之[1]。（40）

[小青龙汤] 方

麻黄三两，去节 味甘温　芍药三两 味酸微寒　五味子半升 味酸温　干姜三两 味辛热　甘草三两，炙 味甘平　桂枝三两，去皮 味辛热　半夏半升，汤赵本无"汤"字洗 味辛微温　细辛三两 味辛温

上八味，以水一斗，先煮麻黄，减二升，去上沫，内诸药，

煮取三升，去滓，温服一升[2]。

加减法

若微利者赵本无"者"字，去麻黄，加芫花如赵本有"一"字鸡子大赵本、医统本并去"大"字，熬令赤色[3]。若渴者赵本无"者"字，去半夏，加栝蒌根三两[4]。若噎者，去麻黄，加附子一枚，炮[5]。若小便不利，小腹满赵本有"者"字，去麻黄，加茯苓四两[6]。若喘者赵本无"者"字，去麻黄，加杏人赵本作"仁"半升，去皮尖[7]。

〔1〕【成无己】伤寒表不解，心下有水饮，则水寒相搏，肺寒气逆，故干呕发热而咳。《针经》曰：形寒饮冷则伤肺。以其两寒相感，中外皆伤，故气逆而上行，此之谓也。与小青龙汤发汗、散水。水气内渍，则所传不一，故有或为之证，随证增损，以解化之。

【柯韵伯】发热是表未解，干呕而咳，是水气为患。水气者，太阳寒水之气也。太阳之化，在天为寒在地为水。其伤人也，浅者皮肉筋骨，重者害及五脏。心下有水气，是伤脏也。水气未入于胃，故干呕。咳者，水气射肺也。皮毛者肺之合，表寒不解，寒水已留其合矣。心下之水气，又上至于肺则肺寒，内外合邪，故咳也。水性动，其变多。水气下而不上，则或渴或利；上而不下，则或噎或喘；留而不行，则小便不利，而小腹因满也。制小青龙以两解表里之邪，复立加减法，以治或然之症，此为太阳枢机之剂。水气蓄于心下，尚未固结，故有或然之症。若误下，则硬满而成结胸矣。

【尤在泾】表寒不解，而心下有水饮，饮寒相抟，逆于肺胃之间，为干呕发热而咳，乃伤寒之兼证也。夫饮之为物，随气升降，无处不到，或壅于上，或积于中，或滞于下，各随其所之而为病，而其治法，虽各有加减，要不出小青龙之一法。麻黄、桂枝散外入之寒邪，半夏、细辛、干姜消内积之寒饮，芍药、五味监麻、桂之性，且使表里之药，相就而不相格耳。

〔2〕【成无己】寒邪在表，非甘辛不能散之，麻黄、桂枝、甘

43

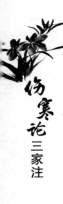

草之辛甘，以发散表邪。水停心下而不行，则肾气燥，《内经》曰：肾苦燥，急食辛以润之。干姜、细辛、半夏之辛，以行水气而润肾。咳逆而喘，则肺气逆，《内经》曰：肺欲收，急食酸以收之。芍药、五味子之酸，以收逆气而安肺。

【尤在泾】大青龙合麻、桂而加石膏，能发邪气除烦躁；小青龙无石膏，有半夏、干姜、芍药、细辛、五味，能散寒邪行水饮。而通谓之青龙者，以其有发汗蠲饮之功。夫热闭于经，而不用石膏，汗为热隔，宁有能发之者乎？饮伏于内，而不用姜、夏，寒与饮抟，宁有能散之者乎？其芍药、五味，不特收逆气而安肺气，抑以制麻、桂、姜、辛之势，使不相惊而相就，以成内外协济之功耳。

〔3〕【成无己】下利者，不可攻其表，汗出必胀满，麻黄发其阳，水渍入胃，必作利。芫花下十二水，水去利则止_{赵本从"下利"以下皆无。}

【尤在泾】微利者，水渍入胃也。下利者，不可攻其表，故去麻黄之发表，而加芫花之行水。

〔4〕【成无己】辛燥而苦润，半夏辛而燥津液，非渴者所宜，故去之；栝蒌味苦而生津液，故加之_{赵本从"辛燥"以下皆无。}

【尤在泾】渴者，津液不足，故去半夏之辛燥，而加栝蒌之苦润。若饮结不布而渴者，似宜仍以半夏流湿而润燥也。

〔5〕【成无己】《经》曰：水得寒气，冷必相搏，其人即𩜹。加附子温散水寒。病人有寒，复发汗，胃中冷，必吐蛔，去麻黄恶发汗_{赵本从"《经》曰"以下皆无。}

【尤在泾】噎者，寒饮积中也。附子温能散寒，辛能破饮，故加之；麻黄发阳气，增胃冷，故去之。

〔6〕【成无己】水蓄下焦不行，为小便不利，少腹满，麻黄发津液于外，非所宜也；茯苓泄蓄水于下，加所当也_{赵本从"水蓄"以下皆无。}

【尤在泾】小便不利，小腹满，水蓄于下也。故加茯苓以泄蓄水，不用麻黄，恐其引气上行，致水不下也。

〔7〕**【成无己】**《金匮要略》曰：其人形肿，故不内麻黄，内杏子。以麻黄发其阳故也。喘呼形肿，水气标本之疾_{赵本从"金匮"}以下皆无。

【柯韵伯】表虽未解，寒水之气已去营卫，故于桂枝汤去姜、枣，加细辛、干姜、半夏、五味。辛以散水气而除呕，酸以收逆气而止咳，治里之剂多于发表焉。小青龙与小柴胡俱为枢机之剂。故皆设或然症，因各立加减法。盖表症既去其半，则病机偏于向里，故二方之症多属里。仲景多用里药，少用表药。未离于表，故为解表之小方。然小青龙主太阳之半表里，尚用麻黄、桂枝，还重视其表；小柴胡主少阳之半表里，只用柴胡、生姜，但微解其表而已。此缘太、少之阳气不同，故用表药之轻重亦异。小青龙设或然五症，加减法内即备五方。小柴胡设或然七症，即具加减七方。此仲景法中之法，方外之方，何可以三百九十七、一百一十三拘之。

【尤在泾】喘者，水气在肺，故加杏仁下气泄肺；麻黄亦能治喘而不用者，恶其发气也。

伤寒，心下有水气，咳而微喘，发热不渴。服汤已渴者，此寒去欲解也。小青龙汤主之。（41）

【成无己】咳而微喘者，水寒射肺也；发热不渴者，表证未罢也。与小青龙汤发表散水。服汤已渴者，里气温，水气散，为欲解也。

【柯韵伯】水气在心下则咳，为必然之症。喘为或然之症，亦如柴胡汤症。但见一症即是，不必悉具。咳与喘皆水气射肺所致。水气上升，是以不渴。服汤已而反渴，水气内散，寒邪亦外散也。此条正欲明服汤后渴者是解候。恐人服止渴药，反滋水气，故先提"不渴"二字作眼，后提出渴者以明之。服汤即小青龙汤。若寒既欲解，而更服之，不惟不能止渴，且重亡津液，转属阳明而成胃实矣。能化胸中之热气而为汗，故名大青龙；能化心下之水气而为

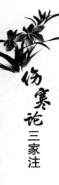

汗，故名小青龙。盖大青龙表症多，只烦躁是里症；小青龙里症多，只发热是表症。故有大小发汗之殊耳。发汗、利水是治太阳两大法门。发汗分形层之次第，利水定三焦之浅深。故发汗有五法：麻黄汤汗在皮肤，乃外感之寒气；桂枝汤汗在经络，乃血脉之精气；葛根汤汗在肌肤，乃津液之清气；大青龙汗在胸中，乃内扰之阳气；小青龙汗在心下，乃内蓄之水气。其治水有三法：干呕而咳，是水在上焦，在上者发之，小青龙是也；心下痞满，是水在中焦，中满者泻之，十枣汤是也；小便不利，是水在下焦，在下者引而竭之，五苓散是也。其他坏症、变症虽多，而大法不外是矣。

【尤在泾】内饮外寒，相得不解，气凌于肺，为咳而微喘、发热不渴，如上条之证也。是必以小青龙外解寒邪，内消水饮为主矣。若服汤已渴者，是寒外解而饮内行也，故为欲解。"小青龙汤主之"六字，当在"发热不渴"下。或问水饮之证，或渴或不渴云何？曰：水积于中，故不渴也。其渴者，水积一处，而不得四布也。然而不渴者，常也；其渴者，变也。服小青龙汤已而渴者，乃寒去饮消之常道也。

太阳病，外证未解，脉浮弱者，当以汗解；宜桂枝汤赵本有"桂枝汤方"。（42）

【成无己】脉浮弱者，荣弱卫强也。

【柯韵伯】此条是桂枝本脉，明脉为主。今人辨脉不明，故于症不合。伤寒、中风、杂病，皆有外证。太阳主表，表症咸统于太阳。然必脉浮弱者，可用此解外。如但浮不弱，或浮而紧者，便是麻黄症。要知本方只主外症之虚者。

【尤在泾】太阳外证，即头痛、发热、恶风寒之属。外证未解，宜从汗解，然必审其脉之强弱而施治。若脉浮弱，则是中风阳浮阴弱之候，治宜桂枝汤，助正以逐邪。

太阳病，下之微喘者，表未解故也。桂枝加厚朴杏仁汤主

之赵本有"桂枝加厚朴杏子汤方"。（43）

【成无己】下后大喘，则为里气太虚，邪气传里，正气将脱也；下后微喘，则为里气上逆，邪不能传里，犹在表也，与桂枝汤以解外，加厚朴、杏仁以下逆气。

【柯韵伯】喘为麻黄症，治喘者功在杏仁。此妄下后，表虽不解，腠理已疏，故不宜麻黄而宜桂枝。桂枝汤中有芍药，若但加杏仁，喘虽微，恐不胜任，复加厚朴以佐之，喘随汗解矣。

【尤在泾】太阳误下，无结胸下利诸变，而但微喘，知其里未受病，而其表犹未解，胸中之气，为之不利也。故与桂枝汤解表散邪，加厚朴、杏仁下气定喘。然喘之为病所关非细，而误下之后其变实多。仲景此条，盖可以互证，而难以独引，亦如"太阳病，脉浮者，可发汗，宜麻黄汤"之文也，学者辨诸。

太阳病，外证未解者赵本无"者"字，**不可下也，下之为逆。欲解外者，宜桂枝汤主之**赵本无"主之"二字。（44）

【成无己】《经》曰：本发汗而复下之为逆也。若先发汗，治不为逆。

【柯韵伯】外症初起，有麻黄、桂枝之分。如当解未解时，惟桂枝汤可用，故桂枝汤为伤寒、中风、杂病解外之总方。凡脉浮弱、汗自出而表不解者，咸得而主之也。即阳明病脉迟、汗出多者宜之，太阴病脉浮者亦宜之。则知诸经外症之虚者，咸得同太阳未解之治法。又可见桂枝汤不专为太阳用矣。

【尤在泾】伤寒在表者宜汗，在里者宜下，此大法也。是以外证未解者不可下，下之是病在表而攻其里也，故曰逆。本论云：本发汗而复下之，此为逆也；若先发汗，治不为逆。此之谓也。而欲解外，则桂枝成法，不可易矣。仲景于当汗之证，随示不可下之戒如此。

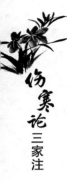

太阳病，先发汗不解，而复下之，脉浮者不愈。浮为在外，而反下之，故令不愈。今脉浮，故知赵本无"知"字在外，当须解外则愈，宜桂枝汤主之赵本无"主之"二字。（45）

【成无己】《经》曰：柴胡汤证具，而以他药下之，柴胡汤证仍在者，复与柴胡汤。此虽已下之不为逆，则其类矣。

【柯韵伯】误下后而脉仍浮，可知表症未解，阳邪未陷，只宜桂枝汤解外，勿以脉浮仍用麻黄汤也。下后仍可用桂枝汤，乃见桂枝方之力量矣。

【尤在泾】既汗复下，邪气不从表散，而又不从里出者，以其脉浮而邪在外，故虽复下之，而病不愈也。夫病在外者，仍须从外引而去之。今虽已汗下，而其脉仍浮，知其邪犹在外，故须桂枝汤，解散外邪则愈。《少阳篇》云：柴胡汤证具，而以他药下之，柴胡证仍在者，复与柴胡汤，必蒸蒸而振，却发热汗出而解。与此同意，所当互参。

太阳病，脉浮紧，无汗，发热，身疼痛，八九日不解，表证仍在，此当发其汗。服药已，微除，其人发烦目瞑，剧者必衄，衄乃解。所以然者，阳气重故也。麻黄汤主之。（46）

【成无己】脉浮紧，无汗，发热身疼痛，太阳伤寒也，虽至八九而表证仍在，亦当发其汗。既服温暖发散汤药，虽未作大汗亦微除也。烦者身热也，邪气不为汗解，郁而变热，蒸于经络，发于肌表，故生热烦。肝受血而能视，始者医统本作"寒"气伤荣，寒既变热，则血为热搏，肝气不治，故目瞑也。剧者，热甚于经，迫血妄行而为衄，得衄则热随血散而解。阳气重者，热气重也。与麻黄汤以解前太阳伤寒之邪也。

【柯韵伯】脉症同大青龙，而异者外不恶寒，内不烦躁耳。发于阳者七日愈，八九日不解，其人阳气重可知。然脉紧、无汗、发热、身疼，是麻黄症未罢。仍与麻黄，只微除在表之风寒，而不解

48

内扰之阳气。其人发烦、目瞑，见不堪之状，可知阳络受伤，必逼血上行而衄矣。血之与汗，异名同类，不得汗，必得血，不从汗解而从衄解。此与热结膀胱，血自下者，同一局也。太阳脉，从自目内眦，络阳明脉于鼻。鼻者阳也，目者阴也。血虽阴类，从阳气而升，则从阳窍而出。故阳盛则衄，阳盛则阴虚，阴虚则目瞑也。解后复烦，烦见于内，此余邪未尽，故用桂枝更汗。微除发烦，是烦于外见，此大邪已解，故不可更汗。仲景每有倒句法，前辈随文衍义，谓当再用麻黄以散余邪，不知得"衄乃解"句何处着落。

【尤在泾】脉浮紧，无汗发热，身疼痛，太阳麻黄汤证也。至八九日之久而不解，表证仍在者，仍宜以麻黄汤发之，所谓治伤寒不可拘于日数。但见表证脉浮者，虽数日犹宜汗之是也。乃服药已，病虽微除，而其人发烦目瞑者，卫中之邪得解，而营中之热未除也。剧者血为热搏，势必成衄，衄则营中之热亦除，而病乃解。所以然者，阳气太重，营卫俱实，故须汗血并出，而后邪气乃解耳。阳气，阳中之邪气也。郭白云云："麻黄汤主之"五字当在"此当发其汗下"，是。

太阳病，脉浮紧，发热，身无汗，自衄者愈。（47）

【成无己】风寒在经，不得汗解，郁而变热，衄则热随血散，故云自衄者愈。

【柯韵伯】汗者心之液，是血之变见于皮毛者也。寒邪坚敛于外，腠理不能开发，阳气大扰于内，不能出玄府而为汗，故逼血妄行而假道于肺窍也。今称红汗，得其旨哉！

【尤在泾】伤寒脉浮紧者，邪气在表，法当汗解，而不发汗，则邪无从达泄，内搏于血，必致衄也。衄则其邪当去，而犹以麻黄汤主之者，此亦营卫并实，如上条（编者按：上条指第46条，下同）所云阳气重之证。上条卫已解而营未和，故虽已发汗，犹须得衄而解；此条营虽通而卫尚塞，故既已自衄，而仍与麻黄汤发汗而愈。然必欲衄而血不流，虽衄而热不解者，乃为合法，不然，靡有不竭其阴

辨太阳病脉证并治中

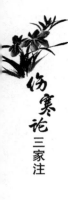

者。于是仲景复着夺血无汗之例曰：脉浮紧，发热，身无汗，自衄者愈。谓阳气重者，须汗血并出，以泄其邪；其稍轻者，设得衄血，邪必自解，身虽无汗，固不必更以麻黄汤发之也。

二阳并病，太阳初得病时，发其汗，汗先出不彻，因转属阳明，续自微汗出，不恶寒。若太阳病证不罢者，不可下，下之为逆，如此可小发汗。设面色缘缘正赤者，阳气怫郁在表，当解之、熏之；若发汗不彻，不足言阳气怫郁不得越，当汗不汗，其人躁烦，不知痛处，乍在腹中，乍在四肢，按之不可得，其人短气，但坐，以汗出下彻故也，更发汗则愈。何以知汗出不彻，以脉涩故知也。（48）

【成无己】太阳病未解，传并入阳明，而太阳证未罢者，名曰并病。续自微汗出不恶寒者，为太阳证罢，阳明证具也，法当下之；若太阳证未罢者，为表未解，则不可下，当小发其汗，先解表也。阳明之经循面，色缘缘正赤者，阳气怫郁在表也，当解之、熏之，以取其汗。若发汗不彻者，不足言阳气怫郁，止是当汗不汗，阳气不得越散，邪无从出，拥甚于经，故燥医统本作"躁"烦也。邪循经行，则痛无常处，或在腹中，或在四肢，按之不可得而短气，但责以汗出不彻，更发汗则愈。《内经》曰：诸过者切之，涩者，阳气有余，为身热无汗。是以脉涩知阳气拥郁而汗出不彻。

【尤在泾】二阳并病者，太阳病未罢，而并于阳明也。太阳得病时，发汗不彻，则邪气不得外出而反内走阳明，此并之由也。续自微汗出，不恶寒，此阳明证续见，乃并之证也。若太阳证不罢者，不可下，下之为逆，所谓"本当发汗而反下之，此为逆"是也。如是者，可小发汗，以病兼阳明，故不可大汗而可小发，此并病之治也。若发其小汗已，面色缘缘正赤者，阳气怫郁在表而不得越散，当解之熏之，以助其散，又并病之治也。"发汗不彻"下，疑脱一"彻"字，谓发汗不彻，虽彻而不足云彻，犹"腹满不减，减不足言"之文。汗出不彻，则阳气怫郁不得越，阳不得越，则当汗而不得汗，于是邪无从出，攻走无常，其人躁烦，不知痛处，乍在腹中，乍在四肢，按之而不可得也。短气者，表不得泄，肺气不宣也。坐，犹"缘"也。言躁烦短气等证，但缘汗出不彻所致。故当更发其汗，则邪气外达而愈，非特熏解所能已其疾矣。以面色缘缘正赤者，邪气怫郁躯壳之表；躁烦短气者，邪气怫郁躯壳之里也。按《内经》云：脉滑者，多汗。又曰：脉涩者，阴气少阳气多也。夫汗出于阳而生于阴。因诊其脉涩，而知其汗出不彻也。此又并病之治也。

脉浮数者，法当汗出而愈。若下之，身重心悸者，不可发汗，当自汗出乃解。所以然者，尺中脉微，此里虚，须表里实，津液自和，便自汗出愈。（49）

【成无己】《经》曰：诸脉浮数，当发热而洒淅恶寒，言邪气在表也，是当汗出愈。若下之，身重心悸者，损其津液，虚其胃气。若身重心悸而尺脉实者，则下后里虚，邪气乘虚传里也。今尺脉微，身重心悸者，知下后里虚，津液不足，邪气不传里，但在表也。然以津液不足，则不可发汗，须里气实、津液足，便自汗出而愈。

【柯韵伯】脉浮数者，于法当汗，而尺中微，则不敢轻汗，以麻黄为重剂故也。此表指身，里指心，有指营卫。而反遗心悸者，非也。身重是表热，心悸是里虚，然悸有因心下水气者，亦当发汗。故必审其尺脉，尺中脉微为里虚。里虚者，必须实里，欲津液和，须用生津液。若坐而待之，则表邪愈盛，心液愈虚，焉能自汗？此表是带言，只重在里。至于自汗出，则里实而表和矣。

【尤在泾】脉浮数者，其病在表，法当汗出而愈，所谓"脉浮数者，可发汗，宜麻黄汤"是也。若下之，邪入里而身重，气内虚而心悸者，表虽不解，不可以药发汗，当俟其汗自出而邪乃解。所以然者，尺中脉微，为里虚不足，若更发汗，则并虚其表，里无护卫，而散亡随之矣。故必候其表里气复，津液通和，而后汗出而

辨太阳病脉证并治中

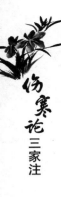

愈，岂可以药强迫之哉？

脉浮紧者，法当身疼痛，宜以汗解之。假令尺中迟者，不可发汗。何以知之 赵本无"之"字 **然？以荣气不足，血少故也。**（50）

【成无己】《针经》曰：夺血者无汗。尺脉迟者，为荣血不足，故不可发汗。

【柯韵伯】脉浮紧者，以脉法论，当身疼痛，宜发其汗。然寸脉虽浮紧，而尺中迟，则不得据此法矣。尺主血，血少则营气不足，虽发汗决不能作汗。正气反虚，不特身疼不除，而亡血、亡津液之变起矣。假令是设辞，是深一层看法，此与脉浮数而尺中微者同义。阳盛者不妨发汗，变症惟衄，衄乃解矣。阴虚者不可发汗，亡阳之变，恐难为力。

【尤在泾】脉浮紧者，寒邪在表，于法当身疼痛，而其治宜发汗。假令尺中脉迟，知其营虚而血不足，则虽身疼痛，而不可发汗。所以然者，汗出于阳而生于阴，营血不足而强发之，汗必不出。汗即出而筋惕肉瞤。散亡随之矣，可不慎哉！

脉浮者，病在表，可发汗，宜麻黄汤。（51）

【成无己】浮为轻手得之，以候皮肤之气。《内经》曰：其在皮者，汗而发之。

【柯韵伯】前条（编者按：前条指第35条）论症，此条论脉。言浮而不言迟弱者，是浮而有力也。然必审其热在表，乃可用。若浮而大，有热属脏者，当攻之，不令发汗矣。若浮数而痛偏一处者，身虽疼，不可发汗。

脉浮而数者，可发汗，宜麻黄汤。（52）

【成无己】浮则伤卫，数则伤荣，荣卫受邪，为病在表，故当汗散。

【柯韵伯】数者，急也，即紧也。紧则为寒，指受寒而言；数则为热，指发热而言。辞虽异而意则同。故脉浮紧者，即是麻黄汤症。

【尤在泾】二条（编者按：二条指本条与第51条）凭脉以言治，而不及证，且但举浮与数而不言紧，而云可与麻黄汤发汗，殊为未备。然仲景自有太阳伤寒条与麻黄汤证在，学者当会通全书而求之，不可拘于一文一字间也。

病常自汗出者，此为荣气和。荣气和者，外不谐，以卫气不共荣气和谐赵本作"谐和"故尔。以荣行脉中，卫行脉外，复发其汗，荣卫和则愈，宜桂枝汤。（53）

【成无己】风则伤卫，寒则伤荣。卫受风邪而荣不病者，为荣气和也。卫既客邪，则不能与荣气和谐，亦不能卫护皮腠，是以常自汗出。与桂枝汤解散风邪、调和荣卫则愈。

【柯韵伯】发热时汗便出者，其营气不足。因阳邪下陷，阴不胜阳，故汗自出也。此无热而常自汗者，其营气本足。因阳气不固，不能卫外，故汗自出。当乘其汗正出时，用桂枝汤啜稀热粥，是阳不足者，温之以气，食入于阴，气长于阳也。阳气普遍，便能卫外而为固，汗不复出矣。和者平也，谐者合也。不和见卫强，不谐见营弱，弱则不能合，强则不能密，皆令自汗。但以有热、无热别之，以时出、常出辨之，总以桂枝汤啜热粥汗之。上条（编者按：上条指第54条）发热汗出，便可用桂枝汤，见不必头痛、恶风俱备。此只自汗一症，即不发热者亦用之，更见桂枝方于自汗为亲切耳。

【尤在泾】此即前条（编者按：前条指第12条）阴弱者汗自出之意而发明之。谓营未病而和，则汗液自通；卫中风而不谐，则阴气失护，宜其汗常自出也。夫营与卫，常相和谐者也。营行脉中，为卫之守；卫行脉外，为营之护，何有发热恶寒之证哉？惟卫得风而自

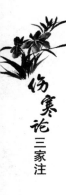

强，营无邪而反弱，邪正不同，强弱异等，虽欲和谐，不可得矣。故曰：营气和者外不谐，不谐则岂特卫病而已哉？故欲营之安，必和其卫；欲卫之和，必逐其风。是宜桂枝汤助阳取汗，汗出则邪去而卫和，卫和则营不受扰而愈。

病人脏无他病，时发热，自汗出，而不愈者，此卫气不和也。先其时发汗则愈，宜桂枝汤主之赵本无"主之"二字。（54）

【成无己】脏无他病，里和也。卫气不和，表病也。《外台》云：里和表病，汗之则愈。所谓先其时者，先其发热汗出之时，发汗则愈。

【柯韵伯】脏无他病，知病只在形躯。发热有时，则汗出亦有时，不若外感者，发热汗出不休也。《内经》曰：阴虚者阳必凑之，故时热汗出耳。未发热时，阳犹在卫，用桂枝汤啜稀热粥，先发其汗，使阴出之阳，谷气内充，而卫阳不复陷，是迎而夺之，令精胜而邪却也。

【尤在泾】人之一身，经络网维于外，脏腑传化于中。而其为病，从外之内者有之，从内之外者有之。脏无他病，里无病也。时发热自汗，则有时不发热无汗可知。而不愈者，是其病不在里而在表，不在营而在卫矣。先其时发汗则愈者，于不热无汗之时，而先用药取汗，则邪去卫和而愈。不然，汗液方泄而复发之，宁无如水淋漓之患耶？

伤寒，脉浮紧，不发汗，因致衄者，麻黄汤主之。（55）

【成无己】伤寒脉浮紧，邪在表也，当与麻黄汤发汗；若不发汗，则邪无从出，拥甚于经，迫血妄行，因致衄也。

【柯韵伯】脉紧无汗者，当用麻黄汤发汗，则阳气得泄，阴血不伤，所谓夺汗者无血也。不发汗，阳气内扰，阳络伤则衄血，是夺血者无汗也。若用麻黄汤再汗，液脱则毙矣。言不发汗因致衄，岂有因致衄更发汗之理乎？观少阴病无汗而强发之，则血从口鼻而出，或从目出，能不惧哉！愚故亟为校正，死误人者多耳。

【尤在泾】伤寒脉浮紧者，邪气在表，法当汗解，而不发汗，则邪无从达泄，内搏于血，必致衄也。衄则其邪当去，而犹以麻黄汤主之者，此亦营卫并实，如上条（编者按：上条指第46条，下同）所云阳气重之证。上条卫已解而营未和，故虽已发汗，犹须得衄而解；此条营虽通而卫尚塞，故既已自衄，而仍与麻黄汤发汗而愈。然必欲衄而血不流，虽衄而热不解者，乃为合法，不然，靡有不竭其阴者。于是仲景复着夺血无汗之例曰：脉浮紧，发热，身无汗，自衄者愈。谓阳气重者，须汗血并出，以泄其邪；其稍轻者，设得衄血，邪必自解，身虽无汗，固不必更以麻黄汤发之也。

伤寒不大便六七日，头痛有热者，与承气汤。其小便清者赵本注："一云大便青"，**知不在里，仍在表也，当须发汗；若头痛者必衄，宜桂枝汤。**(56)

【成无己】不大便六七日，头痛有热者，故宜当下。若小便清者，知里无热，则不可下。《经》曰：小便数者，大便必硬，不更衣十日无所苦也。况此不大便六七日，小便清者，不可责邪在里，是仍在表也，与桂枝汤以解外。若头疼不已，为表不罢，郁甚于经，迫血妄行，上为衄也。

【柯韵伯】此辨太阳阳明之法也，太阳主表，头痛为主；阳明主里，不大便为主。然阳明亦有头痛者，浊气上冲也；太阳亦有不大便者，阳气太重也。六七日是解病之期，七日来仍不大便，病为在里，则头痛身热属阳明。外不解由于内不通也，下之里和而表自解矣。若大便自去，则头痛身热，病为在表，仍是太阳，宜桂枝汗之。若汗后热退而头痛不除，阳邪盛于阳位也。阳络受伤，故知必衄，衄乃解矣。本条当有汗出症，故合用桂枝、承气。有热，当作身热。大便圊，从宋本订正，恰合"不大便"句，见他本作"小便清"者谬。"宜桂枝"句，直接发汗来，不是用桂枝止衄，亦非

55

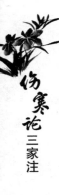

用在已衄后也。读者勿以词害义可耳。

【尤在泾】太阳风寒外束，令人头痛；阳明热气上冲，亦令人头痛。伤寒不大便六七日，头痛有热证者，知其热盛于里，而气蒸于上，非风寒在表之谓矣，故可与承气汤下之。然热盛于里者，其小便必短赤。若小便清者，知其热不在于里，而仍在于表，当以桂枝汤发其汗，而不可以承气汤攻其里也。若头痛不除者，热留于经，必发鼻衄。"宜桂枝汤"四字，疑在"当须发汗"句下。

伤寒发汗赵本有"已"字，**解半日许，复烦，脉浮数者，可更发汗，宜桂枝汤主之**赵本无"主之"二字。（57）

【成无己】烦者，热也。发汗身凉为已解，至半日许，身复热，脉浮数者，邪不尽也，可更发汗，与桂枝汤。

【柯韵伯】前条（编者按：前条指第113条）解伤寒之初，此条辑伤寒之后。前条因虚寒，此条因余热，卫解而营未解，故用桂枝更汗也。可知桂枝汤主风伤卫，治风而不治寒之谬矣。浮弱是桂枝脉，浮数是麻黄脉。仲景见麻黄脉症，即用麻黄汤，见桂枝脉症，便用桂枝汤。此不更进麻黄而却与桂枝者，盖发汗而解，则麻黄症已罢。脉浮数者，因内烦而然，不得仍认麻黄汤脉矣。麻黄汤纯阳之剂，不可以治烦。桂枝汤内配芍药，奠安营气，正以治烦也。且此烦因汗后所致，若再用麻黄发汗，汗从何来？必用啜热粥法始得汗。桂枝汤本治烦，服桂枝汤后外热不解，而内热更甚，故曰反烦。麻黄症本不烦，服汤汗出，外热初解，而内热又发，故曰复烦。凡曰麻黄汤主之、桂枝汤主之者，定法也。服桂枝不解，仍与桂枝，汗解后复烦，更用桂枝者，活法也。服麻黄复烦者，可更用桂枝；用桂枝复烦者，不得更用麻黄。且麻黄脉症，但可用桂枝更汗，不可先用桂枝发汗。此又活法中定法矣。前两条（编者按：前两条指第24、95条）论治中风，此两条（编者按：此两条指本条与第113条）论治伤寒，后两条（编者按：后两条指第53、54条）论治杂病。见桂枝方之大用如此。

【尤在泾】伤寒发汗，解半日许复烦者，非旧邪去而新邪复乘也。余邪未尽，复集为病，如余寇未尽，复合为乱耳。脉浮数者，邪气在表之征，故可更发其汗，以尽其邪。但以已汗复汗，故不宜麻黄之峻剂，而宜桂枝之缓法。此仲景随时变易之妙也。

凡病，若发汗、若吐、若下、若亡赵本有"血亡"二字津液，阴阳自和者，必自愈。(58)

【成无己】重亡津液，则不能作汗，必待阴阳自和，乃自愈矣。

【柯韵伯】编者按：详见下第59条。

【尤在泾】阴阳自和者，不偏于阴，不偏于阳，汗液自出，便溺自调之谓。汗吐下亡津液后，邪气既微，正气得守，故必自愈。

大下之后，复发汗，小便不利者，亡津液故也，勿治之，得小便利，必自愈。(59)

【成无己】因亡津液而小便不利者，不可以药利之，俟津液足，小便利必自愈也。

【柯韵伯】前条（编者按：前条指第156条）用五苓者，以心下有水气，是逐水非利小便也。若心下无水气，则发汗后津液既亡，小便不利者，亦将何所利乎？勿治之，是禁其勿得利小便，非待其自愈之谓也。然以亡津液之人，勿生其津液，焉得小便利？欲小便利，治在益其津液也。其人亡血亡津液，阴阳安能自和？欲其阴阳自和，必先调其阴阳之所自。阴自亡血，阳自亡津，益血生津，阴阳自和矣。要知不益津液，小便必不得利；不益血生津，阴阳必不自和。凡看仲景书，当于无方处索方，不治处求治，才知仲景无死方，仲景无死法。

【尤在泾】既下复汗，重亡津液，大邪虽解，而小便不利，是未可以药利之，俟津液渐回，则小便自行而愈。若强利之，是重竭其阴也，况未必即利耶。

辨太阳病脉证并治中

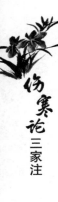

伤寒论 三家注

下之后，复发汗，必振寒，脉微细。所以然者，以内外俱虚故也。(60)

【成无己】发汗则表虚而亡阳；下之则里虚而亡血。振寒者，阳气微也；脉微细者，阴血弱也。

【柯韵伯】内阳虚，故脉微细，外阳虚，故振栗恶寒，即干姜附子证。

【尤在泾】振寒，振栗而寒也。脉微为阳气虚，细为阴气少，既下复汗，身振寒而脉微细者，阴阳并伤，而内外俱虚也。是必以甘温之剂，和之养之为当矣。

下之后，复发汗，昼日烦躁，不得眠，夜而安静，不呕不渴，无表证，脉沉微，身无大热者，干姜附子汤主之[1]。(61)

[干姜附子汤] 方

干姜一两 味辛热　附子一枚，生用，去皮，破赵本作"切"八片 味辛热

上二味，以水三升，煮取一升，去滓，顿服[2]。

〔1〕【成无己】下之虚其里，汗之虚其表，既下医统本作"里中"又汗，则表里俱虚。阳主于昼，阳欲复，虚不胜邪，正邪交争，故昼日烦燥医统本作"躁"不得眠；夜阴为主，阳虚不能与之争，是夜则安静。不呕不渴者，里无热也；身无大热者，表无热也。又无表证而脉沉微，知阳气大虚，阴寒气胜，与干姜附子汤，退阴复阳。

【柯韵伯】当发汗而反下之，下后不解，复发其汗，汗出而里阳将脱，故烦躁也。昼日不得眠，虚邪独据热分也。夜而安静，知阴不虚也。不呕渴，是无里热。不恶寒头痛，是无表证。脉沉微，是纯阴无阳矣。身无大热，表阳将去矣。幸此微热未除，烦躁不宁之际，独任干姜、生附以急回其阳，此四逆之变剂也。

【尤在泾】大法昼静夜剧，病在肾阴；夜静昼剧，病在胃阳。汗下之后，昼日烦躁不得眠，夜而安静者，邪未尽而阳已虚。

昼日阳虚欲复，而与邪争，则烦躁不得眠；夜而阴旺阳虚，不能与邪争，则反安静也。不呕不渴，里无热也；身无大热，表无热也；而又无头痛恶寒之表证，其脉又不浮而沉，不洪而微，其为阳气衰少无疑。故当与干姜、附子，以助阳虚而逐残阴也。以上三条，并是汗下后，小便不利者，伤其阴也；振寒脉微细者，阴阳并伤也；昼日烦躁不得眠，夜而安静者，伤阳而不及阴也。于此见病变之不同。

〔2〕【成无己】《内经》曰：寒淫所胜，平以辛热。虚寒大甚，是以辛热剂胜之也。

发汗后，身疼痛，脉沉迟者，桂枝加芍药生姜各一两人参三两新加汤主之赵本有"桂枝加芍药生姜人参新加汤方"。（62）

【成无己】汗后，身疼痛，邪气未尽也。脉沉迟，荣血不足也。《经》曰：其脉沉者，荣气微也。又曰：迟者，荣气不足，血少故也。与桂枝汤以解未尽之邪，加芍药、生姜、人参以益不足之血。

【柯韵伯】发汗后身疼是表虚，不得更兼辛散，故去生姜；沉为在里，迟为在脏，自当远阴寒，故去芍药，当存甘温之品以和营，更兼人参以通血脉，里和而表自解矣。名曰新加者，见表未解无补中法，今因脉沉迟而始用之，与用四逆汤治身疼脉沉之法同义。彼在未汗前而脉反沉，是内外皆寒，故用干姜、生附大辛大热者，协甘草以逐里寒，而表寒自解。此在发汗后而脉沉迟，是内外皆虚，故用人参之补中益气，以率领桂枝、甘、枣而通血脉，则表里自和也。此又与人参桂枝汤不同，彼因妄下而胃中虚寒，故用姜、术，尚协表热，故倍桂、甘；此因发汗不如法，亡津液而经络空虚，故加人参，胃气未伤，不须白术，胃中不寒，故不用干姜，此温厚和平之剂。

【尤在泾】发汗后，邪痹于外，而营虚于内，故身痛不除，而脉转沉迟，《经》曰：其脉沉者，营气微也。又曰：迟者，营气不足，血少故也。故以桂枝加芍药、生姜、人参以益不足之血，而散

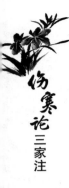

未尽之邪。东垣云：仲景于病人汗后身热、亡血、脉沉迟者，下利身凉、脉微、血虚者，并加人参。古人血脱者，必益气也。然人参味甘气温，温固养气，甘亦实能生血，汗下之后，血气虚衰者，非此不为功矣。

发汗后，不可更行桂枝汤。汗出而喘，无大热者，可与麻黄杏仁甘草石膏汤主之赵本"主之"作"方"[1]。（63）

[**麻黄杏人**赵本作"仁"**甘草石膏汤**] 方

麻黄四两，去节 味甘温　**杏人**赵本作仁五十个，去皮尖 味甘温　**甘草**二两，炙 味甘平　**石膏**半斤，碎，绵裹 味甘寒

上四味，以水七升，先赵本无"先"字**煮麻黄，减二升，去上沫，内诸药，煮取二升，去滓，温服一升。本云：黄耳杯**[2]。

〔1〕【成无己】发汗后喘，当作桂枝加厚朴杏人汤，汗出则喘愈，今汗出而喘，为邪气拥甚，桂枝汤不能发散，故不可更行桂枝汤。汗出而喘有大热者，内热气甚也；无大热者，表邪必甚也。与麻黄杏子医统本作"人"甘草石膏汤，以散其邪。

【柯韵伯】二条（编者按：二条指本条与162条）"无"字，旧本讹在大热上。前辈因循不改，随文衍义，为后学之迷途。仲景每于汗下后表不解者，用桂枝更汗而不用麻黄。此则内外皆热而不恶寒，必其用麻黄汤后寒解而热反甚，与"发汗，解，半日许复烦，下后而微喘者"不同。发汗而不得汗，或下之而仍不汗、喘不止，其阳气重也。若与桂枝加厚朴杏仁汤，下咽即毙矣。故于麻黄汤去桂枝之辛热，加石膏之甘寒，佐麻黄而发汗，助杏仁以定喘，一加一减，温解之方转为凉散之剂矣。未及论症，便言不可更行桂枝汤。见得汗下后表未解者，更行桂枝汤，是治风寒之常法。

【尤在泾】发汗后，汗出而喘，无大热者，其邪不在肌腠，而入肺中，缘邪气外闭之时，肺中已自蕴热，发汗之后，其邪不从汗而出之表者，必从内而并于肺耳。故以麻黄、杏仁之辛而入肺者，利肺气，散邪气；甘草之甘平，石膏之甘辛而寒者，益肺

气，除热气，而桂枝不可更行矣。盖肺中之邪，非麻黄、杏仁不能发；而寒郁之热，非石膏不能除；甘草不特救肺气之困，抑以缓石膏之悍也。

〔2〕【成无己】《内经》曰：肝苦急，急食甘以缓之。风气通于肝，风邪外甚，故以纯甘之剂发之。

发汗过多，其人叉手自冒心，心下悸，欲得按者，桂枝甘草汤主之[1]。（64）

[桂枝甘草汤] 方

桂枝四两，去皮 味辛热　甘草二两，炙 味甘平

上二味，以水三升，煮取一升，去滓，顿服[2]。

〔1〕【成无己】发汗过多亡阳也。阳受气于胸中，胸中阳气不足，故病叉手自冒心。心下悸欲得按者，与桂枝甘草汤，以调不足之气。

【柯韵伯】汗多则心液虚，心气馁，故悸；叉手自冒则外有所卫，得按则内有所凭，则望之而知其虚矣。桂枝为君，独任甘草为佐，去姜之辛散、枣之泥滞，并不用芍药，不藉其酸收，且不欲其苦泄，甘温相得，气血和而悸自平。与心中烦、心下有水气而悸者迥别。

【尤在泾】心为阳脏，而汗为心之液，发汗过多，心阳则伤。其人叉手自冒心者，里虚欲为外护也。悸，心动也。欲得按者，心中筑筑不宁，欲得按而止之也。是宜补助心阳为主，桂枝、甘草辛甘相合，乃生阳化气之良剂也。

〔2〕【成无己】桂枝之辛，走肺而益气；甘草之甘，入脾而缓中。

【尤在泾】发汗过多，有动肾中之阳者，以阳为汗之根，而肾为阳之宅，枝伤者其本必戕也。有动心中之阳者，以汗为心之液，而心为阳之脏，液亡者，气必从之也。救肾阳者必以咸温，救心阳者必以甘辛。咸性善下，而温能返阳，故四逆为救肾之剂；甘

61

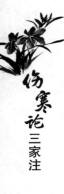

辛相合，而阳气乃生，故桂、甘为益心之法也。

发汗后，其人脐下悸者，欲作奔豚，茯苓桂枝甘草大枣汤主之[1]。（65）

[茯苓桂枝甘草大枣汤] 方

茯苓半斤 味甘平　甘草二两，炙 味甘平　大枣十五枚，擘 味甘平　桂枝四两，去皮

上四味，以甘澜水一斗，先煮茯苓，减二升，内诸药，煮取三升，去滓，温服一升，日三服。作甘澜水法，取水二斗，置大盆内，以杓扬之，水上有珠子五六千颗相逐，取用之[2]。

〔1〕【成无己】汗者，心之液。发汗后，脐下悸者，心气虚而肾气发动也。肾之积，名曰奔豚。发则从少腹上至心下，为肾气逆欲上凌心。今脐下悸为肾气发动，故云欲作奔豚。与茯苓桂枝甘草大枣汤，以降肾气。

【柯韵伯】心下悸欲按者，心气虚；脐下悸者，肾水乘火而上克。豚为水畜，奔则昂首疾驰，酷肖水势上干之象。然水势尚在下焦，欲作奔豚，尚未发也，当先其时而治之。茯苓以伐肾邪，桂枝以保心气，甘草、大枣培土以制水。甘澜水状似奔豚，而性则柔弱，故名劳水，用以先煮茯苓，取其下伐肾邪，一惟趋下也。本方取味皆下，以畏其泛耳。

【尤在泾】发汗后，脐下悸者，心气不足而肾气乘之也。奔豚，肾之积，发则从少腹上冲心胸，如豕之突，故名奔豚。又肾为水脏，豚为水畜，肾气上冲，故名奔豚。茯苓能泄水气，故以为君；桂枝能伐肾邪，故以为臣；然欲治其水，必防其土，故取甘草、大枣补益土气为使；甘澜水者，扬之令轻，使水气去不益肾邪也。

〔2〕【成无己】茯苓以伐肾邪；桂枝能泄奔豚；甘草、大枣之甘，滋助脾土，以平肾气；煎用甘澜水者，扬之无力，取不助肾气也。

发汗后，腹胀满者，厚朴生姜甘草半夏人参汤主之[1]。(66)

[厚朴生姜甘草半夏人参汤] 方

厚朴半斤，去皮，炙 味苦温　生姜半斤，切 味辛温　半夏半斤 赵本、医统本并作"升"，洗 味辛平　人参一两 味医统本有"甘"字温　甘草二两，炙 味甘平

上五味，以水一斗，煮取三升，去滓，温服一升，日三服[2]。

[1]【成无己】吐后腹胀与下后腹满皆为实，言邪气乘虚入里为实。发汗后外已解也。腹胀满知非里实，由脾胃津液不足，气涩不通，壅而为满，与此汤和脾胃而降气。

【柯韵伯】此条不是妄汗，以其人本虚故也。上条（编者按：上条指第89条）汗后见不足症，此条汗后反见有余症。邪气盛则实，故用厚朴、姜、夏散邪以除腹满；正气虚，故用人参、甘草补中而益元气。

【尤在泾】发汗后，表邪虽解而腹胀满者，汗多伤阳，气窒不行也。是不可以徒补，补之则气愈窒；亦不可以迳攻，攻之则阳益伤。故以人参、甘草、生姜助阳气，厚朴、半夏行滞气，乃补泄兼行之法也。

[2]【成无己】《内经》曰：脾欲缓，急食甘以缓之，用苦泄之。厚朴之苦以泄腹满，人参、甘草之甘以益脾胃，半夏、生姜之辛以散滞气。

伤寒若吐若下后，心下逆满，气上冲胸，起则头眩，脉沉紧，发汗则动经，身为振振摇者，茯苓桂枝白术甘草汤主之[1]。(67)

[茯苓桂枝白术甘草汤] 方

茯苓四两 味甘平　桂枝三两，去皮 味辛热　白术二两 味苦甘温
甘草二两，炙 味甘平

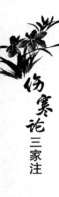

上四味，以水六升，煮取三升，去滓，分温三服[2]。

〔1〕【成无己】吐下后，里虚气上逆者，心下逆满，气上冲胸；表虚阳不足，起则头眩；脉浮紧，为邪在表，当发汗；脉沉紧，为邪在里，则不可发汗。发汗则外动经络，损伤阳气，阳气外虚，则不能主持诸脉，身为振振摇也，与此汤以和经益阳。

【柯韵伯】伤寒初起，正宜发表，吐下非法也。然吐下后不转属太阴，而心下逆满，气上冲胸，阳气内扰也；起则头眩，表阳虚也。若脉浮者，可与桂枝汤如前法。今脉沉紧，是为在里，反发汗以攻表，经络更虚，故一身振摇也。夫诸紧为寒，而指下须当深辨。浮沉俱紧者，伤寒初起之本脉也；浮紧而沉不紧者，中风脉也。若下后结胸热实而脉沉紧，便不得谓之里寒。此吐下后而气上冲者，更非里寒之脉矣，盖紧者弦之别名，弦如弓弦，言紧之体，紧如转索，谓弦之用，故"弦""紧"二字可以并称，亦可互见。浮而紧者名弦，是风邪外伤。此沉紧之弦，是木邪内发。观厥阴为病，气上撞心，正可为此症发明也。吐下后胃中空虚，木邪为患，故君茯苓以清胸中之肺气，而治节出；用桂枝散心下之逆满，而君主安。白术培既伤之胃土，而元气复；佐甘草以调和气血，而营卫以行，头自不眩，身自不摇矣。若遇粗工，鲜不认为真武病。

【尤在泾】此伤寒邪解而饮发之证。饮停于中则满，逆于上则气冲而头眩，入于经则身振振而动摇。《金匮》云：膈间支饮，其人喘满，心下痞坚，其脉沉紧。又云：心下有痰饮，胸胁支满，目眩。又云：其人振振身𥆤剧，必有伏饮是也。发汗则动经者，无邪可发，而反动其经气。故与茯苓、白术以蠲饮气，桂枝、甘草以生阳气。所谓"病痰饮者，当以温药和之"也。

〔2〕【成无己】阳不足者，补之以甘，茯苓、白术生津液而益阳也。里气逆者，散之以辛，桂枝、甘草行阳散气。

发汗，病不解，反恶寒者，虚故也，芍药甘草附子汤主之[1]。（68）

［芍药甘草附子汤］方

芍药三两 味酸微寒　甘草三两，炙 味甘平　附子一枚，炮，去皮，破八片 味辛热

已上赵本作“上”三味，以水五升，煮取一升五合，去滓，分温赵本有“三”字服，疑非仲景意赵本作“方”[2]。

〔1〕【成无己】发汗病解，则不恶寒；发汗病不解，表实者，亦不恶寒。今发汗病且不解，又反恶寒者，荣卫俱虚也。汗出则荣虚，恶寒则卫虚，与芍药甘草附子汤，以补荣卫。

【柯韵伯】发汗后反恶寒，里虚也，表虽不解，急当救里，若反与桂枝攻表，此误也。故于桂枝汤去桂、姜、枣，加附子以温经散寒，助芍药、甘草和中耳。脚挛急与芍药甘草汤，本治阴虚，此阴阳俱虚，故加附子，皆仲景治里不治表之义。

【尤在泾】发汗不解，反加恶寒者，邪气不从汗而出，正气反因汗而虚也。是不可更逐邪气，当先复其正气，是方芍药之酸可以益血，附子之辛可以复气，甘草甘平不特安中补虚，且与酸合而化阴，与辛合而生阳也。

〔2〕【成无己】芍药之酸，收敛津液而益荣；附子之辛温，固阳气而补卫；甘草之甘，调和辛酸而安正气。

发汗若下之，病仍不解，烦躁者，茯苓四逆汤主之[1]。(69)

［茯苓四逆汤］方

茯苓六赵本作“四”两 味甘平　人参一两 味甘温　甘草二两，炙 味甘平　干姜一两半 味辛热　附子一枚，生用，去皮，破八片 味辛热

上五味，以水五升，煮取三升，去滓，温服七合，日三赵本作“二”服[2]。

〔1〕【成无己】发汗若下，病宜解也，若病仍不解，则发汗外

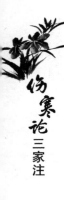

虚阳气，下之内虚阴气，阴阳俱虚，邪独不解，故生烦躁。与茯苓四逆汤，以复阴阳之气。

【柯韵伯】未经汗下而烦躁，为阳盛；汗下后而烦躁，是阳虚。汗多既亡阳，下多又亡阴，故热仍不解。姜、附以回阳，参、苓以滋阴，则烦躁止而外热自除，此又阴阳双补法。

【尤在泾】发汗若下，不能尽其邪，而反伤其正，于是正气欲复而不得复，邪气虽微而不即去，正邪交争，乃生烦躁。是不可更以麻、桂之属逐其邪，及以栀、豉之类止其烦矣。是方干姜、生附之辛所以散邪，茯苓、人参、甘草之甘所以养正，乃强主弱客之法也。

〔2〕【成无己】四逆汤以补阳，加茯苓、人参以益阴。

【尤在泾】汗下后烦躁一证，悉是正虚邪扰之故，而有邪多虚少，或虚多邪少之分。邪多者，宜逐邪以安正；虚多者，宜助正以逐邪。仲景既着栀豉汤之例，复列茯苓四逆之法，其于汗下后烦躁一证，虚实互举，补泻不遗如此，学者所当究心也。

发汗后，恶寒者，虚故也；不恶寒，但热者，实也。当和胃气，与调胃承气汤赵本有"调胃承气汤方"。又赵本注："《玉函》云：与小承气汤"。（70）

【成无己】汗出而恶寒者，表虚也；汗出而不恶寒，但热者，里实也。《经》曰：汗出不恶寒者，此表解里未和。与调胃承气汤和胃气。

【柯韵伯】虚、实俱指胃言。汗后正气夺则胃虚，故用附子、芍药；邪气盛则胃实，故用大黄、芒硝。此自用甘草，是和胃之意。此见调胃承气，是和剂而非下剂也。

【尤在泾】汗出而恶寒者，阳不足而为虚也，芍药甘草附子汤治之是已；汗出而不恶寒，但热者，邪入里而成实也，然不可以峻攻，但与调胃承气汤，和其胃气而已。

太阳病，发汗后，大汗出，胃中干，烦燥赵本作"躁"不得眠，欲得饮水者，少少与饮之，令胃气和则愈。若脉浮，小便不利，微热消渴者，与赵本无"与"字五苓散主之赵本注："即猪苓散是"[1]。(71)

[五苓散] 方

猪苓十八铢，去皮 味甘平　泽泻一两六铢半赵本无"半"字 味酸咸　茯苓十八铢 味甘平　桂赵本有"枝"字半两，去皮 味辛热　白术十八铢 味甘平

上五味，为末赵本作"捣为散" 以白饮和，服方寸匕，日三服，多饮暖水，汗出愈赵本有"如法将息"四字[2]。

〔1〕【成无己】发汗已解，胃中干，烦躁不得眠，欲饮水者，少少与之，胃气得润则愈。若脉浮者，表未解也。饮水多，而小便少者，谓之消渴，里热甚实也；微热消渴者，热未成实，上焦燥也，与五苓散，生津液和表里。

【柯韵伯】妄发其汗，津液大泄，故胃中干。汗为心液，汗多则离中水亏，无以济火，故烦。肾中水衰，不能制火，故躁。精气不能游溢以上输于脾，脾不能为胃行其津液，胃不和，故不得眠。内水不足，须外水以相济，故欲饮水。此便是转属阳明症。水能制火而润土，水土合和，则胃家不实，故病愈。但勿令恣饮，使水气为患而致悸喘等症也。所以然者，其人内热尚少，饮不能多，勿多与耳。如饮水数升而不解者，又当与人参白虎汤矣。若发汗后，脉仍浮，而微热犹在，表未尽除也。虽不烦而渴特甚，饮多即消。小便反不利，水气未散也。伤寒者，伤于冬时寒水之气。太阳卫外之阳微，不足以御邪，故寒水得以内侵，所以心下有水气。胸中之阳又不足以散水气，故烦渴而小便不利耳。小便由于气化，肺气不化，金不生水，不能下输膀胱；心气不化，离中水虚，不能下交于坎。必上焦得通，津液得下。桂枝色赤入丙，四苓色白归辛，丙辛合为水运，用之为散，散于胸中。必先上焦如雾，然后下焦如渎，何有烦渴、癃闭之患哉？要知五苓，重在脉浮微热，不重在小

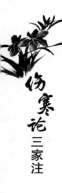

便不利。

【尤在泾】伤寒之邪，有离太阳之经而入阳明之腑者，有离太阳之标而入太阳之本者。发汗后，汗出胃干，烦躁饮水者，病去表而之里，为阳明腑热证也；脉浮，小便不利，微热消渴者，病去标而之本，为膀胱腑热证也。在阳明者，热能消水，与水即所以和胃；在膀胱者，水与热结，利水即所以去热；多服暖水汗出者，以其脉浮而身有微热，故以此兼彻其表。昔人谓五苓散为表里两解之剂，非以此耶。

〔2〕【成无己】淡者一也。口入一而为甘，甘甚而反淡，甘缓而淡渗。猪苓、白术、茯苓三味之甘，润虚燥而利津液；咸味下泄为阴，泽泻之咸以泄伏水；辛甘发散为阳，桂枝之辛甘以和肌表。

【柯韵伯】猪苓色黑入肾，泽泻味咸入肾，具水之体。茯苓味甘入脾，色白入肺，清水之源。桂枝色赤入心，通经发汗，为水之用。合而为散，散于胸中则水精四布，上滋心肺，外溢皮毛，通调水道，一汗而解矣。本方治汗后表里俱热，燥渴、烦躁、不眠等症，全用白虎。所异者，在表热未解，及水逆与饮水多之变症耳。若谓此方是利水而设，不识仲景之旨矣。若谓用此以生津液，则非渗泄之味所长也。

【尤在泾】古法从经腑言，则太阳为经，而膀胱为腑；从标本言，则太阳为标，膀胱为本。病去太阳而之膀胱，所以谓之太阳传本也。然膀胱本病，有水结、血结之不同，水结宜五苓散导水泄热，血结宜桃核承气及抵当汤丸导血除热。具如下文。

发汗已，脉浮数，烦渴者，五苓散主之。（72）

【成无己】发汗已，脉浮数者，表邪未尽也；烦渴亡津液，胃燥也，与五苓散和表润燥。

【柯韵伯】上条（编者按：上条指第74条）有表里之症，此条有表里之脉，互相发明五苓双解之义。虽经发汗而表未尽除，水气内结，故用五苓。若无表症，当用白虎加人参汤矣。伤寒发汗解、复烦而脉浮数者，热在表未传里也，故用桂枝。此更加渴，则热已在里，而表邪未罢，故用五苓。脉浮而数者，可发汗。病在表之表，宜麻黄汤；病在表之里，宜桂枝汤；病在里之表，宜五苓散。若病里之里，当用猪苓汤但利其水，不可用五苓散兼发其汗矣。要知五苓是太阳半表半里之剂，归重又在半表。

【尤在泾】发汗已，脉浮数烦渴者，太阳经病传腑，寒邪变热之候，故与五苓散导水泄热。王宇泰云：太阳，经也；膀胱，腑也。膀胱者，溺之室也，故东垣以渴为膀胱经本病。然则治渴者，当泻膀胱之热。泻膀胱之热者，利小便而已矣。

伤寒汗出而渴者，五苓散主之。不渴者，茯苓甘草汤主之[1]。（73）

[茯苓甘草汤] 方

茯苓二两 味甘平 **桂枝**二两，去皮 味辛热 **生姜**三两，切 味辛温 **甘草**一两，炙 味甘平

上四味，以水四升，煮取二升，去滓，分温三服[2]。

[1]【成无己】伤寒汗出而渴者，亡津液胃燥，邪气渐传里也，五苓散以和表里。若汗出不渴者，邪气不传里，但在表而表虚也，与茯苓甘草汤和表合卫。

【柯韵伯】汗出下当有"心下悸"三字，看后条（编者按：后条指第156条）可知。不然汗出而渴，是白虎汤症；汗后不渴而无他症，是病已差，可勿药矣。二方皆因心下有水气而设。渴者是津液已亡，故少用桂枝，多服暖水，微发其汗；不渴者津液未亡，故仍用桂加减，更发其汗。上条（编者按：上条指第127条）言症而不及治。此条言方而症不详，当互文以会意也。

【尤在泾】然腑病又有渴与不渴之异，由腑阳有盛与不足之故也。渴者，热盛思水，水与热得，故宜五苓散导水泄热；不渴者，热虽入里，不与水结，则与茯苓甘草汤行阳化气。此膀胱热盛热微之辨也。

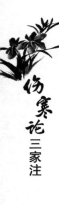

〔2〕【成无己】茯苓、甘草之甘益津液而和卫，桂枝，生姜之辛助阳气而解表。

【柯韵伯】此方从桂枝加减。水停而悸，故去大枣；不烦而厥，故去芍药；水宜渗泄，故加茯苓。既云治水，仍任姜、桂以发汗，不用猪、泽以示小便者，防水渍入胃故耳。与五苓治烦渴者不同法。

中风发热，六七日不解而烦，有表里证，渴欲饮水，水入则吐者，名曰水逆。五苓散主之。(74)

【成无己】中风发热，至六七日，则当解；若不解烦者，邪在表也。渴欲饮水，邪传里也。里热甚则能消熊校注：里热甚则能水。汪本"能"下增"消"字。按"能"读如"耐"，古书多有之，迭见《内经》水，水入则不吐；里热少则不能消水，停积不散，饮而吐水也。以其因水而吐，故名水逆。与五苓散和表里、散停饮。

【柯韵伯】表热不解，内复烦渴者，因于发汗过多。反不受水者，是其人心下有水气。因离中之真水不足，则膻中之火用不宣。邪水凝结于内，水饮拒绝于外，既不能外输于玄府，又不能上输于口舌，亦不能下输于膀胱，此水逆所由名也。势必藉四苓辈味之淡者，以渗泄其水。然水气或降，而烦渴未必除，表热未必散。故必藉桂枝之辛温，入心而化液；更仗暖水之多服，推陈而致新。斯水精四布而烦渴解，输精皮毛而汗自出，一汗而表里顿除，又大变乎麻黄、桂枝、葛根、青龙等法也。暖水可多服，则逆者是冷水，热淫于内，故不受寒。反与桂枝、暖水，是热因热用法。五苓因水气不舒而设，是小发汗，不是生津液；是逐水气，不是利水道。

【尤在泾】太阳风邪，至六七日之久而不解，则风变热而传里，故烦而渴。有表里证，即身热烦渴之谓；渴欲饮水，水气不行，而反上逆则吐。名水逆者，言因水气而逆，非火逆、气逆之谓。故当以五苓散辛甘淡药，导水而泄热也。

未持脉时，病人手叉自冒心，师因教试令咳，而不咳者，此必两耳聋无闻也。所以然者，以重发汗，虚故如此[1]。发汗后，饮水多，必喘，以水灌之，亦喘[2]。（75）

〔1〕**【成无己】** 发汗多亡阳，胸中阳气不足者，病人手叉自冒心。师见外证知阳气不足也；又试令咳而不即咳者，耳聋也，知阳气虚明矣。耳聋者，阳气虚，精气不得上通于耳故也。

【柯韵伯】 汗出多则心液虚，故叉手外卫，此望而知之。心寄窍于耳，心虚故耳聋，此问而知之。

【尤在泾】 病人叉手自冒心者，心阳内虚，欲得外护，如上条（编者按：上条指第64条）所云也。耳聋者，阳气上虚，阴反得而实之也。师因叉手冒心，而更试耳之聪否，以求阳之虚实。若耳聋无闻，其为过汗致虚，当与温养无疑。临病之工，宜如是详审耳。许叔微曰：伤寒耳聋，发汗过多者，正气虚也；邪不出者，邪气闭也。虚之与闭，治法悬殊，学者更宜详审。

〔2〕**【成无己】** 喘，肺疾。饮水多喘者，饮冷伤肺也；以冷水灌洗而喘者，形寒伤肺也。

【柯韵伯】 未发汗，因风寒而喘者，是麻黄症。下后微喘者，桂枝加厚朴杏仁症。喘而汗出者，葛根黄连黄芩症。此汗后津液不足，饮水多而喘者，是五苓症。以水灌之亦喘者，形寒饮冷，皆能伤肺，气迫上行，是以喘也。汉时治病，有火攻、水攻之法，故仲景言及之。

【尤在泾】 发汗之后，肺气必虚。设饮水过多，水气从胃上射肺中，必喘；或以水灌洗致汗，水寒之气从皮毛而内侵其所合，亦喘。成氏谓喘为肺疾是也。

发汗后，水药不得入口为逆，若更发汗，必吐下不止[1]。发汗吐下后，虚烦不得眠；若剧者，必反复颠倒，心中懊憹，栀子豉汤主之[2]。若少气者，栀子甘草豉汤主之赵本有"栀子甘草豉汤方"。若呕者，栀子生姜豉汤主之赵本有"栀子生姜豉汤方"[3]。（76）

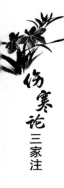

［栀子豉汤］方

栀子十四枚赵本作"个"，擘 味苦寒　香豉四合，绵裹 味苦寒

上二味，以水四升，先煮栀子，得二升半，内豉，煮取一升半，去滓，分为二服，温进一服。得吐者，止后服[4]。

〔1〕【成无己】发汗后，水药不得入口，为之吐逆。发汗亡阳，胃中虚冷也。若更发汗，则愈损阳气，胃气大虚，故吐下不止。

【柯韵伯】阳重之人，大发其汗，有升无降，故水药拒膈而不得入也。若认为中风之干呕，伤寒之呕逆，而更汗之，则吐不止，胃气大伤矣。此热在胃口，须用栀子汤、瓜蒂散，因其势而吐之，亦通因通用法也。五苓散亦下剂，不可认为水逆而妄用之。

【尤在泾】发汗后吐逆，至水药不得入口者，必其人素有积饮，乘汗药升浮之性而上行也。是当消饮下气，虽有表邪，不可更发其汗，设更发之，重伤阳气。其饮之在中者，不特上逆而仍吐呕，亦且下注而成泄利矣。

〔2〕【成无己】发汗吐下后，邪热乘虚客于胸中。谓之虚烦者，热也，胸中烦热郁闷而不得发散者是也。热医统本作"无"气伏于里者，则喜睡，今热气浮于上，烦犹阳气，故不得眠。心恶热，热甚则必神昏，是以剧者反复颠倒而不安，心中懊憹而愦闷。懊憹者，俗谓鹘突是也。《内经》曰：其高者因而越之。与栀子豉汤以吐胸中之邪。

〔3〕【成无己】少气者，热伤气也，加甘草以益气；呕者，热烦而气逆也，加生姜以散气。少气，则气为热搏散而不收者，甘以补之可也；呕，则气为热搏逆而不散者，辛以散之可也。

【柯韵伯】虚烦是阳明之坏病，便从栀子汤随证治之，犹太阳坏病，多用桂枝汤加减也。以吐易温针，以懊憹概愦愦、怵惕，可互文见意。栀豉汤本为治烦躁设，又可以治虚烦，以此知阳明之虚与太阳之虚不同，阳明之烦与太阳之烦有别矣。首句虽兼汗吐下，而大意单指下后言，以阳明病多误在早下故也。"反复颠倒"四字，切肖不得眠之状，为"虚烦"二字传神。此火性摇动，心无

72

依着故也。心居胃上，即阳明之表。凡心病皆阳明表邪，故制栀豉汤因而越之。盖太阳之表，当汗而不当吐；阳明之表，当吐而不当汗；太阳之里，当利小便而不当下；阳明之里，当下而不当利小便。今人但知汗为解表，不知吐亦为解表，故于仲景大法中，但知汗下而遗其吐法耳。若少气若呕，又从虚烦中分出。烦必伤气，加甘草以益气；虚热相搏，必欲呕，加生姜以散邪。

【尤在泾】发汗吐下后，正气既虚，邪气亦衰，乃虚烦不得眠，甚则反复颠倒，心中懊恼者，未尽之邪，方入里而未集，已虚之气，欲胜邪而不能，则烦乱不宁，甚则心中懊恼郁闷，而不能自已也。栀子体轻，味苦微寒，豉经蒸罯，可升可降，二味相合，能彻散胸中邪气，为除烦止躁之良剂。少气者，呼吸少气，不足以息也，甘草之甘可以益气；呕者，气逆而不降也，生姜之辛可以散逆。得吐则邪气散而当愈，不可更吐以伤其气，故止后服。

〔4〕【成无己】酸苦涌泄为阴，苦以涌吐，寒以胜热，栀子豉汤相合，吐剂宜矣。

【柯韵伯】此阳明半表半里涌泄剂也。少阳之半表是寒，半里是热。而阳明之热，自内达外，有热无寒。其外证身热汗出，不恶寒反恶热，身重，或目疼、鼻干、不得卧；其内证咽燥口苦，舌胎，烦躁，渴欲饮水，心中懊恼，腹满而喘。此热半在表半在里也。脉虽浮紧，不得为太阳病，非汗剂所宜。又病在胸腹，而未入胃腑，则不当下。法当涌吐以发散其邪。栀子苦能泄热，寒能胜热，其形象心；又赤色通心，故除心烦愦愦，懊恼结痛等症。豆形象肾，制而为豉，轻浮上行，能使心腹之邪上出于口，一吐而心腹得舒，表里之烦热悉除矣。所以然者，二阳之病发心脾，已上诸证是心脾热，而不是胃家热，即本论所云"有热属脏者，攻之，不令发汗"之谓也。若夫热伤气者，少气加甘草以益气。虚热相搏者多呕，加生姜以散邪。栀豉汤以栀配豉，瓜蒂散以赤豆配豉，皆心肾交合之义。

发汗、若下之而烦热，胸中窒者，栀子豉汤主之。(77)

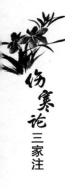

【成无己】阳受气于胸中，发汗若下，使阳气不足，邪热客于胸中，结而不散，故烦热而胸中窒塞，与栀子豉汤以吐胸中之邪。

【柯韵伯】窒者，痞塞之谓。烦为虚烦，则热亦虚热，窒亦虚窒矣。此热伤君主，心气不足而然。栀豉治之，是"益心之阳，寒亦通行"之谓欤？误下后，痞不在心下而在胸中，故仍用栀豉，与太阳下后外不解者仍用桂枝同法。盖病不变，则方不可易耳。

【尤在泾】烦热者，心烦而身热也。胸中窒者，邪入胸间而气窒不行也。盖亦汗下后，正虚邪入，而犹未集之证，故亦宜栀子豉汤散邪彻热为主也。

伤寒五六日，大下之后，身热不去，心中结痛者，未欲解也，栀子豉汤主之。（78）

【成无己】伤寒五六日，邪气在里之时，若大下后，身热去，心胸空者，为欲解。若大下后，身热去而心结痛者，结胸也；身热不去，心中结痛者，虚烦也。结胸为热结医统本作"客"胸中，为实，是热气已收敛于内，则外身热去；虚烦为热客胸中，未结为实，散漫为烦，是以身热不去。六七日为欲解之时，以热为虚烦，故云未欲解也。与栀子豉汤以吐除之。

【柯韵伯】病发于阳而反下之，外热未除，心中结痛，虽轻于结胸，而甚于懊恼矣。结胸是水结胸胁，用陷胸汤，水郁则折之也。此乃热结心中，用栀豉汤，火郁则发之也。

【尤在泾】心中结痛者，邪结心间而为痛也。然虽结痛而身热不去，则其邪亦未尽入，与结胸之心下痛而身不热者不同。此栀子豉汤之散邪彻热，所以轻于小陷胸之荡实除热也。

伤寒下后，心烦、腹满、卧起不安者，栀子厚朴汤主之[1]。（79）

[**栀子厚朴汤**] **方**

栀子十四枚赵本作"个"，擘 味苦寒 **厚朴**四两，姜炙赵本作炙，

74

去皮 苦温　**枳实**四枚，水浸，去穰，炒赵本作"炙令黄"味苦寒

　　已上三味，以水三升半，煮取一升半，去滓，分二服。温进一服，得吐者，止后服[2]。

　　〔1〕【成无己】下后，但腹满而不心烦，即邪气入里为里实；但心烦而不腹满，即邪气在胸中为虚烦。既烦且满，则邪气壅于胸腹之间也。满则不能坐，烦则不能卧，故医统本有"令"字卧起不安。与栀子厚朴汤吐烦泄满。

　　　　【柯韵伯】心烦则难卧，腹满则难起。起卧不安，是心移热于胃，与反复颠倒之虚烦不同。栀子以治烦，枳、朴以泄满，此两解心腹之妙剂也。热已入胃则不当吐，便未燥硬则不可下，此为小承气之先着。

　　　　【尤在泾】下后心烦，证与上同，而加腹满，则邪入较深矣，成氏所谓邪气壅于心腹之间者是也。故去香豉之升散，而加枳、朴之降泄。若但满而不烦，则邪入更深，又当去栀子之轻清，而加大黄之沉下矣。此栀子厚朴汤所以重于栀豉而轻于承气也。

　　〔2〕【成无己】酸苦涌泄。栀子之苦，以涌虚烦；厚朴、枳实之苦，以泄腹满。

　　伤寒，医以丸药大下之，身热不去，微烦者，栀子干姜汤主之[1]。（80）

　　[栀子干姜汤] 方

　　栀子十四枚赵本作"个"，擘 味苦寒　　**干姜**二两 味辛热

　　上二味，以水三升半，煮取一升半，去滓，分二服。温进一服，得吐者，止后服[2]。

　　〔1〕【成无己】丸药不能除热，但损正气。邪气乘虚留于胸中而未入深者，则身热不去而微烦。与栀子干姜汤，吐烦益正气。

　　　　【柯韵伯】攻里不远寒，用丸药大下之，寒气留中可知。心微烦而不懊侬，则非吐剂所宜也。用栀子以解烦，倍干姜以逐内

75

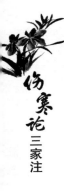

寒而散表热。寒因热用，热因寒用，二味成方，而三法备矣。

【尤在泾】大下后身热不去，证与前同，乃中无结痛，而烦又微而不甚，知正气虚，不能与邪争，虽争而亦不能胜之也。故以栀子彻胸中陷入之邪，干姜复下药损伤之气。

〔2〕【成无己】苦以涌之，栀子之苦以吐烦。辛以润之，干姜之辛以益气。

【柯韵伯】夫栀子之性，能屈曲下行，不是上涌之剂。惟豉之腐气上熏心肺，能令人吐耳。观瓜蒂散必用豉汁和剂服，是吐在豉而不在栀也。此栀子干姜汤去豉用姜，是取其横散；栀子厚朴汤以枳、朴易豉，是取其下泄，皆不欲上越之义。旧本两方后概云：得吐止后服，岂不谬哉？观栀子柏皮汤与茵陈汤中俱有栀子，俱不言吐，又病人旧微溏者不可与，则栀子之性自明。

凡用栀子汤，病人旧微溏者，不可与服之。(81)

【成无己】病人旧微溏者，里虚而寒在下也，虽烦则非蕴热，故不可与栀子汤。《内经》曰：先泄而后生他病者，治其本，必且调之，后乃治其他病。

【柯韵伯】向来胃气不实，即栀子亦禁用。用承气者，可不慎之欤？

【尤在泾】病人旧微溏者，未病之先，大便本自微溏，为里虚而寒在下也。栀子汤本涌泄胸中客热之剂，旧微溏者，中气不固，与之，恐药气乘虚下泄，而不能上达，则膈热反因之而深入也，故曰不可与服之。

太阳病发汗，汗出不解，其人仍发热，心下悸，头眩，身𝄞动，振振欲擗赵本注："一作僻"**地者，真武汤主之**赵本有"真武汤方"。(82)

【成无己】发汗不解仍发热，邪气未解也；心下悸、头眩、身眴动、振振欲擗地者，汗出亡阳也。里虚为悸，上虚为眩，经虚为身眴振振摇，与真武汤主之，温经复阳。

【柯韵伯】肾液入心而为汗，汗出不能遍身，故不解。所以然者，太阳阳微，不能卫外而为固，少阴阴虚，不能藏精而起亟也。仍发热而心下悸，坎阳外亡而肾水凌心耳。头眩身眴，因心下悸所致。振振欲擗地，形容身眴动之状。凡水从火发，肾火上炎，水邪因得上侵。若肾火归原，水气自然下降，外热因之亦解。此条用真武者，全在降火利水，重在发热而心下悸，并不在头眩身眴动也。如伤寒厥而心下悸，宜先治水，亦重在悸，不重在厥。但彼本于太阳寒水内侵，故用桂枝；此则少阴邪水泛溢，故用附子。仲景此方，为少阴治水而设。附会三纲之说者，本为误服青龙而设。不知服大青龙而厥逆筋惕肉眴，是胃阳外亡。轻则甘草干姜汤，重则建中、理中辈，无暇治肾。即欲治肾，尚有附子汤之大温补，而乃用真武耶？要知小便自利，心下不悸，便非真武汤证。

【尤在泾】发汗过多，不能解太阳之邪，而反动少阴之气，于是身仍发热，而悸、眩、眴动等证作矣。少阴之气，水气也，心属火而水乘之，故悸；头为阳而阴加之，故眩；经脉网维一身，以行血气，故水入之，则振振眴动也。擗，犹据也。眩动之极，心体不安，思欲据地以自固也。此与阳虚外亡有别。阳虚者，但须四逆以复阳。此兼水饮，故必真武以镇水，方用白术、茯苓之甘淡以培土而行水，附子、生姜之辛以复阳而散邪，芍药之酸则入阴敛液，使泛滥之水，尽归大壑而已耳。

咽喉干燥者，不可发汗。(83)

【成无己】津液不足也。

【尤在泾】病寒之人，非汗不解。而亦有不可发汗者，不可不审。咽喉者，诸阴之所集，而干燥则阴不足矣。汗者，出于阳而生于阴也。故咽喉干燥者，虽有邪气，不可以温药发汗。若强发之，干燥益甚，为咳，为咽痛，为吐脓血，无所不至矣。云不可发汗

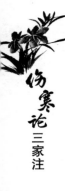

者，谓本当汗而不可发之，非本不当汗之证也。此所谓之变也。下文仿此。

淋家，不可发汗，发汗必便血。（84）

【成无己】膀胱里热则淋，反以汤药发汗，亡耗津液，增益_{医统}作"损"客热，膀胱虚燥，必小便血。

【尤在泾】巢氏云：淋者，肾虚而膀胱热也。更发其汗，损伤脏阴，增益腑热，则必便血，如强发少阴汗而动其血之例也。

疮家，虽身疼痛，不可发汗，发汗则痉赵本作"汗出则痉"。（85）

【成无己】表虚聚热，则生疮，疮家身疼如伤寒，不可发汗，发汗则表气愈虚，热势愈甚，生风，故变痉也。

【柯韵伯】疮家病与外感不同，故治法与风寒亦异。若以风寒之法治之，其变亦不可不知也。疮虽痛偏一处，而血气壅遏，亦有遍身疼者。然与风寒有别，汗之则津液越出，筋脉血虚，挛急而为痉矣。诸脉症之当审，正此故耳。

【尤在泾】身疼痛，表有邪也。疮家脓血流溢，损伤阴气，虽有表邪，不可发汗。汗之血虚生风，必发痉也。

衄家，不可发汗，汗出必额上陷，脉急紧，直视不能眴，不得眠。（86）

【成无己】衄者，上焦亡血也。若发汗，则上焦津液枯竭，经络干涩，故额上陷，脉急紧。诸脉者，皆属于目。筋脉紧急则牵引其目，故直视不能眴。眴，瞬，合目也。《针经》曰：阴气虚则目不瞑，亡血为阴虚，是以不得眠也。

【柯韵伯】太阳之脉，起自目内眦，上额。已脱血而复汗之，津液枯竭，故脉紧急，而目直视也，亦心肾俱绝矣。目不转，故不能眴；目不合，故不得眠。

【尤在泾】额上陷脉紧急者，额上两旁之动脉陷伏不起，或紧急不柔也。《灵枢》云：两跗之上，脉陷竖者，足阳明。陷，谓陷伏；竖，即紧急。与此正相发明。目直视不能眴，不得眠，皆亡阴之证也。

亡血家，不可发汗，发汗则寒栗而振。（87）

【成无己】《针经》曰：夺血者无汗，夺汗者无血。亡血发汗，则阴阳俱虚，故寒栗而振摇。

【尤在泾】阴亡者，阳不守。亡血复汗，寒栗而振者，阴气先虚而阳气后竭也。按：疮家、衄家，并属亡血，而此条复出亡血家者，该吐下、跌仆、金刃、产后等证为言也。

汗家重发汗，必恍惚心乱，小便已，阴疼，与禹余粮丸阙。
赵本注："方本阙"。（88）

【成无己】汗者心之液，汗家重发汗，则心虚恍惚心乱；夺汗则无水，故小便已，阴中疼。

【柯韵伯】汗家，平素多汗人也。心液大脱，故恍惚心乱，甚于心下悸矣。心虚于上，则肾衰于下，故阴疼。余粮，土之精气所融结，用以固脱而镇怯，故为丸以治之。

【尤在泾】五液在心为汗，心液亡者，心阳无附，则恍惚心乱；心虚生热，下流所合，则小便已阴疼。禹余粮丸方缺。常器之云：只禹余粮一味，火煅服亦可。按：禹余粮，体重可以去怯，甘寒可以除热，又性涩主下焦前后诸病也。

病人有寒，复发汗，胃中冷，必吐蛔赵本注："一作逆"。（89）

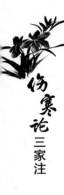

【成无己】病人有寒，则当温散，反发汗，损阳气，胃中冷，必吐蛔也。

【柯韵伯】有寒是未病时原有寒也。内寒则不能化物，饮食停滞而成蛔。以内寒之人，复感外邪，当温中以逐寒。若复发其汗，汗生于谷，谷气外散，胃脘阳虚，无谷气以养其蛔，故蛔动而上从口出也。蛔多不止者死，吐蛔不能食者亦死。

【尤在泾】有寒，里有寒也。里有寒者，虽有表邪，必先温里而后攻表，如后四逆汤之法。乃不与温里而反发汗，损伤阳气，胃中虚冷，必吐蛔也。

本发汗而复下之，此为逆也；若先发汗，治不为逆。本先下之，而反汗之为逆；若先下之，治不为逆。(90)

【成无己】病在表者，汗之为宜，下之为逆；病在里者，下之为宜，汗之为逆。《经》曰：阳盛阴虚，汗之则死，下之则愈，阳虚阴盛，汗之则愈，下之则死。

【尤在泾】此泛言汗下之法各有所宜，当随病而施治，不可或失其度也。如头痛、发热、恶寒者，本当发汗而反下之，是病在表而治其里也，故曰逆。腹满、便闭、恶热者，本当下之，而反汗之，是病在里而治其表也，故亦为逆。若审其当汗而汗之，或当下而下之，则亦何逆之有？《外台》云：表病里和，汗之则愈，下之则死；里病表和，下之则愈，汗之则死。不可不慎也。

伤寒医下之，续得下利，清谷不止，身疼痛者，急当救里；后身疼痛，清便自调者，急当救表。救里宜四逆汤；救表宜桂枝汤。(91)

【成无己】伤寒下之，续得下利清谷不止，身疼痛者，急当救里者，以里气不足，必先救之，急与四逆汤。得清便自调，知里气已和，然后急与桂枝汤以救表，身疼者，表邪也。《内经》曰：病发而不足，标而本之，先治其标，后治其本。此以寒为本也。

【柯韵伯】寒邪在表而妄下之，移寒于脾，下利不止，继见完谷，胃阳已亡矣。身疼未除，是表里皆困，然犹幸此表邪之未除，里邪有可救之机。凡病从外来，当先解外。此里症既急，当舍表而救里，四逆汤自不容缓。里症既差，表症仍在，救表亦不容缓矣。身疼本麻黄症，而下利清谷，其腠理之疏可知，必桂枝汤和营卫，而痛自解。故不曰攻而仍曰救，救表仍合和中也。温中之后，仍可用桂枝汤，其神乎神矣。下利是里寒，身痛是表寒。表宜温散，里宜温补，先救里者，治其本也。

【尤在泾】伤寒下后，邪气变热，乘虚入里者，则为挟热下利；其邪未入里而脏虚生寒者，则为下利清谷。各因其人邪气之寒热，与脏气之阴阳而为病也。身疼痛者，邪在表也，然脏气不充，则无以为发汗散邪之地，故必以温药，舍其表而救其里。服后清便自调，里气已固，而身痛不除，则又以甘辛发散为急。不然，表之邪又将入里而增患矣。而救里用四逆，救表用桂枝，与《厥阴篇》下利腹胀满身疼痛条略同，彼为寒邪中阴，此为寒药伤里，而其温中散邪、先表后里之法，则一也。

病发热，头痛，脉反沉，若不差，身体疼痛，当救其里，宜四逆汤赵本有"四逆汤方"。（92）

【成无己】发热头痛，表病也。脉反沉者，里脉也。《经》曰：表有病者，脉当浮大；今脉反沉迟，故知愈也。见表病而得里脉则当差，若不差，为内虚寒甚也，与四逆汤救其里。

【柯韵伯】此太阳麻黄汤证。病为在表，脉当浮而反沉，此为逆也。若汗之不差，即身体疼痛不罢，当凭其脉之沉而为在里矣。阳证见阴脉，是阳消阴长之兆也。热虽发于表，为虚阳，寒反据于里，是真阴矣。必有里证伏而未见，藉其表阳之尚存，乘其阴之未发，迎而夺之，庶无吐利厥逆之患，里和而表自解矣。邪之所凑，其气必虚。故脉有余而证不足，则从证；证有余而脉不足，则从

81

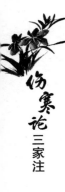

脉。有余可假，而不足为真，此仲景心法。

【尤在泾】发热身疼痛，邪在表也。而脉反沉，则脉与病左矣。不瘥者，谓以汗药发之而不瘥也。以其里气虚寒，无以为发汗散邪之地，故与四逆汤，舍其表而救其里，如下利身疼痛之例也。

太阳病，先下之赵本无"之"字而不愈，因复发汗，以此表里俱虚，其人因致冒，冒家汗出自愈。所以然者，汗出表和故也。得赵本无"得"字里未和，然后复下之。（93）

【成无己】冒者，郁也，下之则里虚而亡血；汗之则表虚而亡阳。表里俱虚，寒气拂医统本作"怫"郁，其人因致冒。《金匮要略》曰：亡血复汗，寒多，故令郁冒，汗出则拂医本作"怫"郁之邪得解，则冒愈。《金匮要略》曰：冒家欲解，必大汗出。汗出表和而里未和者，然后复下之。

【柯韵伯】太阳病，只得个表不和，初无下症，其里不和，多由汗下倒施而得也。表里俱虚，指妄汗下亡津液言。其阳邪仍实，故表里不解。冒者如有物蒙蔽之状，是欲汗之兆也。因妄下后阳气怫郁在表，汗不得遽出耳。待汗出冒自解，然但得个表和。其津液两虚，阳已实于里，故里仍未和。里症既得，然后下之，此虽复下，治不为逆矣。

【尤在泾】下之则伤其里，汗之则伤其表，既下复汗，表里俱虚，而邪仍不解，其人则因而为冒。冒，昏冒也，以邪气蔽其外，阳气被郁，欲出不能，则时自昏冒，如有物蒙蔽之也。若得汗出，则邪散阳出，而冒自愈。《金匮》云：冒家欲解，必大汗出也。然亦正气得复，而后汗自出耳，岂可以药强发之哉！若汗出冒解，而里未和者，然后复下之，以和其里，所谓"里病表和，下之而愈"是也。

太阳病未解，脉阴阳俱停赵本注："一作微"，必先振栗，汗出而解。但阳脉微者，先汗出而解；但阴脉微赵本注："一作尺脉实"

者，下之而解。**若欲下之，宜调胃承气汤主之**赵本无"主之"二字，又赵本注："一云，用大柴胡汤"。（94）

【成无己】脉阴阳俱停无偏胜者，阴阳气和也。《经》曰：寸口、关上、尺中三处，大小浮沉迟数同等，此脉阴阳为和平，虽剧当愈。今医统本有"脉"字阴阳既和，必先振栗汗出而解。但阳脉微者，阳不足而阴有余也，《经》曰：阳虚阴盛，汗之则愈。阴脉微者，阴不足而阳有余也，《经》曰：阳盛阴虚，下之则愈。

【柯韵伯】言未解便有当解意，停者相等之谓。"阳脉微"二句，承上之词，不得作三段看。太阳病，阳浮而阴弱，是阳强也。今阳脉微即是阴阳俱停，病虽未解，已是调和之脉，其解可知矣。脉但浮者，为阳盛，必先烦而有汗；阳脉微者，为阳虚，必先振栗而汗出。振栗是阴津内发之兆，汗出是阳气外发之征也，此阴阳自和而愈，可勿药矣。但阴脉微而阳脉仍浮，阳气重可知。与风寒初中之脉虽同，而热久汗多，津液内竭，不得更行桂枝汤，亦不得执太阳禁下之定法矣。表病亦有因里实而不解者，须下之而表自解。若欲下之，有踌躇顾虑之意。宜者，审定之词，以其胃不调而气不承，故宜之。此条是桂枝汤变局，阳已微，须其自汗；阳尚存，当知调胃。以太阳汗多，恐转属阳明。

【尤在泾】脉阴阳俱停者，阴阳诸脉，两相停匀而无偏胜也。既无偏胜，则必有相持不下之势，故必至于战而汗出，而后邪气乃解。振栗者，阴阳相争之候也。但阳脉微者，阳邪先衰，故当汗出而解；但阴脉微者，阴邪先衰，故可下之而解。所谓攻其坚而不入者，攻其瑕而立破也。然本论云：尺中脉微者，不可下，此又云：但阴脉微者，下之而解。盖彼为正虚而微，此为邪退而微也。脉微则同，而辨之于邪与正之间，亦未易言之矣。调胃承气乃下药之最轻者，以因势利导，故不取大下而取缓行耳。夫伤寒先汗后下者，法之常也，或先汗或先下，随脉转移者，法之变也。设不知此而汗下妄施，宁不为逆耶？

83

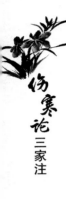

太阳病，发热汗出者，此为荣弱卫强，故使汗出，欲救邪风者，宜桂枝汤。(95)

【成无己】太阳中风，风并于卫，则卫实而荣虚。荣者阴也，卫者阳也。发热汗出，阴弱阳强也。《内经》曰：阴虚者阳必凑之，故少气时热而汗出，与桂枝汤解散风邪，调和荣卫。

【柯韵伯】此释中风汗出之义，见桂枝汤为调和营卫而设。营者阴也，卫者阳也，阴弱不能藏，阳强不能密，故汗出。

【尤在泾】此即前条（编者按：前条指第53条）卫不谐营自和之意而申其说。救邪风者，救卫气之为风邪所扰也。然仲景营弱卫强之说，不过发明所以发热汗出之故，后人不察，遂有风并于卫，卫实而营虚，寒中于营，营实而卫虚之说。不知邪气之来，自皮毛而入肌肉，无论中风、伤寒，未有不及于卫者，其甚者，乃并伤于营耳。郭白云所谓涉卫中营者是也。是以寒之浅者，仅伤于卫；风而甚者，并及于营。卫之实者，风亦难泄；卫而虚者，寒犹不固。无汗必发其汗，麻黄汤所以去表实而发邪气；有汗不可更发汗，桂枝汤所以助表气而逐邪气。学者但当分病证之有汗、无汗，以严麻黄、桂枝之辨，不必执营卫之孰虚孰实，以证伤寒、中风之殊。且无汗为表实，何云卫虚？麻黄之去实，宁独遗卫？能不胶于俗说者，斯为豪杰之士。

伤寒五六日，中风，往来寒热，胸胁苦满，默默赵本作"嘿嘿"不欲饮食，心烦喜呕，或胸中烦而不呕，或渴，或腹中痛，或胁下痞硬，或心下悸，小便不利，或不渴，身有微热，或咳者，与小柴胡汤主之赵本无"与"字[1]。(96)

[小柴胡汤] 方

柴胡半斤 味苦微寒　黄芩三两 味苦寒　人参三两 味甘温　甘草三两赵本有"炙"字 味甘平　半夏半升，洗 味辛温　生姜三两，切 味辛温　大枣十三赵本、医统本并作"二"枚，擘 味甘温

上七味，以水一斗二升，煮取六升，去滓，再煎，取三升，

温服一升，日三服[2]。

后加减法：赵本无此四字

若胸中烦而不呕赵本有"者"字，去半夏、人参，加栝蒌实一枚[3]。若渴者赵本无"者"字，去半夏，加人参，合前成四两半，栝蒌根四两[4]。若腹中痛者，去黄芩，加芍药三两[5]。若胁下痞硬，去大枣，加牡蛎四两[6]。若心下悸，小便不利者，去黄芩，加茯苓四两[7]。若不渴，外有微热者，去人参，加桂赵本有"枝"字三两，温覆取赵本无"取"字微汗愈[8]。若咳者，去人参、大枣、生姜，加五味子半升，干姜二两[9]。

〔1〕【成无己】病有在表者，有在里者，有在表里之间者。此邪气在表里之间，谓之半表半里证。五六日，邪气自表传里之时。中风者，或伤寒至五六日也。《玉函》曰：中风五六日，伤寒，往来寒热，即是。或中风，或伤寒，非是伤寒再中风，中风复伤寒也。《经》曰：伤寒中风，有柴胡证，但见一证便是，不必悉具者正是。谓或中风、或伤寒也。邪在表则寒，邪在里则热。今邪在半表半里之间，未有定处，是以寒热往来也。邪在表，则心腹不满；邪在里，则心腹胀满。今止言胸胁苦满，知邪气在表里之间，未至于心腹满，言胸胁苦满，知邪气在表里也。默默，静也。邪在表则呻吟不安，邪在里则烦闷乱。《内经》曰：阳入之阴则静。默默者，邪方自表之里，在表里之间也。邪在表则能食，邪在里则不能食，不欲食者，邪在表里之间，未至于必不能食也。邪在表则不烦不呕，邪在里则烦满而呕医统本有"心"字烦喜呕者，邪在表方传里也。邪初入里，未有定处，则所传不一，故有或为之证。有柴胡证，但见一证便是，即是此或为之证。

【柯韵伯】此非言伤寒五六日而更中风也。言往来寒热有三义：少阳自受寒邪，阳气衰少，既不能退寒，又不能发热，至五六日郁热内发，始得与寒气相争，而往来寒热，一也；若太阳受寒，过五六日，阳气始衰，余邪未尽，转属少阳，此往来寒热，二也；风为阳邪，少阳为风脏，一中于风便往来寒热，不必五六日而

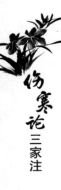

始见，三也。少阳脉循胸胁，邪入其经故苦满，胆气不舒故默默，木邪犯土故不欲饮食，相火内炽故心烦，邪正相争故喜呕。盖少阳为枢，不全主表，不全主里，故六证皆在表里之间。仲景本意重半里，而柴胡所主又在半表，故少阳证必见半表，正宜柴胡加减。如悉入里，则柴胡非其任矣。故小柴胡称和解表里之主方。寒热往来，病情见于外；苦喜不欲，病情得于内。看"喜""苦""欲"等字，非真呕、真满、不能饮食也。看"往""来"二字，见有不寒热时。寒热往来，胸胁苦满，是无形之半表；心烦喜呕，默默不欲饮食，是无形之半里。虽然七证皆偏于里，惟微热为在表；皆属无形，惟心下悸为有形；皆风寒通证，惟胁下痞硬属少阳。总是气分为病，非有实可据，故皆从半表半里之治法。

【尤在泾】伤寒五六日中风者，言或伤寒五六日，传至少阳；或少阳本经，自中风邪，非既伤寒五六日，而又中于风也。往来寒热者，少阳居表里之间，进而就阴则寒，退而从阳则热也；胸胁苦满者，少阳之脉，其直者，从缺盆下腋循胸过季胁故也；默默不欲饮食，心烦喜呕者，木火相通，而胆喜犯胃也。"或"者，未定之辞，以少阳为半表半里，其气有乍进乍退之机，故其病有或然或不然之异。而少阳之病，但见有往来寒热，胸胁苦满之证，便当以小柴胡和解表里为主，所谓"伤寒中风，有柴胡证，但见一证便是，不必悉具"是也。

〔2〕【成无己】《内经》曰：热淫于内，以苦发之。柴胡、黄芩之苦，以发传邪之热。里不足者，以甘缓之。人参、甘草之甘，以缓中和之气。邪半入里则里气逆，辛以散之，半夏以除烦呕；邪半在表，则荣卫争之，辛甘解之，姜、枣以和荣卫。

〔3〕【成无己】胸中烦而不呕，热聚而气不逆也。甘者令人中满，方热聚，无用人参之补；辛散逆气，既不呕，无用半夏之辛温。热宜寒疗，聚宜苦，栝蒌实苦寒，以泄胸中蕴热。

【尤在泾】胸中烦而不呕者，邪聚于膈而不上逆也。热聚则不得以甘补，不逆则不必以辛散，故去人参、半夏，而加栝蒌实之寒，以除热而荡实也。

〔4〕**【成无己】**半夏燥津液，非渴者所宜。人参甘而润，栝蒌根苦而凉，彻热生津，二物为当。

【尤在泾】渴者，木火内烦，而津虚气燥也。故去半夏之温燥，而加人参之甘润、栝蒌根之凉苦，以彻热而生津也。

〔5〕**【成无己】**去黄芩恶寒中，加芍药以通壅。

【尤在泾】腹中痛者，木邪伤土也。黄芩苦寒不利脾阳；芍药酸寒能于土中泻木，去邪气止腹痛也。

〔6〕**【成无己】**甘令人中满痞者，去大枣之甘。咸以软之，痞硬者，加牡蛎之咸。

【尤在泾】胁下痞硬者，邪聚少阳之募。大枣甘能增满，牡蛎咸能软坚，好古云：牡蛎以柴胡引之，能去胁下痞也。

〔7〕**【成无己】**饮而水蓄不行为悸，小便不利。《内经》曰：肾欲坚。急食苦以坚肾，则水益坚，故去黄芩。淡味渗泄为阳，茯苓甘淡以泄伏水。

【尤在泾】心下悸，小便不利者，水饮蓄而不行也。水饮得冷则停，得淡则利，故去黄芩，加茯苓。

〔8〕**【成无己】**不渴者，里和也，故去人参。外有微热，表未解也，加桂以发汗。

【尤在泾】不渴，外有微热者，里和而表未解也，故不取人参之补里，而用桂枝之解外也。

〔9〕**【成无己】**咳者，气逆也。甘则壅气，故去人参、大枣。《内经》曰：肺欲收，急食酸以收之。五味子之酸以收逆气。肺寒则咳，散以辛热，故易生姜以干姜之热也。

【柯韵伯】柴胡感一阳之气而生，故能直入少阳，引清气上升而行春令，为治寒热往来之第一品药。少阳表邪不解，必需之。半夏感一阴之气而生，故能开结气、降逆气、除痰饮，为呕家第一品药。若不呕而胸烦口渴者去之，以其散水气也。黄芩外坚内空，故能内除烦热，利胸膈逆气。腹中痛者，是少阳相火为害，以其苦从火化，故易芍药之酸以泻之。心下悸，小便不利者，以苦能补肾，故易茯苓之淡以渗之。人参、甘草补中气和营卫，使正胜则

87

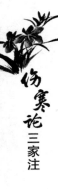

邪却，内邪不留，外邪勿复入也。仲景于表证不用人参，此因有半里之无形证，故用之以扶元气，使内和而外邪勿入也。身有微热是表未解，不可补；心中烦与咳，是逆气有余，不可益气，故去之。如太阳汗后，身痛而脉沉迟，下后协热利而心下硬，是太阳之半表半里证也。表虽不解，因汗下后重在里，故参、桂兼用。先辈论此汤，转旋在柴、芩二味，以柴胡清表热，黄芩清里热也。卢氏以柴胡、半夏得二至之气而生，为半表半里之主治，俱似有理。然本方七味中，半夏、黄芩俱在可去之例，惟不去柴胡、甘草。当知寒热往来，全赖柴胡解外、甘草和中。故大柴胡去甘草，便另名汤，不入加减法。

【尤在泾】咳者，肺寒而气逆也。《经》曰：肺苦气上逆，急食酸以收之。又曰：形寒饮冷则伤肺。故加五味之酸以收逆气，干姜之温以却肺寒，参、枣甘壅不利于逆，生姜之辛亦恶其散耳。

血弱气尽，腠理开，邪气因入，与正气相搏，结于胁下，正邪分争，往来寒热，休作有时，默默赵本作"嘿嘿"**不欲饮食。脏腑相连，其痛必下，邪高痛下，故使呕也**。赵本注："一云：脏腑相连，其病必下，胁膈中痛。"**小柴胡汤主之**[1]。**服柴胡汤已，渴者，属阳明也**赵本无"也"字**，以法治之**[2]。（97）

〔1〕【成无己】人之气血随时盛衰，当月郭空之时，则为血弱气尽，腠理开疏之时也。邪气乘虚，伤人则深。《针经》曰：月郭空，则海水东盛，人血气虚，卫气去，形独居，肌肉减，皮肤缓，腠理开，毛发残，膲理薄，医统本有"咽"字垢落，当是时遇贼风，则其入深者是矣。邪因正虚，自表之里，而结于胁下，与正分争，作往来寒热。默默不欲饮食，此为自外之内。经络与脏腑相连，气随经必传于里，故曰其痛下。痛，一作病。邪在上焦为邪高，邪渐传里为痛下，里气与邪气相搏，逆而上行，故使呕也。与小柴胡汤，以解半表半里之邪。

【柯韵伯】此仲景自注柴胡证。首五句，释胸胁苦满之因。"正邪"三句，释往来寒热之义。此下多有阙文，故文理不连属也。

〔2〕【成无己】服小柴胡汤，表邪已而渴，里邪传于阳明也，以阳明治之。

【柯韵伯】柴胡汤有芩、参、甘、枣皆生津之品，服之反渴者，必胃家已实，津液不足以和胃也，当行白虎、承气等法。仍用柴胡加减，非其治矣。此少阳将转属阳明之证。

【尤在泾】血弱气尽，腠理开，谓亡血新产劳力之人，气血不足，腠理疏豁，而邪气乘之也。邪入必与正相抟而结于胁下。胁下者，少阳之募。而少阳者，阴阳之交也。邪气居之，阴出而与邪争则寒，阳入而与邪争则热，阴阳出入，各有其时。故寒热往来，休作有时也。默默不欲饮食，义如上条。"脏腑相连"四句，是原所以邪气入结之故，谓胆寄于肝，地逼气通，是以其邪必从腑而入脏，所谓"其痛必下也"。"邪高"谓病所来处；"痛下"谓病所结处。邪欲入而正拒之，则必上逆而呕也。至其治法，亦不出小柴胡和解表里之法。服后邪解气和，口必不渴。若渴者，是少阳邪气复还阳明也。以法治之者，谓当从阳明之法，而不可复从少阳之法矣。

得病六七日，脉迟浮弱，恶风寒，手足温，医二三下之，不能食，而胁下满痛，面目及身黄，颈项强，小便难者，与柴胡汤。后必下重，本渴，而饮水赵本作"饮水而呕者"呕者，柴胡汤不中与也。食谷者哕。(98)

【成无己】得病六七日，脉迟浮弱，恶风寒，手足温，则邪气在半表半里，未为实，反二三下之，虚其胃气，损其津液，邪蕴于里，故不能食而胁下满痛。胃虚为热烝之，熏发于外，面目及身悉黄也。颈项强者，表仍未解也。小便难者，内亡津液。虽本柴胡汤证，然以里虚，下焦气涩而小便难，若与柴胡汤，又走津液，后必下重也。不因饮水而呕者，柴胡汤证。若本因饮而呕者，水停心下

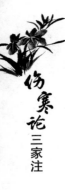

也。《金匮要略》曰：先渴却呕者，为水停心下，此属饮家。饮水者，水停而呕；食谷者，物聚而哕，皆非小柴胡汤所宜。二者皆柴胡汤之戒，不可不识也。

【柯韵伯】浮弱为桂枝脉，恶风寒为桂枝证，然手足温而身不热。脉迟为寒，为无阳，为在脏，是表里虚寒也。法当温中散寒，而反二三下之，胃阳丧亡，不能食矣。食谷则哕，饮水则呕。虚阳外走，故一身面目悉黄；肺气不化，故小便难而渴；营血不足，故颈项强；少阳之枢机无主，故胁下满痛。此太阳中风误下之坏病，非柴胡证矣。柴胡证不欲食，非不能食；小便不利，非小便难；胁下痞硬，不是满痛；或渴，不是不能饮水；喜呕，不是饮水而呕。与小柴胡汤后必下利者，虽有参、甘，不禁柴、芩、栝蒌之寒也。此条亦是柴胡疑似证，而非柴胡坏证，前条（编者按：前条指第149条）似少阴而实少阳，此条似少阳而实太阳坏病，得一证相似处，大宜着眼。

【尤在泾】病六七日，脉浮不去，恶风寒不除，其邪犹在表也。医反二三下之，胃气重伤，邪气入里，则不能食而胁下满痛，且面目及身黄，颈项强，小便难。所以然者，其人脉迟弱而不数，手足温而不热，为太阴本自有湿，而热又入之，相得不解，交蒸互郁，而面目身体悉黄矣。颈项强者，湿痹于上也；胁下满痛者，湿聚于中也；小便难者，湿不下走也。皆与热相得之故也。医以其胁下满痛，与柴胡汤以解其邪，后必下重者，邪外解而湿下行，将欲作利也。设热湿并除，则汗液俱通而愈矣，何至下重哉？本渴而饮水呕者，《金匮》所谓"先渴却呕者，为水停心下，此属饮家也"。饮在心下，则食谷必哕，所谓"诸呕吐，谷不得下者，小半夏汤主之"是也，岂小柴胡所能治哉？

伤寒四五日，身热恶风，颈项强，胁下满，手足温而渴者，小柴胡汤主之。（99）

【成无己】身热恶风，颈项强者，表未解也；胁下满而渴者，

90

里不和也。邪在表则手足通热，邪在里则手足厥寒；今手足温者，知邪在表里之间也。与小柴胡汤以解表里之邪。

【柯韵伯】 身热恶风，头项强，桂枝证未罢。胁下满，已见柴胡一证，便当用小柴胡去参、夏加桂枝、栝蒌以两解之。不任桂枝而主柴胡者，从枢故也。

【尤在泾】 此条类似太阳与少阳并病，以太阳不得有胁下满，少阳不得有颈项强，且手足温而渴，知其邪不独在表，而亦在里也。欲合表里而并解，则非小柴胡不可耳。

伤寒，阳脉涩，阴脉弦，法当腹中急痛者 赵本无"者"字**，先与小建中汤；不差者，与小柴胡汤主之** [1]**。**（100）

［小建中汤］方

桂枝三两，去皮 味辛热 甘草三 赵本作"二"两，炙 味甘平 大枣十二枚，擘 味甘温 芍药六两 味酸微寒 生姜三两，切 味辛温 胶饴一升 味甘温

上六味，以水七升，煮取三升，去滓，内胶 赵本无"胶"字 饴，更上微火，消解，温服一升，日三服。呕家不可用建中汤，以甜故也 [2]。

〔1〕**【成无己】** 脉阳涩阴弦而腹中急痛者，当作里有虚寒治之，与小建中汤温中散寒；若不差者，非里寒也，必由邪气自表之里，里气不利所致，与小柴胡汤，去黄芩加芍药，以除传里之邪。

【柯韵伯】 前条（编者按：前条指第146条）偏于半表，此条偏于半里。

【柯韵伯】 （编者按：柯氏对本条两注之）尺寸俱弦，少阳受病也。今阳脉涩而阴脉弦，是寒伤厥阴，而不在少阳也。寸为阳，阳主表，阳脉涩者，阳气不舒，表寒不解也。弦为木邪，必挟相火，相火不能御寒，必还入厥阴而为患。厥阴抵少腹，挟胃属肝络胆，则腹中皆厥阴部也。尺为阴，尺主里。今阴脉弦，为肝脉，必当腹中急痛矣。肝苦急，甘以缓之，酸以泻之，辛以散之，此小建中为

辨太阳病脉证并治中

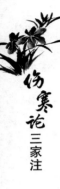

厥阴驱寒发表平肝逐邪之先着也。然邪在厥阴，腹中必痛，原为险症，一剂建中，未必成功。设或不差，当更用柴胡，令邪走少阳，使有出路。所谓阴出之阳则愈，又以小柴胡佐小建中之不及也。前条（编者按：前条指第102条。下同）辨证，此条辨脉。前条是少阳相火犯心而烦，其证显；此条是厥阴相火攻腹而痛，其证隐。若腹痛而非相火，不得用芍药之寒。《内经》：暴腹胀大，皆属于热。此腹痛用芍药之义。或问腹痛前以小建中温之，后以小柴胡凉之，仲景岂姑试之乎？曰：非也。不差者，但未愈，非更甚也。先以建中解肌而发表，止痛在芍药；继以柴胡补中而达邪，止痛在人参。按：柴胡加减法，腹中痛者去黄芩加芍药，其功倍于建中，岂有温凉之异乎？阳脉仍涩，故用人参以助桂枝；阴脉仍弦，故用柴胡以助芍药。若一服差，又何必更用人参之温补、柴胡之升降乎？仲景有一证用两方者，如用麻黄汗解，半日复烦，用桂枝更汗同法。然皆设法御病，非必然也。先麻黄继桂枝，是从外之内法；先建中继柴胡，是从内之外法。

【尤在泾】阳脉涩，阳气少也；阴脉弦，阴有邪也。阳不足而阴乘之，法当腹中急痛，故以小建中汤温里、益虚、散阴气。若不瘥，知非虚寒在里，而是风邪内干也，故当以小柴胡汤散邪气、止腹痛。

〔2〕【成无己】建中者建脾也。《内经》曰：脾欲缓，急食甘以缓之。胶饴、大枣、甘草之甘以缓中也。辛润散也，荣卫不足，润而散之，桂枝、生姜之辛以行荣卫。酸收也、泄也，正气虚弱，收而行之，芍药之酸以收正气。

【柯韵伯】此建中汤禁。与酒客不可与桂枝同义。心烦喜呕，呕而发热，柴胡证也。胸中有热，腹痛欲呕，黄连汤证也。太少合病，自利而呕，黄芩汤证也。

伤寒中风，有柴胡证，但见一证便是，不必悉具[1]。凡柴胡汤病证而下之，若柴胡证不罢者，复与柴胡汤，必蒸蒸而振，却赵本有"复"字发热汗出而解[2]。（101）

92

〔1〕【成无己】柴胡证，是邪气在表里之间也，或胸中烦而不呕，或渴，或腹中痛，或胁下痞硬，或心下悸，小便不利，或不渴，身有微热，或咳，但见一证，便宜与柴胡汤治之，不必待其证候全具也。

【柯韵伯】柴胡为枢机之剂，凡寒气不全在表，未全入里者，皆服之。证不必悉具，故方亦无定品。

【尤在泾】柴胡证，如前条（编者按：前条指第96条）所谓往来寒热，胸胁苦满等证是也。伤寒中风者，谓无论伤寒、中风，有柴胡证者，但见一证，便当以小柴胡和解之，不可谓其不具，而以他药发之也。前条（编者按：前条指第99条）云身热恶风，颈项强，胁下满者，与小柴胡，不与桂枝，即此意。

〔2〕【成无己】邪在半表半里之间，为柴胡证，即未作里实，医便以药下之。若柴胡证仍在者，虽下之不为逆，可复与柴胡汤以和解之。得汤，邪气还表者，外作蒸蒸而热，先经下，里虚，邪气欲出，内则振振然也。正气胜、阳气生，却复发热汗出而解也。

【柯韵伯】此与下后复用桂枝同局。因其人不虚，故不为坏病。

【尤在泾】柴胡证不应下而反下之，于法为逆。若柴胡证不罢者，仍宜柴胡汤和解。所谓此虽已下，不为逆也。蒸蒸而振者，气从内达，邪从外出，有战胜之义焉，是以发热汗出而解也。

伤寒二三日，心中悸而烦者，小建中汤主之。(102)

【成无己】伤寒二三日，邪气在表，未当传里之时，心中悸而烦，是非邪气搏所致。心悸者，气虚也；烦者，血虚也。以气血内虚，与小建中汤先建其里。

【柯韵伯】伤寒二三日，无阳明证，是少阳发病之期。不见寒热头痛胸胁苦满之表，又无腹痛苦呕或咳或渴之里，但心悸而烦，是少阳中枢受寒，而木邪挟相火为患。相火旺则君火虚。离中真火不藏，故悸；离中真火不足，故烦。非辛甘以助阳，酸苦以维阴，

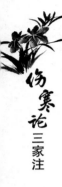

则中气亡矣。故制小建中以理少阳，佐小柴胡之不及。心烦、心悸原属柴胡证而不用柴胡者，首揭伤寒不言发热，则无热而恶寒可知。心悸而烦是寒伤神、热伤气矣。二三日间，热已发里，寒犹在表，原是半表半里证。然不往来寒热，则柴胡不中与也。心悸当去黄芩，心烦不呕当去参、半。故君桂枝通心而散寒，佐甘草、枣、饴助脾安悸，倍芍药泻火除烦，任生姜佐金平木。此虽桂枝加饴而倍芍药，不外柴胡加减之法。名建中，寓发汗于不发之中。曰小者，以半为解表，不全固中也。少阳妄汗后，胃不和，因烦而致躁，宜小柴胡清之；未发汗，心已虚，因悸而致烦，宜小建中和之。

【尤在泾】伤寒里虚则悸，邪扰则烦。二三日悸而烦者，正虚不足，而邪欲入内也。是不可攻其邪，但与小建中汤温养中气，中气立则邪自解。即不解，而攻取之法，亦可因而施矣。仲景御变之法如此，谁谓伤寒非全书哉？！

太阳病，过经十余日，反二三下之，后四五日，柴胡证仍在者，先与小柴胡汤赵本无"汤"字。呕不止，心下急赵本注："一云：呕止小安"，郁郁微烦者，为未解也，与大柴胡汤下之，则愈[1]。（103）

[大柴胡汤] 方

柴胡半斤 味甘平　黄芩三两 味苦寒　芍药三两 味酸微寒　半夏半升，洗 味辛温　生姜五两，切 味辛温　枳实四枚，炙 味苦寒　大枣十二枚，擘 医统本有"味"字 甘温　大黄二两 味苦寒赵本无"大黄"一药

上八味，以水一斗二升，煮取六升，去滓，再煎，温服一升，日三服。一方用赵本作"加"大黄二两。若不加大黄赵本无"大黄"二字，恐不为大柴胡汤也赵本无"也"字[2]。

〔1〕【成无己】日数过多，累经攻下，而柴胡证不罢者，亦须先与小柴胡汤，以解其表。《经》曰：凡柴胡汤疾医统本作"病"，证

94

而下之，若柴胡证不罢者，复与柴胡者医统本作"汤"，是也。呕止者，表里和也；若呕不止，郁郁微烦者，里热已甚，结于胃中也，与大柴胡汤下其里热则愈。

【柯韵伯】病从外来者，当先治外而后治其内。此屡经妄下，半月余而柴胡证仍在。因其人不虚，故枢机有主而不为坏病。与小柴胡和之，表证虽除，内尚不解。以前此妄下之药，但去肠胃有形之物，而未泄胸膈气分之结热也。急者满也，但满而不痛，即痞也。姜、夏以除呕，柴、芩以去烦，大枣和里，枳、芍舒急。而曰下之则愈者，见大柴胡为下剂，非和剂也。若与他药和下之，必有变证，意在言外。呕不止，属有形；若欲呕，属无形。

【尤在泾】太阳病，过经十余日，而有柴胡证，乃邪气去太阳之阳明，而复之少阳也。少阳不可下，而反二三下之，于法为逆。若后四五日，柴胡证仍在者，先与小柴胡汤，所谓柴胡汤病证而下之，若柴胡证不罢者，复与柴胡是也。若服汤已，呕不止，心下急，郁郁微烦者，邪气郁滞于里，欲出不出，欲结不结，为未解也，与大柴胡以下里热则愈。亦先表后里之意也。

〔2〕**【成无己】**柴胡、黄芩之苦入心而折热，枳实、芍药之酸苦涌泄而扶阴。辛者散也，半夏之辛以散逆气，辛甘和也，姜枣之辛甘，以和荣卫。

【柯韵伯】大柴胡是半表半里气分之下药，并不言大便。其心下急与心下痞硬，是胃口之病，而不在胃中；结热在里，非结实在胃。且下利则地道已通，仲景不用大黄之意晓然。若以"下之"二字妄加大黄，则十枣汤"攻之"二字，如何味乎？大小柴胡，俱是两解表里，而有主和主攻之异。和无定体，故有加减；攻有定局，故无去取之法也。

【尤在泾】大柴胡有柴胡、生姜、半夏之辛而走表，黄芩、芍药、枳实、大黄之苦而入里，乃表里并治之剂。而此云大柴胡下之者，谓病兼表里，故先与小柴胡解之，而后以大柴胡下之耳。盖分言之，则大、小柴胡各有表里；合言之，则小柴胡主表，而大柴胡主里。古人之言，当以意逆，往往如此。

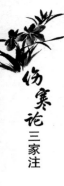

伤寒十三日不解，胸胁满而呕，日晡所发潮热，已而微利。此本柴胡证，下之而_{赵本作"以"}不得利，今反利者，知医以丸药下之，_{赵本有"此"字}非其治也。潮热者实也，先宜_{赵本有"服"字}小柴胡汤以解外，后以柴胡加芒硝汤主之_{赵本有"柴胡加芒硝汤方"}。（104）

【成无己】 伤寒十三日，再传经尽，当解之时也。若不解，胸胁满而呕者，邪气犹在表里之间，此为柴胡汤证；若以柴胡汤下之，则更无潮热自利。医反以丸药下之，虚其肠胃，邪气_{医统本作"热"}乘虚入腑，日晡所发潮热，热已而利也。潮热虽为热实，然胸胁之邪未已，故先与小柴胡汤以解外，后以柴胡加芒硝以下胃热。

【柯韵伯】 日晡潮热，已属阳明，而微利可疑。利既不因于下药，潮热呕逆又不因利而除，故知误不在下而在丸药也。丸药发作既迟，又不能荡涤肠胃，以此知日晡潮热，原因胃实。此少阳阳明并病，先服小柴胡二升，以解少阳之表；其一升加芒硝，以除阳明之里。不加大黄者，以地道原通；不用大柴胡者，以中气已虚也。后人有加大黄、桑螵蛸者，大背仲景法矣。

【尤在泾】 此少阳经邪兼阳明内实之证。少阳病在经，故胸胁满而呕，所谓柴胡证也。"下之而"三字，疑衍。凡柴胡证不得利，今反利者，知医以丸药下之，为医之误，非病之情也。潮热者，阳明之实也，实则可下，而证兼少阳，则不可下。故先宜小柴胡以解其外，后以柴胡加芒硝汤以治其里。亦如下条_{（编者按：下条指第 103 条）}之先与小柴胡，后与大柴胡之例也。尚从善云：此本柴胡证，下之而不得利，仲景谓此本柴胡证，医设以大柴胡汤下之，则表里俱解，何至有下利之证云？

伤寒十三日不解_{赵本无"不解"二字}，过经，谵语者，以有热也，当以汤下之。若小便利者，大便当硬，而反下利，脉调和者，知医以丸药下之，非其治也。若自下利者，脉当微厥，今反和者，此为内实也，调胃承气汤主之。（105）

【成无己】伤寒十三日再传经尽，谓之过经。谵语者，阳明胃热也，当以诸承气汤下之。若小便利者，津液偏渗，大便当硬，反下利者，知医以丸药下之也。下利，脉微而厥者，虚寒也，今脉调和，则非虚寒，由肠虚胃热，协热而利也，与调胃承气汤以下胃热。

【柯韵伯】经者，常也。过经，是过其常度，非经络之经也。发于阳者七日愈，七日已上自愈，以行其经尽故也。七日不愈，是不合阴阳之数，便为过经，非十三日不解为过经也。凡表解而不了了者，十二日愈。此十三日而尚身热不解，便见其人之阳有余；过经而谵语，足征其人之胃家实。此内外有热，自阳盛阴虚也。当以承气汤下之，而医以丸药下之，是因其病久，不敢速下，恐伤胃气之意，而实非伤寒过经之治法也。下之不利，今反下利，疑为胃虚。而身热谵语未除，非虚也。凡下利者，小便当不利；小便利者，大便当硬。今小便利而反下利，疑为胃虚，恐热为协热而语为郑声也。当以脉别之，诸微亡阳，若胃虚而下利者脉当微。今调和而不微，是脉有胃气，胃实可知也。是丸药之沉迟，利在下焦，故胃实而肠虚，调其胃则利自止矣。上条（编者按：上条指第123条）大便反溏，此条反下利，从假不足处得其真实。

【尤在泾】此亦邪气去太阳而之阳明之证。过经者，邪气去此而之彼之谓，非必十三日不解，而后谓之过经也。观《少阳篇》第二十条（编者按：二十条指第103条）云：太阳病，过经十余日。又本篇第六十一条（编者按：六十一条指第217条）云：此为风也，须下之，过经乃可下之，则是太阳病罢而入阳明，或传少阳者，即谓之过经；其未罢者，即谓之并病耳。谵语，胃有热也，则热当以汤下之。若小便利者，津液偏渗，其大便必硬，而反下利，脉调和者，医知宜下，而不达宜汤之旨，故以丸药下之，非其治也。脉微厥，脉乍不至也。言自下利者，里气不守，脉当微厥，今反和者，以其内实，虽下利而胃有燥屎，本属可下之候也，故当以调胃承气汤下其内热。

97

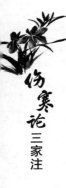

太阳病不解，热结膀胱，其人如狂，血自下，下者愈。其外不解者，尚未可攻，当先解_{赵本有"其"字}外。外解已，但少腹急结者，乃可攻之，宜桃核承气汤方_{赵本注："后云：解外宜桂枝汤"}[1]。（106）

［桃核承气汤］方

桃人_{"人"赵本作"仁"}五十个，去皮尖 _{味甘平} 桂枝二两，去皮 _{味辛热} 大黄四两 芒硝二两 甘草二两，炙

上五味，以水七升，煮取二升半，去滓，内芒硝，更上火微沸。下火，先食温服五合，日三服，当微利[2]。

〔1〕【成无己】太阳，膀胱经也。太阳经邪热不解，随经入腑，为热结膀胱，其人如狂者，为未至于狂，但不宁尔。《经》曰：其人如狂者，以热在下焦，太阳多热，热在膀胱，必与血相搏，若血不为蓄，为热迫之则血自下，血下则热随血出而愈。若血不下者，则血为热搏，蓄积于下，而少腹急结，乃可攻之，与桃核承气汤，下热散血。《内经》曰：从外之内而盛于内者，先治其外，后调其内。此之谓也。

【柯韵伯】阳气太重，标本俱病，故其人如狂。血得热则行，故尿血也。血下则不结，故愈。冲任之血，会于少腹。热极则血不下而反结，故急。然病自外来者，当先审表热之轻重以治其表，继用桃仁承气以攻其里之结血。此少腹未硬满，故不用抵当。然服五合取微利，亦先不欲下意。首条_{（编者按：首条指第124条）}以"反不结胸"句，知其为下后症。此以"尚未可攻"句，知其为未下症。急结者宜解，只需承气；硬满者不易解，必仗抵当。表症仍在，竟用抵当，全不顾表者，因邪甚于里，急当救里也。外症已解，桃仁承气未忘桂枝者，因邪甚于表，仍当顾表也。

【尤在泾】太阳之邪，不从表出，而内传于腑，与血相搏，名曰蓄血。其人当如狂，所谓蓄血在下，其人如狂是也。其证当下血，血下则热随血出而愈，所谓血病见血自愈也。如其不愈而少腹急结者，必以法攻而去之。然其外证不解者，则尚未可攻，攻

之恐血去而邪复入里也。是必先解其外之邪，而后攻其里之血，所谓从外之内而盛于内者，先治其外，而后调其内也。以下三条（编者按：三条指第124、125、126条），并太阳传本、热邪入血、血蓄下焦之证，与太阳传本、热与水结、烦渴、小便不利之证，正相对照。所谓热邪传本者，有水结、血结之不同也。

〔2〕【成无己】甘以缓之，辛以散之。少腹急结，缓以桃人之甘；下焦蓄血，散以桂枝辛热之气医统本作"桂枝之辛，大热之气"，寒以取之。热甚搏血，故加二物于调胃承气汤中也。

　　【尤在泾】愚按：此即调胃承气汤加桃仁、桂枝，为破瘀逐血之剂。缘此证热与血结，故以大黄之苦寒荡实除热为君；芒硝之咸寒入血软坚为臣；桂枝之辛温，桃仁之辛润，擅逐血散邪之长为使；甘草之甘缓诸药之势，俾去邪而不伤正为佐也。

　　伤寒八九日，下之，胸满烦惊，小便不利，谵语，一身尽重，不可转侧者，柴胡加龙骨牡蛎汤主之[1]。（107）

　　[柴胡加龙骨牡蛎汤]方

　　半夏二合赵本有"半"字，洗　　大枣六枚赵本有"擘"字　　柴胡四两　　生姜一两半赵本有"切"字　　人参一两半赵本有"黄芩一两"　　龙骨一两半　　铅丹一两半　　桂枝一两半，去皮　　茯苓一两半　　大黄二两　　牡蛎一两半，煅赵本、医统本并作"熬"字

　　上十一赵本作"二"味，以水八升，煮取四升，内大黄切如棋子，更煮一二赵作"两"沸，去滓，温服一升[2]。赵本句下有"本云：柴胡汤，今加龙骨等"十字

　　〔1〕【成无己】伤寒八九日，邪气已成热，而复传阳经之时，下之虚其里而热不除。胸满而烦者，阳热客于胸中也；惊者，心恶热而神不守也；小便不利者，里虚津液不行也；谵语者，胃热也；一身尽重不可转侧者，阳气内行于里，不营于表也。与柴胡汤以除胸满而烦，加龙骨、牡蛎、铅丹收敛神气而镇惊；加茯苓以行津液、利小便；加大黄以逐胃热、止谵语；加桂枝以行阳气而解身

99

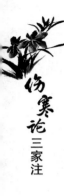

重。错杂之邪，斯悉愈矣。

【柯韵伯】妄下后，热邪内攻，烦惊谵语者，君主不明，而神明内乱也。小便不利者，火盛而水亏也；一身尽重者，阳内而阴反外也；难以转侧者，少阳之枢机不利也。此下多亡阴，与火逆亡阳不同。

【尤在泾】伤寒下后，其邪有并归一处者，如结胸下利诸候是也；有散漫一身者，如此条所云诸证是也。胸满者，邪痹于上；小便不利者，邪痹于下；烦惊者，邪动于心；谵语者，邪结于胃，此病之在里者也。一身尽重，不可转侧者，筋脉骨肉，并受其邪，此病之在表者也。夫合表里上下而为病者，必兼阴阳合散以为治。方用柴胡、桂枝以解其外而除身重；龙、蛎、铅丹以镇其内而止烦惊；大黄以和胃气止谵语；茯苓以泄膀胱利小便；人参、姜、枣益气养营卫，以为驱除邪气之本也。如是表里虚实，泛应曲当。而错杂之邪，庶几尽解耳。

〔2〕【柯韵伯】此方取柴胡汤之半，以除胸满心烦之半里。加铅丹、龙、蛎以镇心惊，茯苓以利小便，大黄以止谵语。桂枝者，甘草之误也。身无热无表证，不得用桂枝。去甘草则不成和剂矣。心烦谵语而不去人参者，以惊故也。

伤寒腹满谵语，寸口脉浮而紧，此肝乘脾也，名曰纵，刺期门。（108）

【成无己】腹满谵语者，脾胃疾也。浮而紧者，肝脉也。脾病见肝脉，木行乘土也。《经》曰：水行乘火，木行乘土，名曰纵。此其类矣。期门者，肝之募，刺之以泻肝经盛气。

【柯韵伯】腹满谵语，得太阴阳明内证；脉浮而紧，得太阳阳明表脉。阴阳表里疑似难明，则证当详辨，脉宜类推。《脉法》曰：脉浮而紧者，名曰弦也。弦为肝脉。《内经》曰：诸腹胀大，皆属于热。又曰：肝气甚则多言。是腹满由肝火，而谵语乃肝旺所发也。肝旺则侮其所胜，直犯脾土，故曰纵。刺期门以泻之，庶不犯厥阴汗下禁。上条（编者按：上条指第 326 条）是肝乘心，此条是肝乘脾，下条（编者按：下条指第 109 条）是肝乘肺。肝为相火，有泻无补者，此类是也。

【尤在泾】腹满谵语，里之实也，其脉当沉实，而反浮紧，则非里实，乃肝邪乘脾，气窒而热也。纵，直也。以肝木制脾土，于理为直，故曰纵。

伤寒发热，啬啬恶寒，大渴欲饮水，其腹必满，自汗出，小便利，其病欲解，此肝乘肺也，名曰横，刺期门。（109）

【成无己】伤寒发热，啬啬恶寒，肺病也。大渴欲饮水，肝气胜也。《玉函》曰：作大渴，欲饮酢浆，是知肝气胜也。伤寒欲饮水者愈，若不愈而腹满者，此肝行乘肺，水不得行也。《经》曰：木行乘金，名横，刺期门以泻肝之盛气。肝肺气平，水散而津液得通，外作自汗出，内为小便利而解也。

【柯韵伯】发热恶寒，寒为在表。渴欲饮水，热为在里。其腹因饮多而满，非太阴之腹满，亦非厥阴之消渴矣。此肝邪挟火而克金。脾精不上归于肺，故大渴；肺气不能通调水道，故腹满。是侮所不胜，寡于畏也，故名曰横，必刺期门，随其实而泻之。得自汗则恶寒发热自解；得小便利则腹满自除矣。

【尤在泾】发热恶寒，表有邪也。其病不当有渴，而反大渴，则非内热，乃肝邪乘肺，气郁而燥也。以里无热，不能消水，故腹满。而汗出，小便利，则肺气以行，故愈。横，不直也，以木畏金而反乘金，于理为曲，故曰横。二者俱泻肝邪则愈，故刺期门。期门，肝之募也。设不知而攻其实热则误矣。此病机之变，不可不审也。

太阳病二日，反躁，反赵本作"凡"**熨其背，而大汗出，大热入胃，**赵本注："一作二日内烧瓦熨其背，大汗出，火气入胃"**胃中水竭，躁烦，必发谵语，十余日，振栗、自下利者，此为欲解也。故其汗，**

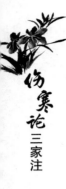

从腰已赵本作"以"下不得汗，欲小便不得，反呕，欲失溲，足下恶风，大便硬，小便当数而反不数及不多，大便已，头卓然而痛，其人足心必热，谷气下流故也。（110）

【成无己】太阳病二日，则邪在表，不当发躁，而反躁者，热气行于里也。反熨其背而发汗，大汗出，则胃中干燥，火热入胃，胃中燥热，躁烦而谵语，至十余日，振栗、自下利者，火邪势微，阴气复生，津液得复也，故为欲解。火邪去，大汗出，则愈。若从腰以下不得汗，则津液不得下通，故欲小便不得，热气上逆而反呕也。欲失溲、足下恶风者，气不得通于下而虚也。津液偏渗，令大便硬者，小便当数。《经》曰：小便数者，大便必硬也。此以火热内燥，津液不得下通，故小便不数及不多也。若火热消，津液和，则结硬之便得润，因自大便也。便已，头卓然而痛者，先大便硬，则阳气不得下通，既得大便，则阳气降下，头中阳虚，故卓然而痛。谷气者，阳气也。先阳气不通于下之时，足下恶风，今阳气得下，故足心热也。

【柯韵伯】此指火逆之轻者言之。太阳病经二日，不汗出而烦躁，此大青龙症也。不知发汗而兼以清火，而反以火熨其背。背者，太阳之部也。太阳被火迫，因转属阳明。胃者，阳明之腑，水谷之海也。火邪入胃，胃中水竭，屎必燥硬。烦躁不止，谵语所由发也。非调胃承气下之，胃气绝矣。"十余日"句，接"大汗出"来，盖其人虽大汗出，而火热未入胃中。胃家无恙，谵语不发，烦躁已除。至二候之后，火气已衰。阳气微，故振栗而解；阴气复，故自利而解，此阴阳自和而自愈者也。"故其汗"至末是倒叙法。释未利未解前症，溯其因而究其由也。言所以能自下利者，何以故？因其自汗出时，从腰已下不得汗。夫腰已下为地，地为阴，是火邪未陷入于阴位也，二肠膀胱之液俱未伤也。欲小便不得，而反呕欲失溲，此非无小便也，其津液在上焦，欲还入胃中故也。凡大便硬者，小便当数而不多。今小便反不数而反多，此应前"欲小便不得"句，正以明津液自还入胃中而下利之意也。利是通利，非泻

102

利之谓，观大便已可知矣。头为诸阳之会，卓然而痛者，阴气复则阳气虚也。"足心必热"，反应"足下恶风"句。前大汗出则风已去，故身不恶风。汗出不至足，故足下恶风也。今火气下流，故足心热。火气下流，则谷气因之下流，故大便自利也。大便已头疼，可与小便已阴疼者参之。欲小便不得，反失溲，小便当数，反不数、反多，与上条（编者按：上条指第111条）小便难、小便利，俱是审其阴气之虚不虚、津液之竭不竭耳。

【尤在泾】太阳病二日，不应发躁而反躁者，热气行于里也，是不可以火攻之。而反熨其背，汗出热入，胃干水竭，为躁烦，为谵语，势有所必至者。至十余日，火气渐衰，阴气复生，忽振栗自下利者，阳得阴而和也，故曰欲解。因原其未得利时，其人从腰以下无汗。欲小便不得者，阳不下通于阴也。反呕者，阳邪上逆也。欲失溲，足下恶风者，阳上逆，足下无气也。大便硬，津液不下行也。诸皆阳气上盛，升而不降之故。及乎津液入胃，大便得行，于是阳气暴降而头反痛，谷气得下而足心热，则其腰下有汗，小便得行可知，其不呕不失溲，又可知矣。

太阳病中风，以火劫发汗，邪风被火热，血气流溢，失其常度，两阳相熏灼，其身发黄。阳盛则欲衄，阴虚则小便难，阴阳俱虚竭，身体则枯燥。但头汗出，剂颈而还，腹满微喘，口干咽烂，或不大便，久则谵语，甚者至哕，手足躁扰，捻衣摸床，小便利者，其人可治。（111）

【成无己】风为阳邪，因火热之气，则邪风愈甚，迫于血气，使血气流溢，失其常度。风与火气，谓之两阳。两阳相熏灼，热发于外，必发身黄。若热搏于经络为阳盛外热，迫血上行必衄；热搏于内者，为阴虚内热，必小便难。若热消血气，血气少为阴阳俱虚，血气虚少，不能荣于身体，为之枯燥。三阳经络至颈，三阴至胸中而还，但头汗出，剂颈而还者，热气炎上，搏阳而不搏于阴也。《内经》曰：诸腹胀大，皆属于热。腹满微喘者，热气内郁也。

103

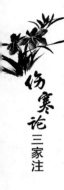

《内经》曰：火气内发，上为口干咽烂者，火热上熏也。热气上而不下者，则大便不硬。若热气下入胃，消耗津液，则大便硬，故云或不大便。久则胃中躁_{医统本作"燥"}热，必发谵语。《内经》曰：病深者，其声哕。火气大甚，正气逆乱则哕。《内经》曰：四肢者，诸阳之本也。阳盛则四肢实，火热大甚，故手足躁扰，捻衣摸床，扰乱也。小便利者，为火未剧，津液未竭而犹可治也。

【柯韵伯】 太阳中风，不以麻黄、青龙发汗，而以火攻其汗，则不须言风邪之患，当知火邪之利害矣。血得热则流，气得热则溢。血气不由常度，而变犹生也。风为阳邪，火为阳毒，所谓两阳也。两阳相灼，故即见两阳合明之病。身体枯燥，身无汗也，故身发黄。头汗至颈，故但身黄，而头至颈不黄也。首为元阳之会，不枯燥，是阳未虚竭；有汗出，是阴未虚竭。此两阳尚熏于形身，而未内灼于脏腑也。此血气流溢之轻者。若其人阳素盛者，因熏灼而伤血，其鼻必衄。其人阴素虚者，因熏灼而伤津，小便必难。若其人阴阳之气俱虚竭者，胸满而喘，口干咽烂而死者有矣。或胃实而谵语，或手足躁扰，而至于捻衣摸床者有矣。皆气血流溢，失其常度故也。"小便利"，是反应"小便难"句。凡伤寒之病，以阳为主，故最畏亡阳。而火逆之病，则以阴为主，故最怕阴竭。小便利者为可治，是阴不虚，津液未亡，太阳膀胱之气化犹在也。阳盛阴虚，是火逆一症之纲领。阳盛则伤血，阴虚则亡津，又是伤寒一书之大纲领。

【尤在泾】 风为阳邪，火为阳气，风火交煽，是为两阳。阳盛而热胜为发黄；阳盛则血亡而阴竭，为欲衄，为小便难也；阴阳俱虚竭，非阳既盛而复虚也。盛者阳邪自盛，虚者阳气自虚也。身体枯燥以下，并阴阳虚竭，火气熏灼之征，于法不治，乃小便本难而反利，知其阴气未绝，犹可调之使复也，故曰其人可治。

　　伤寒脉浮，医以火迫劫之，亡阳，必惊狂，起卧_{赵本作"卧起"}**不安者，桂枝去芍药加蜀漆牡蛎龙骨救逆汤主之。**（112）
　　[桂枝去芍药加蜀漆龙骨牡蛎_{赵本作"牡蛎龙骨"}**救逆汤]** 方

桂枝三两，去皮　甘草二两，炙　生姜三两，切　牡蛎五两，熬 味酸咸　龙骨四两 味甘平　大枣十二枚，擘　蜀漆三两，洗去脚 赵本、医统本并作"腥" 味辛平

上为末，赵本作"七味" 以水一斗二升，先煮蜀漆，减二升，内诸药，煮取三升，去滓，温服一升。赵本有"本云：桂枝汤，今去芍药，加蜀漆牡蛎龙骨"十六字

【成无己】伤寒脉浮，责邪在表，医以火劫发汗，汗熊校注：医以火劫发汗，汗出，大出者亡其阳。汪本"大"上删"出"字，非大出者，亡其阳。汗者，心之液。亡阳则心气虚，心恶热，火邪内迫，则心神浮越，故惊狂，起卧不安，与桂枝汤，解未尽表邪；去芍药，以芍药益阴，非亡阳所宜也；火邪错逆，加蜀漆之辛以散之；阳气亡脱，加龙骨、牡蛎之涩以固之。《本草》云：涩可去脱。龙骨、牡蛎之属是也。

【柯韵伯】伤寒者，寒伤君主之阳也。以火迫劫汗，并亡离中之阴，此为火逆也。妄汗亡阴，而曰亡阳者，心为阳中之太阳，故心之液，为阳之汗也。惊狂者，神明扰乱也。阴不藏精，惊发于内；阳不能固，狂发于外。起卧不安者，起则狂，卧则惊也。凡发热自汗者，是心液不收，桂枝方用芍药，是酸以收之也。此因迫汗，津液既亡，无液可敛，故去芍药。加龙骨者，取其咸以补心，重以镇怯，涩以固脱，故曰救逆也。且去芍药之酸，则肝家得辛甘之补；加牡蛎之咸，肾家有既济之力。此虚则补母之法，又五行承制之妙理也。蜀漆不见《本草》，未详何物，诸云常山苗则谬。

【柯韵伯】（编者按：柯氏于本条两注之，相互补充，并录备考）上文（编者按：上文指本条与第110、111、114条）皆阳盛之症，以中风为阳邪也。此后是阳虚之症，以伤寒为阴邪也。阳盛者，轻则发狂谵语，重则衄血圊血，此不戢自焚者也。阳虚者，神不守舍，起居如惊，其人如狂，是弃国而逃者也。

【尤在泾】阳者，心之阳，即神明也。亡阳者，火气通于心，神被火迫而不守，此与发汗亡阳者不同。发汗者，摇其精则厥逆筋

105

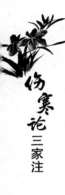

惕肉瞤，故当用四逆。被火者，动其神则惊狂起卧不安，故当用龙、蛎。其去芍药者，盖欲以甘草急复心阳，而不须酸味更益营气也，与发汗后，其人叉手自冒心，心下悸，欲得按者，用桂枝甘草汤同意。蜀漆，即常山苗，味辛能去胸中邪结气。此证火气内迫心包，故须之以逐邪而安正耳。

形作伤寒，其脉不弦紧而弱。弱者必渴，被火者赵本无"者"字**必谵语。弱者发热、脉浮，解之当汗出。愈。**（113）

【成无己】 形作伤寒，谓头痛身热也。脉不弦紧，则无伤寒表脉也。《经》曰：诸弱发热，则脉弱为里热，故云弱者必渴。若被火气，两热相合，搏熊校记："传于胃中"汪本"传"改"搏"，非是于胃中。胃中躁烦，必发谵语。脉弱发热者，得脉浮，为邪气还表，当汗出而解矣。

【柯韵伯】 形作伤寒，见恶寒、体痛、厥逆，脉当弦紧而反浮弱，其本虚可知。此东垣所云劳倦内伤症也。夫脉弱者，阴不足。阳气陷于阴分必渴，渴者液虚故也。若以恶寒而用火攻，津液亡必胃实而谵语。然脉虽弱而发热，身痛不休，宜消息和解其外，谅非麻黄所宜，必桂枝汤，啜热稀粥，汗出则愈矣。此为夹虚伤寒之症。

【尤在泾】 形作伤寒，其脉当弦紧而反弱，为病实而正虚也。脉弱为阴不足，而邪气乘之，生热损阴，则必发渴。乃更以火劫汗，两热相合，胃中躁烦，汗必不出，而谵语立至矣。若发热脉浮，则邪欲出表，阴气虽虚，可解之，使从汗而愈，如下条（编者按：下条指第27条）桂枝二越婢一等法。若脉不浮，则邪热内扰，将救阴之不暇，而可更取其汗耶？

太阳病，以火熏之，不得汗，其人必躁，到经不解，必清血，名为火邪。（114）

【成无己】此火邪迫血而血下行者也。太阳病用火熏之，不得汗，则热无从出。阴虚被火，必发躁也。六日传经尽，至七日再到太阳经，则热气当解。若不解，热气迫血下行，必清血清厕也。

【柯韵伯】首条（编者按：首条指第 111 条）以火劫发汗而衄血，是阳邪盛于阳位，故在未过经时。此条以火熏不得汗而圊血，是阳邪下陷入阴分，故在过经不解时。次条（编者按：次条指第 110 条）大汗出后十余日，振栗下利而解。此条不得汗，过经圊血而犹不解。可知劫汗而得汗者，其患速；不得汗者，其患迟。名为火邪，则但治其火，而不虑其前此之风寒矣。

【尤在泾】此火邪迫血，而血下行者也。太阳表病，用火熏之，而不得汗，则邪无从出，热气内攻，必发躁也。六日传经尽，至七日则病当解。若不解，火邪迫血，下走肠间，则必圊血。圊血，便血也。

脉浮热甚，赵本有"而"字反灸之，此为实。实以虚治，因火而动，必咽燥唾血。（115）

【成无己】此火邪迫血而血上行者也。脉浮，热甚为表实，医以脉浮为虚，用火灸之，因火气动血，迫血上行，故咽燥唾血。

【尤在泾】此火邪迫血，而血上行者也。脉浮热甚，此为表实。古法泻多用针，补多用灸，医不知而反灸之，是实以虚治也。两实相合，迫血妄行，必咽燥而唾血。

微数之脉，慎不可灸，因火为邪，则为烦逆，追虚逐实，血散脉中，火气虽微，内攻有力，焦骨伤筋，血难复也[1]。脉浮，宜以汗解，用火灸之，邪无从出，因火而盛，病从腰以下必重而痹，名火逆也[2]。欲自解者，必当先烦，赵本有"烦"字乃有汗而解。何以知之？脉浮，故知汗出解也赵本无"也"字[3]。（116）

107

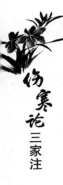

〔1〕**【成无己】** 微数之脉，则为热也。灸则除寒，不能散热，是慎不可灸也。若反灸之，热因火则甚，遂为烦逆。灸本以追虚，而复逐热为实，热则伤血，又加火气，使血散脉中，气主呴之，血主濡之，气血消散，不能濡润筋骨，致骨焦筋伤，血散而难复也。

【尤在泾】 脉微数者，虚而有热，是不可以火攻，而反灸之，热得火气，相合为邪，则为烦逆。烦逆者，内烦而火逆也。血被火迫，谓之追虚；热因火动，谓之逐实。由是血脉散乱而难复，筋骨焦枯而不泽，火之为害何如耶？

〔2〕**【成无己】** 脉浮在表，宜以汗解之。医以火灸取汗而不得汗，邪无从出，又加火气相助，则热愈甚，身半以上，同天之阳，半身以下，同地之阴，火性炎上，则腰已下阴气独治，故从腰以下必重而痹也。

【柯韵伯】 此皆论灸之而生变也。腰以下重而痹者，因腰以下不得汗也。咽燥吐血者，亦阳盛而然也，比衄加甚矣。当知灸法为虚症设，不为风寒设，故叮咛如此。

【尤在泾】 脉浮者，病在表，不以汗解，而以火攻，肌腠未开，则邪无从出，反因火气而热乃盛也。夫阳邪被迫而不去者，则必入而之阴。病从腰以下重而痹者，邪因火迫而在阴也，故曰火逆。

〔3〕**【成无己】** 烦，热也。邪气还表，则为烦热，汗出而解。以脉浮，故为邪还表也。

【柯韵伯】 欲自解，便寓不可妄治意。诸经皆有烦，而太阳更甚，故有发烦、反烦、更烦、复烦、内烦等症。盖烦为阳邪内扰，汗为阳气外发，浮为阳盛之脉，脉浮则阳自内发，故可必其先烦，见其烦必当待其有汗，勿遽妄投汤剂也。汗出则阳胜，而寒邪自解矣。若烦而不得汗，或汗而不解，则审脉定症，麻黄、桂枝、青龙，随所施而恰当矣。

【尤在泾】 邪气欲解之候，必先见之于证与脉。若其人自烦而脉浮者，知其邪必将从汗而解。盖自烦为邪正相争之候，而脉浮为邪气外达之征也。设脉不浮而沉，则虽烦岂能作汗，即汗亦岂得解哉？

烧针令其汗，针处被寒，核起而赤者，必发奔豚。气从少腹上冲心者，灸其核上各一壮，与桂枝加桂汤，赵本有"桂枝加桂汤方"更加桂二两赵本有"也"字。（117）

【成无己】烧针发汗，则损阴血，而惊动心气。针处被寒，气聚而成核。心气因惊而虚，肾气乘寒气而动，发为奔脉。《金匮要略》曰：病有奔豚，从惊发得之。肾气欲上乘心，故其气从少腹上冲心也。先灸核上，以散其寒，与桂枝加桂汤，以泄奔豚之气。

【柯韵伯】寒气不能外散，发为赤核，是奔豚之兆也。从小腹冲心，是奔豚之气象也。此阳气不舒，阴气反胜，必灸其核，以散寒邪，服桂枝以补心气。更加桂者，不特益火之阳，且以制木邪而逐水气耳。前条（编者按：前条指第65条）发汗后，脐下悸，是水邪欲乘虚而犯心，故君茯苓以正治之，则奔豚自不发。此表寒未解，而小腹气冲，是木邪挟水气以凌心，故于桂枝汤倍加桂以平肝气，而奔豚自除。前在里而未发，此在表而已发，故治有不同。

【尤在泾】烧针发其汗，针处被寒者，故寒虽从汗而出，新寒复从针孔而入也。核起而赤者，针处红肿如核，寒气所郁也。于是心气因汗而内虚，肾气乘寒而上逆，则发为奔豚，气从少腹上冲心也。灸其核上，以杜再入之邪；与桂枝加桂，以泄上逆之气。

火逆，下之，因烧针烦躁者，桂枝甘草龙骨牡蛎汤主之[1]。（118）

[桂枝甘草龙骨牡蛎汤]方
桂枝一两赵本有"去皮"二字　甘草二两赵本有"炙"字　牡蛎二两，熬　龙骨二两
上为末，赵本作"四味"以水五升，煮取二升半，去滓，温服八合，日三服[2]。

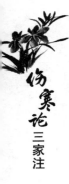
〔1〕【成无己】先火为逆，复以下除之，里气因虚，又加烧针，里虚而为火热所烦，故生烦躁，与桂枝甘草龙骨牡蛎汤以散火邪。

【柯韵伯】三番误治，阴阳俱虚竭矣。烦躁者，惊狂之渐，起卧不安之象也，急用此方，以安神救逆。

【尤在泾】火逆复下，已误复误，又加烧针，火气内迫，心阳内伤，则生烦躁。桂枝、甘草以复心阳之气，牡蛎、龙骨以安烦乱之神。此与下条（编者按：下条指第112条）参看更明。

〔2〕【成无己】辛甘发散，桂枝、甘草之辛甘，以发散经中之火邪；涩可去脱，龙骨、牡蛎之涩，以收敛浮越之正气。

太阳伤寒者，加温针，必惊也。（119）

【成无己】寒则伤荣。荣气微者，加烧针，则血留不行。惊者温针，损荣血而动心气。《金匮要略》曰：血气少者属于心。

【柯韵伯】温针者，即烧针也，烧之令其温耳。寒在形躯而用温针刺之，寒气内迫于心，故振惊也。

【尤在泾】寒邪在表，不以汗解，而以温针，心虚热入，必作惊也。成氏曰：温针损营血而动心气。

太阳病，当恶寒发热，今自汗出，赵本有"反"字**不恶寒发热，关上脉细数者，以医吐之过也。一二日吐之者，腹中饥，口不能食；三四日吐之者，不喜糜粥，欲食冷食，朝食暮吐，以医吐之所致也，此为小逆。**（120）

【成无己】恶寒发热，为太阳表病；自汗出，不恶寒发热者，阳明证。本太阳表病，医反吐之，伤动胃气，表邪乘虚传于阳明也。以关脉细数，知医吐之所致。病一二日，为表邪尚寒而未成热，吐之则表寒传于胃中，胃中虚寒，故腹中饥而口不能食。病三四日，则表邪已传成热，吐之，则表热乘虚入胃，胃中虚热，故不喜糜粥，欲食冷食，朝食暮吐也。朝食暮吐者，晨食入胃，胃虚不能克化，即知，至暮胃气行里，与邪气相搏，则胃气反逆，而以胃气尚在，故止云小逆。

【柯韵伯】言太阳病，头项强痛可知。今自汗出而不恶寒发热，疑非桂枝证。以脉辨之，关上者，阳明脉位也，细数而不洪大，虽自汗而不恶热，则不是与阳明并病；不口干烦满而自汗出，是不与少阴两感。原其故，乃庸医妄吐之所致也。吐后恶寒发热之表虽除，而头项强痛仍在，则自汗为表虚，脉细数为里热也。此其人胃气未伤，犹未至不能食，尚为小逆。其误吐而伤及胃气者，更当计日以辨之。若一二日间，热正在表，当汗解而反吐之，寒邪乘虚入胃，故饥不能食。三四日间，热发于里，当清解而反吐之，胃阳已亡，故不喜谷食，而反喜瓜果，是除中也。邪热不化物，故朝食暮吐，生意尽矣，此为大逆。按：三阳皆受气于胸中。在阳明以胸为表，吐之阳气得宣，故吐中便寓发散之意。太阳以胸为里，故有干呕、呕逆之证，而不可吐，吐之则伤胃而为逆。少阳得胸中之表，故亦有喜呕证，吐之则悸而惊矣。

【尤在泾】病在表而医吐之，邪气虽去，胃气则伤，故自汗出、无寒热，而脉细数也。一二日，胃气本和，吐之则胃空思食，故腹中饥，而胃气因吐而上逆，则又口不能食也。三四日，胃气生热，吐之则其热上动，故不喜糜粥，欲食冷食，而胃气自虚，不能消谷，则又朝食而暮吐也。此非病邪应尔，以医吐之所致。曰小逆者，谓邪已去而胃未和，但和其胃，则病必自愈。

太阳病吐之，但太阳病当恶寒，今反不恶寒，不欲近衣，此为吐之内烦也。（121）

【成无己】太阳表病，医反吐之，伤于胃气，邪热乘虚入胃，胃为邪热内烦；故不恶寒，不欲近衣也。

【柯韵伯】上条（编者按：上条指第 120 条）因吐而亡胃脘之阳，此因吐而伤膻中之阴。前条（编者按：前条指第 120 条，下同）见其人之胃

111

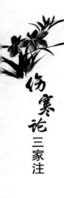

虚，此条见其人之阳盛。前条寒入太阴而伤脾精，此条热入阳明而成胃实。皆太阳妄吐之变证，是瓜蒂散所禁，不特亡血虚家也。

【尤在泾】病在表而吐之，邪气虽去，胃气生热，则为内烦。内烦者，热从内动而生烦也。

　　病人脉数，数为热，当消谷引食，而反吐者，此以发汗，令阳气微，膈气虚，脉乃数也。数为客热，不能消谷，以胃中虚冷，故吐也。（122）

【成无己】阳受气于胸中，发汗外虚阳气，是令阳气微、膈气虚也。数为热本，热则合消谷，客热则不能消谷，因发汗外损阳气，致胃中虚冷，故吐也。

【柯韵伯】上条（编者按：上条指第75条）因发汗而心血虚，此因发汗而胃气虚也。与服桂枝汤而吐者不同，此因症论脉，不是拘脉谈症。未汗浮数，是卫气实；汗后浮数，是胃气虚。故切居四诊之末，当因症而消息其虚实也。

【尤在泾】脉数为热，乃不能消谷而反吐者，浮热在上，而虚冷在下也。浮热不能消谷，为虚冷之气逼而上浮，如客之寄，不久即散，故曰客热。是虽脉数如热，而实为胃中虚冷，不可更以寒药益其疾也。

　　太阳病，过经十余日，心下温温欲吐，而胸中痛，大便反溏，腹微满，郁郁微烦。先此时，自极吐下者，与调胃承气汤[1]。若不尔者，不可与。但欲呕，胸中痛，微溏者，此非柴胡赵本有"汤"字证，以呕故知极吐下也[2]。（123）

　　〔1〕【柯韵伯】过经不解十余日，病不在太阳矣。仍曰太阳病者，以此为太阳之坏病也。心中不烦而心下温，腹中不痛而胸中痛，是上焦因极吐而伤矣。心下者，胃口也。心下温，温时即欲吐，胃口有遗热。腹微满，而郁郁时便微烦，是胃家尚未虚，胃中

有燥屎矣。大便当硬而反溏，是下焦因极下而伤也。欲吐而不得吐，当利而不利，总因胃气不和，大便溏而胃家仍实也。少与调胃承气汤微和之，三焦得和矣。

〔2〕**【成无己】** 心下温温欲吐，郁郁微烦，胸中痛，当责邪热客于胸中。大便反溏，腹微满，则邪热已下于胃也。日数虽多，若不经吐下，止是传邪，亦未可下，当与柴胡汤，以除上中二焦之邪。若曾吐下，伤损胃气，胃虚则邪乘虚入胃为实，非柴胡汤所能去，医统本有"与"字调胃承气汤下胃热。以呕，知胃气先曾伤动也。

【柯韵伯】 太阳居三阳之表，其病过经不解，不转属阳明，则转少阳矣。心烦喜呕，为柴胡证。然柴胡证，或胸中烦而不痛，或大便微结而不溏，或腹中痛而不满。此则胸中痛，大便溏，腹微满，皆不是柴胡证。但以欲呕一证似柴胡，当深究其欲呕之故矣。夫伤寒中风，有柴胡证，有半表证也，故呕而发热者主之。此病既不关少阳寒热往来、胁下痞硬之半表，见太阳过经而来，一切皆属里证，必十日前吐下而误之坏病也。胸中痛者，必极吐可知；腹微满，便微溏，必误下可知。是太阳转属阳明，而不属少阳矣。今胃气虽伤，而余邪未尽，故与调胃承气和之。不用枳、朴者，以胸中痛、上焦伤，即呕多虽有阳明证，不可攻之谓也。若未经吐下，是病气分而不在胃，则呕不止而郁郁微烦者，当属之大柴胡矣。此阳明少阳疑似证。前条（编者按：前条指第104条）得坏病之虚，此条得坏病之实。

【尤在泾】 过经者，病过一经，不复在太阳矣，详见《阳明篇》中。心下温温欲吐而胸中痛者，上气因吐而逆，不得下降也，与病人欲吐者不同。大便溏而不实者，下气因下而注，不得上行也，与大便本自溏者不同。设见腹满，郁郁微烦，知其热积在中者尤甚，则必以调胃承气以尽其邪矣。邪尽则不特腹中之烦满释，即胸中之呕痛亦除矣，此因势利导之法也。若不因吐下而致者，则病人欲吐者，与大便自溏者，均有不可下之戒，岂可漫与调胃承气汤哉？但欲呕，腹下痛，有似柴胡证，而系在极吐下后，则病在中气，非柴胡所得而治者矣。所以知其为极吐大下者，以大便溏而仍

辨太阳病脉证并治中

113

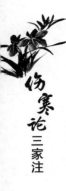

复呕也。不然，病既在下，岂得复行于上哉？

太阳病六七日，表证仍在，脉微而沉，反不结胸，其人发狂者，以热在下焦，少腹当硬满，小便自利者，下血乃愈。所以然者，以太阳随经，瘀热在里故也。抵当汤主之[1]。（124）

[抵当汤] 方

水蛭三十个，熬 味咸苦寒　　虻虫三十个，熬，去翅足 味苦微寒 桃人赵本作"仁"二十个，去皮尖 味苦甘平　　大黄三两，酒浸赵本作"洗" 味苦寒

上四味，为末赵本无"为末"二字，以水五升，煮取三升，去滓，温服一升，不下再赵本作"更"服[2]。

〔1〕【成无己】太阳，经也。膀胱，腑也。此太阳随经入腑者也。六七日邪气传里之时，脉微而沉，邪气在里之脉也。表证仍在者，则邪气犹浅，当结于胸中；若不结于胸中，其人发狂者，热结在膀胱也。《经》曰：热结膀胱，其人如狂。此发狂则热又深也。少腹硬满，小便不利者，为无血也；小便自利者，血证谛也，与抵当汤以下蓄血。

【柯韵伯】此亦病发于阳，误下热入之症也。"表症仍在"下当有"而反下"之句。太阳病六七日不解，脉反沉微，宜四逆汤救之。此因误下，热邪随经入腑，结于膀胱，故少腹硬满而不结胸，小便自利而不发黄也。太阳经少气多血，病六七日而表症仍在，阳气重可知。阳极则扰阴，故血燥而蓄于中耳。血病则知觉昏昧，故发狂。此经病传腑，表病传里，气病传血，上焦病而传下焦也。少腹居下焦，为膀胱之室，厥阴经脉所聚，冲任血海所由，瘀血留结，故硬满。然下其血而气自舒，攻其里而表自解矣。《难经》云：气结而不行者，为气先病；血滞而不濡者，为血后病。深合此症之义。

【尤在泾】此亦太阳热结膀胱之证。六七日，表证仍在，而脉微沉者，病未离太阳之经，而已入太阳之腑也。反不结胸，其

114

人发狂者，热不在上而在下也。少腹硬满，小便自利者，不结于气而结于血也。下血则热随血去，故愈。所以然者，太阳，经也；膀胱，腑也。太阳之邪，随经入里，与血俱结于膀胱，所谓经邪入腑，亦谓之传本是也。抵当汤中水蛭、虻虫食血去瘀之力，倍于芒硝，而又无桂枝之甘辛，甘草之甘缓，视桃仁承气汤为较峻矣。盖血自下者，其血易动，故宜缓剂，以去未尽之邪；瘀热在里者，其血难动，故须峻药以破固结之势也。

〔2〕【成无己】苦走血，咸胜血，虻虫、水蛭之咸苦以除蓄血。甘缓结，苦泄热，桃人、大黄之苦以下结热。

【柯韵伯】蛭，昆虫之饮血者也，而利于水。虻，飞虫之吮血者也，而利于陆。以水陆之善取血者，用以攻膀胱蓄血，使出乎前阴。佐桃仁之苦甘而推陈致新，大黄之苦寒而荡涤邪热。名之曰抵当者，直抵其当攻之处也。

太阳病，身黄，脉沉结，少腹硬，小便不利者，为无血也；小便自利，其人如狂者，血证谛也，抵当汤主之。（125）

【成无己】身黄脉沉结，少腹硬，小便不利者，胃热发黄也，可与茵陈汤。身黄，脉沉结，少腹硬，小便自利，其人如狂者，非胃中瘀热，为热结下焦而为蓄血也，与抵当汤以下蓄血。

【柯韵伯】太阳病发黄与狂，有气血之分。小便不利而发黄者，病在气分，麻黄连翘赤小豆汤症也。若小便自利而发狂者，病在血分，抵当汤症也。湿热留于皮肤而发黄，卫气不行之故也。燥血结于膀胱而发黄，营气不敷之故也。沉为在里，凡下后热入之症，如结胸、发黄、蓄血，其脉必沉。或紧、或微、或结，在乎受病之轻重，而不可以因症分也。水结、血结，俱是膀胱病，故皆少腹硬满。小便不利是水结，小便自利是血结。"如"字，助语词，若以"如"字实讲，与蓄血发狂分轻重，则谬矣。

【尤在泾】身黄，脉沉结，少腹硬，水病、血病皆得有之。但审其小便不利者，知水与热蓄，为无血而有水，五苓散证也；若小

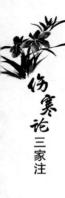

便自利，其人如狂者，乃热与血结，为无水而有血，抵当汤证也。设更与行水，则非其治矣。仲景以太阳热入膀胱，有水结、血结之分，故反复明辨如此。

伤寒有热，少腹满，应小便不利；今反利者，为有血也，当下之，不可余药，宜抵当丸[1]。（126）

［抵当丸］方

水蛭二十个赵本有"熬"字 味苦寒　虻虫二十五个赵本作二十个，去翅足，熬 味苦微寒　桃人"人"赵本作"仁"二十赵本有"五"字个，去皮尖　大黄三两

上四味，杵赵本作"捣"分为赵本无"为"字四丸，以水一升，煮一丸，取七合服之，晬时，当下血；若不下者，更服[2]。

〔1〕【成无己】伤寒有热，少腹满，是蓄血于下焦；若热蓄津液不通，则小便不利，其热不蓄津液而蓄血不行，小便自利者，乃为蓄血，当与桃人承气汤、抵当汤下之。然此无身黄屎黑，又无喜忘发狂，是未至于甚，故不可余快峻之药也，可与抵当丸，小可下之也。

【柯韵伯】有热即表症仍在。少腹满而未硬，其人未发狂。只以小便自利，预知其为有蓄血，故小其制，而丸以缓之。

【尤在泾】有热，身有热也。身有热而少腹满，亦太阳热邪传本之证。膀胱者，水溺所由出，其变为小便不利，今反利者，乃血瘀而非水结，如上条 (编者按：上条指124条) 抵当汤下之之例也。云不可余药者，谓非抵当丸不能以治之耳。

〔2〕【尤在泾】此条证治，与前条 (编者按：前条指第125条) 大同，而变汤为丸，未详何谓。尝考其制，抵当丸中水蛭、虻虫，减汤方三分之一，而所服之数，又居汤方十分之六，是缓急之分，不特在汤丸之故矣。此其人必有不可不攻，而又有不可峻攻之势，如身不发黄，或脉不沉结之类，仲景特未明言耳。有志之士，当不徒求之语言文字中也。

太阳病，小便利者，以饮水多，必心下悸。小便少者，必苦里急也。（127）

【成无己】饮水多而小便自利者，则水不内蓄，但腹中水多，令心下悸。《金匮要略》曰：食少饮多，水停心下，甚者则悸。饮水多而小便不利，则水蓄于内而不行，必苦里急也。

【柯韵伯】此望问法。《内经》所云一者因得之，审其上下得一之情者是也。见其饮水，即问其小便。小便利则水结上焦，不能如雾，故心下悸可必；小便少则水蓄下焦，不能如渎，故里急可必。火用不宣，致水停心下而悸；水用不宣，致水结膀胱而里急也。

【尤在泾】病在太阳之时，里热未甚，水液尚通，其外虽病，而其内犹晏如也，故不可多饮水。设饮水多，必停于心下为悸。所以然者，里无热，不能消水。心属火而畏水，水多凌心，故惕惕然跳动不宁也。然使小便自利，则停水自行，虽悸犹当自愈；若小便不利而少，则水不下行，积于膀胱，必苦里急。里急者，小便欲行而不能，则小腹奔迫急痛也。

辨太阳病脉证并治下

问曰：病有结胸，有脏结，其状何如？答曰：按之痛，寸脉浮，关脉沉，名曰结胸也。（128）

何谓脏结？答曰：如结胸状，饮食如故，时时下利，寸脉浮，关脉小细沉紧，名曰脏结。舌上白胎滑者，难治。（129）

【成无己】结胸者，邪结在胸；脏结者，邪结在脏。二者皆下后，邪气乘虚入里所致。下后邪气入里，与阳相结者为结胸，以阳受气于胸中故尔；与阴相结者，为脏结，以阴受之，则入五脏故尔。气与宜通而塞，故痛。邪结阳分，则阴气不得上通；邪结阴

117

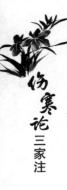

分，则阳气不得下通。是二者，皆心下硬痛。寸脉浮，关脉沉，知邪结在阳也；寸脉浮，关脉小细沉紧，知邪结在阴也。阴结而阳不结，虽心下结痛，饮食亦自如，故阴气乘肠虚而下，故时时自下利。阴得阳则解，脏结得热证多，则易治。舌上白胎滑者，邪气结胸中亦寒，故云难治。

【柯韵伯】结胸之脉沉紧者可下，浮大者不可下，此言其略耳。若按部推之，寸为阳，浮为阳，阳邪结胸而不散，必寸部仍见浮脉。关主中焦，妄下而中气伤故沉，寒水留结于胸胁之间故紧。不及尺者，所重在关，故举关以统之也。如结胸状而非结胸者，结胸则不能食，不下利，舌上燥而渴，按之痛，脉虽沉紧而实大，此则结在脏而不在腑，故见症种种不同。夫硬而不通谓之结。此能食而利亦谓之结者，是结在无形之气分，五脏不通，故曰脏结。与阴结之不能食而大便硬不同者，是阴结尚为胃病，而无间于脏也。五脏以心为主，而舌为心之外候，舌胎白而滑，是水来克火，心火几于熄矣，故难治。

【尤在泾】此设为问答，以辨结胸、脏结之异。结胸者，邪结胸中，按之则痛；脏结者，邪结脏间，按之亦痛。如结胸者，谓如结胸之按而痛也。然胸高而脏下，胸阳而脏阴，病状非同，而所处之位则不同。是以结胸不能食，脏结则饮食如故；结胸不必下利，脏结则时时下利；结胸关脉沉，脏结则更小细紧；而其病之从表入里，与表犹未尽之故也，则又无不同，故结胸、脏结其寸脉俱浮也。舌上白胎滑者，在里之阳不振，入结之邪已深，结邪非攻不去，而脏虚又不可攻，故曰难治。

脏结无阳证，不往来寒热赵本注："一云，寒而不热"，其人反静，舌上胎滑者，不可攻也。（130）

【成无己】脏结于法当下，无阳证，为表无热；不往来寒热，为半表半里无热；其人反静，为里无热。《经》曰：舌上如胎者，以丹田有热，胸中有寒，医统本有"邪气"二字以表里皆寒，故不可攻。

118

【柯韵伯】结胸是阳邪下陷，尚有阳症见于外，故脉虽沉紧，有可下之理。脏结是积渐凝结而为阴，五脏之阳已竭也。外无烦躁潮热之阳，舌无黄黑芒刺之胎，虽有硬满之症，慎不可攻。理中、四逆辈温之，尚有可生之义。

【尤在泾】邪结在脏，必阳气内动，或邪气外达，而后可施攻取之法。若无阳证，不往来寒热，则内动外达之机俱泯。是以其人反静，其舌胎反滑，邪气伏而不发，正气弱而不振，虽欲攻之，无可攻已。盖即上文难治之端，而引其说如此。

病发于阳而反下之，热入，因作结胸；病发于阴而反下之赵本注："一作汗出"，因作痞赵本有"也"字。所以成结胸者，以下之太早故也[1]。结胸者，项亦强，如柔痉状。下之则和，宜大陷胸丸方[2]。（131）

[大陷胸丸] 方

大黄半斤 味苦寒　葶苈赵本有"子"字半升，熬 味苦寒　芒硝半升 味咸寒　杏人赵本作"仁"半升，去皮尖，熬黑 味苦甘温

上四味，捣筛二味，内杏人赵本作"仁"、芒硝，合研如脂，和散，取如弹丸一枚；别捣甘遂末一钱匕，白蜜二合，水二升，煮取一升，温顿服之，一宿乃下，如不下更服，取下为效，禁如药法[3]。

〔1〕【成无己】发热恶寒者，发于阳也，而反下之，则表中阳邪入里，结于胸中为结胸；无热恶寒者，发于阴也，而反下之，医统本有"则"字表中之阴入里，结于心下为痞。

【柯韵伯】寒气侵人，人即发热以拒之，是为发阳，助阳散寒，一汗而寒热尽解矣。不发汗而及下之，热反内陷，寒气随热而入，入于胸必结，瘀热在里故也。阳者，指外而言，形躯是也；阴者，指内而言，胸中心下是也。此指人身之外为阳、内为阴，非指阴经之阴，亦非指阴症之阴。发阴、发阳，俱指发热。结胸与痞，俱是热症。作痞不言热入者，热原发于里也。误下而热不得

119

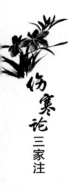

散，因而痞硬，不可以发阴作无热解也。若作痞谓非热症，泻心汤不得用芩、连、大黄矣。若栀子豉之心中懊恼，瓜蒂散之心中温温欲吐，与心下满而烦，黄连汤之胸中有热，皆是病发于阴。

【尤在泾】此原所以结胸与痞之故。病发于阳者，邪在阳之经；病发于阴者，邪在阴之经也。阳经受邪，郁即成热，其气内陷，则为结胸；阴经受邪，未即成热，其气内陷，则作痞。所以然者，病邪在经，本当发散而反下之，里气则虚，邪气因入，与饮相抟而为病也。要之阳经受邪，原有可下之例，特以里未成实，而早行下法，故有结胸之变证。审其当下而后下之，何至是哉？仲景复申明所以成结胸之故，而不及痞，岂非以阴经受邪，则无论迟早，俱未可言下耶？

〔2〕【成无己】结胸病项强者，为邪结胸中，胸膈结满，心下紧实，但能仰而不能俯，是项强，亦如柔痉之状也。与大陷胸丸，下结泄满。

【柯韵伯】头不痛而项犹强，不恶寒而头汗出，故如柔痉状。此表未尽除而里症又急，丸以缓之，是以攻剂为和剂也。此是结胸症中或有此状，若谓结胸者必如是，则不当有汤、丸之别矣。

【尤在泾】痉病之状，颈项强直。结胸之甚者，热与饮结，胸膈紧贯，上连于项，但能仰而不能俯，亦如痉病之状也。曰柔而不曰刚者，以阳气内陷者，必不能外闭，而汗常自出耳。是宜下其胸中结聚之实，则强者得和而愈。然胸中盛满之邪，固非小陷胸所能去；而水热互结之实，亦非承气汤所可治。故与葶苈之苦、甘遂之辛以破结饮而泄气闭；杏仁之辛、白蜜之甘以缓下趋之势，而去上膈之邪；其芒硝、大黄则资其软坚荡实之能。

〔3〕【成无己】大黄、芒硝之苦咸，所以下热；葶苈、杏人之苦甘，所以泄满；甘遂取其直达，白蜜取其润利，皆以下泄满实物也。

【柯韵伯】硝、黄，血分药也，葶、杏，气分药也。病在表用气分药，病在里用血分药，此病在表里之间，故用药亦气血相须也。且小其制而复以白蜜之甘以缓之，留一宿乃下，一以待表症之先除，一以保肠胃之无伤耳。

【尤在泾】汤者荡也，荡涤邪秽，欲使其净尽也。丸者缓也，和理脏腑，不欲其速下也。大陷胸丸以荡涤之体，为和缓之用，盖以其邪结在胸，而至如柔痉状，则非峻药不能逐之，而又不可以急剂一下而尽，故变汤为丸，煮而并渣服之，乃峻药缓用之法。峻则能胜破坚荡实之任，缓则能尽际上迄下之邪也。

结胸证，其脉浮大者，不可下，下之则死。（132）

【成无己】结胸为邪结胸中，属上焦之分，得寸脉浮、关脉沉者，为在里，则可下。若脉浮大，心下虽结，是在表者犹多，未全结也，下之重虚，邪气复结，则难可制，故云：下之则死。

【柯韵伯】阳明脉浮大，心下反硬，有热属脏者，可攻之。太阳结胸热实，脉浮大者，不可下，何也？盖阳明燥化，心下硬，是浮大为心脉矣。火就燥，故急下之以存津液，釜底抽薪法也。结胸虽因热入所致，然尚浮大，仍为表脉。恐热未实则水未结，若下之，利不止矣。故必待沉紧，始可下之。此又凭脉不凭症之法也。

【尤在泾】结胸证，原有可下之例，如大陷胸汤及丸诸法是也。若其脉浮大者，心下虽结而表邪犹盛，则不可遂与下法。下之则脏气重伤，邪气复入，既不能受，又不可制，则难为生矣，故曰下之则死。

结胸证悉具，烦躁者，亦死。（133）

【成无己】结胸证悉具，邪结已深也。烦躁者，正气散乱也。邪气胜正，病者必死。

【柯韵伯】结胸是邪气实，烦躁是正气虚，故死。

【尤在泾】伤寒邪欲入而烦躁者，正气与邪争也。邪既结而烦躁者，正气不胜，而将欲散乱也。结胸证悉具，谓脉沉紧、心下痛、按之石硬及不大便、舌上燥而渴、日晡所潮热，如上文（编者

辨太阳病脉证并治下

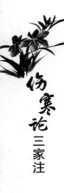

伤寒论三家注

按：上文指第 134、135、136、137 条）所云是也。而又烦躁不宁，则邪结甚深，而正虚欲散；或下利者，是邪气淫溢，际上极下，所谓病胜脏者也，虽欲不死，其可得乎？

太阳病，脉浮而动数，浮则为风，数则为热，动则为痛，数则为虚，头痛发热，微盗汗出而反恶寒者，表未解也。医反下之，动数变迟，膈内拒痛赵本注："一云：头痛即眩"，胃中空虚，客气动膈，短气躁烦，心中懊憹，阳气内陷，心下因硬，则为结胸，大陷胸汤主之。若不结胸，但头汗出，余处无汗，剂颈而还，小便不利，身必发黄也赵本无"也"字[1]。（134）

[大陷胸汤] 方

大黄六两，去皮 苦寒　芒硝一升 咸寒　甘遂一钱赵本、医统本并有"匕"字 苦寒

上三味，以水六升，先煮大黄，取二升，去滓，内芒硝，煮一两沸，内甘遂末，温服一升，得快利，止后服[2]。

〔1〕【成无己】动数皆阳脉也，当责邪在表。睡而汗出者，谓之盗汗。为邪气在半表半里，则不恶寒，此头痛发热，微盗汗出反恶寒者，表未解也，当发其汗。医反下之，虚其胃气，表邪乘虚则陷。邪在表则见阳脉，邪在里则见阴脉，邪气内陷，动数之脉所以变迟，而浮脉独不变者，以邪结胸中，上焦阳结，脉不得而沉也。客气者，外邪乘胃中空虚入里，结于胸膈，膈中拒痛者，客气动膈也。《金匮要略》曰：短气不足以息者，实也。短气燥医统本作"躁"烦，心中懊憹，皆邪热为实。阳气内陷，气不得通于膈，壅于心下，为硬满而痛，成结胸也。与大陷胸汤，以下结热。若胃中空虚，阳气内陷，不结于胸膈，下入于胃中者，遍身汗出，则为热越，不能发黄；若但头汗出，身无汗，剂颈而还，小便不利者，热不得越，必发黄也。

【柯韵伯】热气炎上，不能外发，故头有汗而身无汗。若小便利，则湿热下流，即内亦解；不利则湿热内蒸于脏腑，黄色外

122

见于皮肤矣。

【尤在泾】脉浮动数，皆阳也，故为风、为热、为痛。而数则有正为邪迫，失其常度之象，故亦为虚。头痛发热，微盗汗出，而复恶寒，为邪气在表，法当发散，而反下之，正气则虚，邪气乃陷。动数变迟者，邪自表而入里，则脉亦去阳而之阴也。膈内拒痛者，邪欲入而正拒之，正邪相击则为痛也。胃中空虚，客气动膈者，胃气因下而里虚，客气乘虚而动膈也。短气躁烦，心中懊恼者，膈中之饮，为邪所动，气乃不舒，而神明不宁也。由是阳邪内陷，与饮相结，痞硬不消，而结胸之病成矣。大陷胸汤则正治阳邪内结胸中之药也。若其不结胸者，热气散漫，既不能从汗而外泄，亦不得从溺而下出，蒸郁不解，浸淫肌体，势必发黄也。

〔2〕**【成无己】**大黄谓之将军，以苦荡涤。芒硝一名硝石，以其咸能软硬，夫间有甘遂以通水也。甘遂若夫间之，遂其气，可以直达透结，陷胸三物为允。

【尤在泾】大陷胸与大承气，其用有心下与胃中之分。以愚观之，仲景所云心下者，正胃之谓。所云胃中者，正大小肠之谓也。胃为都会，水谷并居，清浊未分，邪气入之，夹痰杂食，相结不解，则成结胸。大小肠者，精华已去，糟粕独居，邪气入之，但与秽物结成燥粪而已。大承气专主肠中燥粪，大陷胸并主心下水食，燥粪在肠，必藉推逐之力，故须枳、朴；水食在胃，必兼破饮之长，故用甘遂。且大承气先煮枳、朴，而后纳大黄；大陷胸先煮大黄，而后纳诸药。夫治上者制宜缓，治下者制宜急，而大黄生则行速，熟则行迟，盖即一物，而其用又有不同如此。

伤寒六七日，结胸热实，脉沉而紧，心下痛，按之石硬者，大陷胸汤主之。（135）

【成无己】病在表而下之，热入因作结胸。此不云下后，而云伤寒六七日，则是传里之实热也。沉为在里，紧为里实，以心下痛，按之实硬，是以为结胸，与大陷胸汤，以下结热。

123

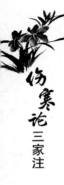

【柯韵伯】前条（编者按：前条指第131条和136条）言病因与外症，此条言脉与内症。又当于"热实"二字着眼，六七日中，详辨结胸有热实，亦有寒实。太阳病误下，成热实结胸，外无大热，内有大热也。太阴病误下，成寒实结胸，胸中结硬，外内无热症也。沉为在里，紧则为寒，此正水结胸胁之脉。心下满痛，按之石硬，此正水结胸胁之症。然其脉其症，不异于寒实结胸。故必审其为病发于阳，误下热入所致，乃可用大陷胸汤，是谓治病必求其本耳。

【尤在泾】邪气内结，既热且实，脉复沉紧，有似大承气证，然结在心下，而不在腹中，虽按之石硬而痛，亦是水食互结，与阳明之燥粪不同，故宜甘遂之破饮，而不宜枳、朴之散气，如上条之说也。

伤寒十余日，热结在里，复往来寒热者，与大柴胡汤[1]。赵本有"大柴胡汤方"但结胸，无大热者，此为水结在胸胁也，但头微汗出者，大陷胸汤主之[2]。（136）

〔1〕【柯韵伯】里者对表而言，不是指胃。此热结气分，不属有形，故十余日复能往来寒热。若热结在胃，则蒸蒸发热，不复知有寒矣。往来寒热，故倍生姜佐柴胡以解表；结热在里，故去参、甘之温补，加枳、芍以破结。

〔2〕【成无己】伤寒十余日，热结在里，是可下之证，复往来寒热，为正邪分争，未全敛结，与大柴胡汤下之。但结胸无大热者，非热结也，是水饮结于胸胁，谓之水结胸。周身汗出者，是水饮外散，则愈；若但头微汗出，余处无汗，是水饮不得外泄，停蓄而不行也，与大陷胸汤以逐其水。

【柯韵伯】上条（编者按：上条指第131条）言热入是结胸之因，此条言水结是结胸之本，互相发明结胸病源。若不误下则热不入，热不入则水不结。若胸胁无水气，则热必入胃而不结于胸胁矣。此因误下热入，太阳寒水之邪，亦随热而内陷于胸胁间。水邪、热邪结而不散，故名曰结胸。粗工不解此义，竟另列水结胸一症，由是多歧滋惑矣。不思大陷胸汤、丸，仲景用甘遂、葶苈何为耶？无大热，指表言。未下时大热，下后无大热，可知大热乘虚入里矣。但头微汗者，热气上蒸也。余处无汗者，水气内结也。水结于内，则热不得散；热结于内，则水不得行。故用甘遂以直攻其水，任硝、黄以大下其热，所谓其次治六腑也。又大变乎五苓、十枣等法。太阳误下，非结胸即发黄，皆因其先失于发汗，故致湿热之为变也。身无大热，但头汗出，与发黄症同。只以小便不利，知水气留于皮肤，尚为在表，仍当汗散。此以小便利，知水气结于胸胁，是为在里，故宜下解。

【尤在泾】热结在里，而复往来寒热，是谓表里俱实，不得以十余日之久，而独治其里也，故宜大柴胡表里两解之法。若但结胸而无大热，如口燥渴心烦等证者，此为水饮结在胸胁之间，所谓水结胸者是也。盖邪气入里，必挟身中所有，以为依附之地，是以在肠胃则结于糟粕，在胸膈则结于水饮，各随其所有而为病耳。水结在胸，而但头汗出者，邪膈于上而气不下通也，故与大陷胸汤，以破饮而散结。

太阳病，重发汗，而复下之，不大便五六日，舌上燥而渴，日晡所小有潮热赵本注："一云：日晡所发心胸大烦"，**从心下至少腹，硬满而痛，不可近者，大陷胸汤主之。**（137）

【成无己】重发汗而复下之，则内外重亡津液，而邪热内结，致不大便五六日，舌上燥而渴也。日晡潮热者属胃，此日晡小有潮热，非但在胃。从心下至少腹，硬满而痛不可近者，是一腹之中，上下邪气俱甚也，与大陷胸汤以下其邪。

【柯韵伯】此妄汗妄下，将转属阳明而尚未离乎太阳也。不大便五六日，舌上燥渴，日晡潮热，是阳明病矣。然心下者，太阳之位；小腹者，膀胱之室。从心下至小腹硬满而痛不可近，是下后热入水结所致，而非胃家实，故不得名为阳明病也。若复用承气下之，水结不散，其变不可胜数矣。

辨太阳病脉证并治下

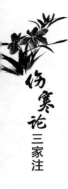

【尤在泾】汗下之后，津液重伤，邪气内结，不大便五六日，舌上燥而渴，日晡所小有潮热，皆阳明胃热之征也。从心下至少腹，硬满而痛不可近，则不特征诸兆，抑且显诸形矣。乃不用大承气而用大陷胸者，亦以水食互结，且虽至少腹，而未离心下故也。不然，下证悉具，下药已行，何以不臣枳、朴而臣甘遂哉？

小结胸病，正在心下，按之则痛，脉浮滑者，小陷胸汤主之[1]。（138）

［小陷胸汤］方

黄连一两 苦寒　半夏半升，洗 辛温　栝蒌实大者一个 赵本作"枚" 味苦寒

上三味，以水六升，先煮栝蒌，取三升，去滓，内诸药，煮取二升，去滓，分温三服[2]。

[1]【成无己】心下硬痛，手不可近者，结胸也。正在心下，按之则痛，是热气犹浅，谓之小结胸。结胸脉沉紧，或寸浮关沉，今脉浮滑，知热未深结。与小陷胸汤，以除胸膈上结热也。

【柯韵伯】结胸有轻重，立方分大小。从心下至小腹按之石硬而痛不可近者，为大结胸；正在心下未及胁腹，按之则痛，未曾石硬者，为小结胸。大结胸是水结在胸腹，故脉沉紧；小结胸是痰结于心下，故脉浮滑。水结宜下，故用甘遂、葶、杏、硝、黄等下之；痰结可消，故用黄连、栝蒌、半夏以消之。水气能结而为痰，其人之阳气重可知矣。

【尤在泾】胸中结邪，视结胸较轻者，为小结胸。其证正在心下，按之则痛，不似结胸之心下至少腹硬满，而痛不可近也；其脉浮滑，不似结胸之脉沉而紧也。是以黄连之下热轻于大黄，半夏之破饮缓于甘遂，栝蒌之润利和于芒硝，而其蠲除胸中结邪之意，则又无不同也，故曰小陷胸汤。

[2]【成无己】苦以泄之，辛以散之。黄连、栝蒌实 医统本有"之"字 苦寒以泄热，半夏之辛以散结。

【柯韵伯】阳明脉浮大，心下反硬，有热属脏者，可攻之。太阳结胸热实，脉浮大者，不可下，何也？盖阳明燥化，心下硬，是浮大为心脉矣。火就燥，故急下之以存津液，釜底抽薪法也。结胸虽因热入所致，然尚浮大，仍为表脉。恐热未实则水未结，若下之，利不止矣。故必待沉紧，始可下之。此又凭脉不凭症之法也。

太阳病二三日，不能卧，但欲起，心下必结，脉微弱者，此本有寒分也。反下之，若利止，必作结胸；未止者，四日复下之，此作协热利也。（139）

【成无己】太阳病二三日，邪在表也。不能卧、但欲起、心下必结者，以心下结满，卧则气壅而愈甚，故不能卧而但欲起也。心下结满，有水分、有寒分、有气分。今脉微弱，知本有寒分。医见心下结而反下之，则太阳表邪乘虚入里，利止则邪气留结为结胸，利不止，至次日复如前下利不止者，是邪热下攻肠胃，为挟热利也。

【柯韵伯】不得卧，但欲起，在二三日，似乎与阳明并病。必心下有结，故作此状。然结而不硬，脉微弱而不浮大，此其人素有久寒宿饮结于心下，非亡津液而胃家实也，与小青龙以逐水气。而反下之，表实里虚，当利不止。若利自止者，是太阳之热入，与心下之水气交持不散，必作结胸矣。若利未止者，里既已虚，表尚未解，宜葛根汤、五苓散辈。医以心下结为病不尽而复下之，表热里寒不解，此协热利所由来也。

【尤在泾】太阳病二三日，为病未久也。不能卧、但欲起者，心下结满，卧则气愈壅而不安也。脉微弱，阳气衰少也。夫二三日为病未久，则寒未变热，而脉又微弱，知其结于心下者，为寒分而非热分矣。寒分者病属于寒，故谓寒分，犹《金匮》所谓血分、气分、水分也。寒则不可下，而医反下之，里虚寒入，必为下利不止。若利止，必作结胸者，寒邪从阳之化，而上结于阳位也；若未

127

辨太阳病脉证并治下

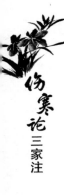

止，四日复下之者，寒已变热，转为协热下利，故须复下，以尽其邪，所谓"在下者，引而竭之"也。总之，寒邪中人，久必变热，而邪不上结，势必下注。仲景反复详论，所以诏示后人者深矣。

太阳病下之，其脉促赵本注："一作纵"，**不结胸者，此为欲解也。脉浮者，必结胸也**赵本无"也"字；**脉紧者，必咽痛；脉弦者，必两胁拘急；脉细数者，头痛未止；脉沉紧者，必欲呕；脉沉滑者，协热利；脉浮滑者，必下血。**（140）

【成无己】此太阳病下之后，邪气传变。其脉促者为阳盛，下后脉促为阳胜阴也，故不作结胸，为欲解。下后脉浮为上焦阳邪结，而为结胸也，《经》曰：结胸者，寸脉浮，关脉沉。下后脉紧，则太阳之邪传于少阴，《经》曰：脉紧者属少阴。《内经》曰：邪客于少阴之络，令人咽医统本作"嗌"痛，不可内食，所以脉紧者，必咽痛。脉弦则太阳之邪传于少阳，《经》曰：尺寸俱弦者，少阳受病也。其脉循胁，络于耳，所以脉弦者，必两胁拘急。下后邪气传里，则头痛未止，脉细数为邪未传里而伤气也，细为气少，数为在表，故头痛未止。脉沉紧，则太阳之邪传于阳明，为里实也，沉为在里，紧为里实，阳明里实，故必欲呕。脉滑则太阳之邪传于肠胃，以滑为阴气有余，知邪气入里，干于下焦也，沉为血胜气虚，是为协热利；浮为气胜血虚，是知必下血。《经》曰：不宜下而便攻之，诸变不可胜数。此之谓也。

【尤在泾】此因结胸，而并详太阳误下诸变。谓脉促为阳盛，而不结于胸，则必无下利痞满之变，其邪将从外解。若脉浮者，下后邪已入里，而犹在阳分，则必作结胸矣。脉紧者，太阳之邪传入少阴之络，故必咽痛，所为脉紧者属少阴，又邪客于足少阴之络，令人咽痛，不可内食是也。脉弦者，太阳之邪传入少阳之经，故必两胁拘急，所为尺寸俱弦者，少阳受病，其脉循胁络于耳故也。脉细为气少，数为阳脉，气不足而阳有余，乃邪盛于上也，故头痛未止。脉沉为在里，紧为寒脉，邪入里而正不容，则内为格拒，故必欲呕。脉沉滑者，热胜而在下也，故协热利。脉浮滑者，阳胜而阴伤也，故必下血。《经》曰：不宜下而更攻之，诸变不可胜数。此之谓也。以下并太阳下后之证，而或胸满，或喘，或烦惊谵语，或胁痛发黄，是结胸、痞满、烦躁、下利外，尚有种种诸变如此。

病在阳，应以汗解之，反以冷水㵫之，若灌之，其热被却^赵本、医统本并作"劫"不得去，弥更益烦，肉上粟起，意欲饮水，反不渴者，服文蛤散。若不差者，与五苓散。寒实结胸，无热证者，与三物小陷胸汤，白散亦可服[1]。（141）

［文蛤散］方

文蛤五两 味咸寒

上一味，为散，以沸汤和一钱赵本作"方寸"匕服，汤用五合[2]。赵本有"五苓散方"

［白散］方

桔梗三分 味辛苦，微温　芭赵本作"巴"豆一分，去皮心，熬黑，研如脂 平 医统本作"辛"温　贝母三分 味辛苦平

上件赵本无"件"字三味，为末赵本、医统本并作"散"，内芭赵本作"巴"豆，更于臼中杵之，以白饮和服。强人半钱赵本、医统本并有"匕"字，羸者减之。病在膈上必吐，在膈下必利，不利进热粥一杯，利过不止，进冷粥一杯。身热，皮粟不解，欲引衣自复者赵本无"者"字，若水以赵本作"以水"㵫之、洗之，益令热却赵本作"劫"不得出，当汗而不汗，则烦。假令汗出已，腹中痛，与芍药三两如上法[3]。

[1]【成无己】病在阳，为邪在表也，法当汗出而解，反以冷水㵫之，灌洗，热被寒水，外不得出，则反攻其里。弥更益烦，肉上粟起者，水寒之气客于皮肤也；意欲饮水者，里有热也；反不渴者，寒在表也。与文蛤散以散表中水寒之气。若不差，是水热相搏，欲传于里，与五苓散发汗以和之。始热在表，因水寒制之，不

129

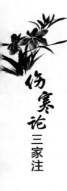

得外泄，内攻于里，结于胸膈，心下硬痛，本是_{医统本作"以"}水寒伏热为实，故谓之寒实结胸。无热证者，外无热，而热悉收敛于里也，与小陷胸汤以下逐之。白散下热，故亦可攻。

【柯韵伯】太阳表热未除，而反下之，热邪与寒水相结，成热实结胸。太阴腹满时痛，而反下之，寒邪与寒药相结，成寒实结胸。无热证者，不四肢烦疼者也。名曰三白者，三物皆白，别于黄连小陷胸也。旧本误作三物，以黄连、栝蒌投之，阴盛则亡矣。又误作白散，是二方矣。黄连、巴豆，寒热天渊，云亦可服，岂不误人？且妄编于《太阳篇》中水渍证后，而方后又以身热皮粟一段杂之，使人难解。今移太阴胸下结硬之后，其证其方，若合符节。按：三白小陷胸，非是两汤，系三白可陷下胸中之结耳。不可作两句看，盖既称寒实，小陷胸是大寒之药，乃下井投石耳。

【尤在泾】病在阳者，邪在表也，当以药取汗，而反以冷水渍之，或灌濯之，其热得寒被劫而又不得竟去，于是热伏水内，而弥更益烦，水居热外，而肉上粟起。而其所以为热，亦非甚深而极盛也，故意欲饮水，而口反不渴。文蛤咸寒而性燥，能去表间水热互结之气。若服之而不瘥者，其热渐深，而内传入本也。五苓散辛散而淡渗，能去膀胱与水相得之热，若其外不郁于皮肤，内不传于膀胱，则水寒之气，必结于胸中，而成寒实结胸。寒实者，寒邪成实，与结胸热实者不同。审无口燥渴烦等证见者，当与三物白散温下之剂，以散寒而除实也。本文"小陷胸汤"及"亦可服"七字，疑衍。盖未有寒热而仍用黄连、栝蒌者，或久而变热者，则亦可与服之耳。

〔2〕【成无己】咸走肾邪，_{医统本作"则"}可以胜水气。

〔3〕【成无己】辛散而苦泄。桔梗、贝母之苦辛，用以下气；芭豆之辛，用以散实。

【柯韵伯】贝母主疗心胸郁结，桔梗能开提血气，利膈宽胸。然非巴豆之辛热斩关而入，何以胜硝、黄之苦寒，使阴气流行而成阳也？白饮和服者，甘以缓之，取其留恋于胸，不使速下耳。散者散其结塞，比汤以荡之更精。本证原是吐利，因胸下结硬，故不能通。因其势而利导之，则结硬自除矣。东坦云：淡粥为阴中之阳，所以利小便。今人服大黄后，用粥止利，即此遗意耳。

太阳与少阳并病，头项强痛，或眩冒，时如结胸，心下痞硬者，当刺大椎第一间，肺俞、肝俞，慎不可发汗，发汗则谵语。脉弦，五六赵本无"六"字**日，谵语不止，当刺期门。**（142）

【成无己】太阳之脉络头下项。头项强痛者太阳表病也。少阳之脉循胸络胁，如结胸心下痞硬者少阳里病也。太阳少阳相并为病，不纯在表，故头项不但强痛而或眩冒，亦未全入里，故时如结胸，心下痞硬，此邪在半表半里之间也。刺大椎第一间、肺俞以泻太阳之邪；刺肝俞以泻少阳之邪。邪在表则可发汗；邪在半表半里则不可发汗。发汗则亡津液，损动胃气。少阳之邪，因干于胃，土为木刑，必发谵语。脉弦至五六日传经尽，邪热去而谵语当止；若复不止为少阳邪热甚也，刺期门以泻肝胆之气。

【柯韵伯】脉弦属少阳，头项强痛属太阳。眩冒、结胸、心下痞则两阳皆有之证。两阳并病，阳气重可知。然是经脉之为眚，汗吐下之法，非少阳所宜。若不明刺法，不足以言巧。督主诸阳，刺大椎以泄阳气。肺主气，肝主血，肺肝二俞，皆主太阳。调其气血，则头项强痛可除，脉之弦者可和，眩冒可清，结胸、痞硬等证可不至矣。若发汗是犯少阳，胆液虚必转属胃而谵语。此谵语虽因胃实，而两阳之证未罢，亦非下法可施也。土欲实，木当平之，必肝气清而水土治，故刺期门而三阳自和。

【尤在泾】太阳之脉其直者，从巅入络脑，还出别下项；少阳之脉起目锐眦，上抵头角，其内行者，由缺盆下胸中贯膈，络肝属胆。故头项强痛者，太阳之邪未罢；或眩冒，时如结胸，心下痞硬者，少阳之邪方盛也。大椎在脊骨第一节上，刺之所以泻太阳邪气，而除颈项之强痛；肺俞在脊骨第三节下两旁，肝俞在第九节下两旁，刺之所以泻少阳邪气，而除眩冒、时如结胸及心下之痞硬。慎不可发汗以亡胃液，液亡胃燥，必发谵语，且恐少阳之邪得乘虚

辨太阳病脉证并治下

131

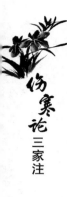

而干胃也。若脉弦至五六日，谵语不止，是少阳胜而阳明负，亦如阳明与少阳合病之为失也，故当刺期门以泻少阳之邪。亦慎勿下之以虚其胃，胃虚邪陷，必作结胸，如本论云：太阳少阳并病，而反下之，成结胸也。

妇人中风，发热恶寒，经水适来，得之七八日，热除而脉迟身凉，胸胁下满，如结胸状，谵语者，此为热入血室也，当刺期门，随其实而泻赵本作"取"之。（143）

【成无己】中风，发热恶寒，表病也。若经水不来，表邪传里，则入腑而不入血室也；因经水适来，血室空虚，至七八日邪气传里之时，更不入腑，乘虚而入于血室。热除脉迟身凉者，邪气内陷而表证罢也。胸胁下满，如结胸状，谵语者，热入血室而里实。期门者，肝之募，肝主血，刺期门者，泻血室之热。审看何经气实，更随其实而泻之。

【柯韵伯】人之十二经脉，应地之十二水，故称血为经水。女子属阴而多血，脉者血之府也，脉以应月，故女子一月经水溢出，应时而下，故人称之为月事也。此言妇人适于经水来时，中于风邪，发热恶寒。此时未虑及月事矣，病从外来，先解其外可知。至七八日热除身凉脉迟为愈，乃反见胸胁苦满而非结胸，反发谵语而非胃实，何也？脉迟故也。迟为在脏，必其经水适来时，风寒外来，内热乘肝，月事未尽之余，其血必结。当刺其募以泻其结热，满自消而谵语自止，此通因塞用法也。

妇人中风，七八日，续得寒热，发作有时，经水适断者，此为热入血室，其血必结，故使如疟状，发作有时，小柴胡汤主之赵本有"小柴胡汤方"。（144）

【成无己】中风七八日，邪气传里之时，本无寒热而续得寒热，经水适断者，此为表邪乘血室虚，入于血室，与血相搏而血结不行，经水所以断也。血气与邪分争，致寒热如疟而发作有时，与小柴胡汤，以解传经之邪。

【柯韵伯】中风至七八日，寒热已过，复得寒热，发作有期，与前之往来寒热无定期者不侔，此不在气分而在血分矣。凡诊妇人必问月事，经水适断于寒热时，是不当止而止也。必其月事下而血室虚，热气乘虚而入，其余血之未下者，干结于内，故适断耳。用小柴胡和之，使结血散则寒热自除矣。

妇人伤寒发热，经水适来，昼日明了，暮则谵语，如见鬼状者，此为热入血室。无犯胃气及上二焦，必自愈。(145)

【成无己】伤寒发热者，寒已成热也。经水适来，则血室虚空医统本作"空虚"，邪热乘虚入于血室。若昼日谵语，为邪客于腑，与阳争也；此昼日明了，暮则谵语，如见鬼状，是邪不入腑，入于血室，与阴争也。阳盛谵语，则宜下；此热入血室，不可与下药，犯其胃气。热入血室，血结实医统本作"寒"热者，与小柴胡汤，散邪发汗；此虽热入血室，而不留结，不可与发汗药，犯其上焦。热入血室，胸胁满如结胸状者，可刺期门；此虽热入血室而无满结，不可刺期门，犯其中焦。必自愈者，以经行则热随血去，血下也已，则邪热悉除而愈矣。所为发汗为犯上焦者，发汗则动卫气，卫气出上焦故也。刺期门为犯中焦者，刺期门则动荣气，荣气出中焦故也。《脉经》曰：无犯胃气及上二焦，必自愈，岂谓药不谓针耶。

【柯韵伯】前言中风，此言伤寒者，见妇人伤寒中风，皆有热入血室证也。然此三条（编者按：此三条指第216、143、145条），皆因谵语而发，不重在热入血室，更不重在伤寒中风。要知谵语多有不因于胃者，不可以谵语为胃实而犯其胃气也。发热不恶寒，是阳明病。申酉谵语，疑为胃实。若是经水适来，固知热入血室矣。此经水未断，与上条（编者按：上条指第144条）血结不同。是肝虚魂不安而妄见，本无实可泻，固不得妄下以伤胃气，亦不得刺之令汗，以伤上

133

辨太阳病脉证并治下

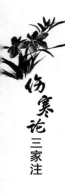

焦之阳，刺之出血，以伤下焦之阴也。俟其经尽则谵语自除，而身热自退矣。当以不治治之。热入血室，寒热如疟而不谵语者，入柴胡证。

伤寒六七日，发热微恶寒，支节烦疼，微呕，心下支结，外证未去者，柴胡加_{赵本无"加"字}**桂枝汤主之**_{赵本有"柴胡桂枝汤方"}。（146）

【成无己】伤寒六七日，邪当传里之时。支，散也。呕而心下结者，里证也，法当攻里。发热微恶寒，支节烦疼，为外证未去，不可攻里，与柴胡桂枝汤以和解之。

【柯韵伯】微恶寒便是寒少。烦疼只在四肢骨节间，比身疼腰痛稍轻。此外症将解而未去之时也。微呕是喜呕之兆，支结是痞满之始，即阳微结之谓，是半在表半在里也。外症微，故取桂枝之半；内症微，故取柴胡之半。虽不及脉而微弱可知；发热而烦则热多可知。仲景制此轻剂以和解，便见无阳不可发汗，用麻黄、石膏之谬矣。伤寒至六七日，正寒热当退之时，反见发热恶寒证，此表证而兼心下支结之里证，表里未解也。然恶寒微则发热亦微。但肢节烦疼则一身骨节不烦疼可知。支如木之支，即微结之谓也。表证微，故取桂枝之半；内证微，故取柴胡之半。此因内外俱虚，故以此轻剂和解之也。

【尤在泾】发热微恶寒，肢节烦疼，邪在肌表，所谓外证未去也。伤寒邪欲入里，而正不容则呕。微呕者邪入未多也。支结者偏结一处，不正中也，与心下硬满不同。此虽表解犹不可攻，况外证未去者耶。故以柴胡、桂枝合剂，外解表邪，内除支结，乃七表三里之法也。

伤寒五六日，已发汗而复下之，胸胁满微结，小便不利，渴而不呕，但头汗出，往来寒热，心烦者，此为未解也，柴胡桂枝干姜汤主之[1]。（147）

［柴胡桂枝干姜汤］方

柴胡半斤 苦平　　桂枝三两，去皮 味辛热　　干姜三 医统本作"二"两 味辛热　　栝蒌根四两 味苦寒　　黄芩三两 苦味寒　　牡蛎三 赵本、医统本并作"二"两，熬 味咸寒　　甘草二两，炙 味甘平

上七味，以水一斗二升，煮取六升，去滓，再煎，取三升，温服一升，日三服。初服微烦，复服汗出，便愈[2]。

〔1〕【成无己】伤寒五六日，已经汗下之后，则邪当解。今胸胁满，微结，小便不利，渴而不呕，但头汗出，往来寒热心烦者，即邪气犹在半表半里之间，为未解也。胸胁满微结，寒热心烦者，邪在半表半里之间也。小便不利而渴者，汗下后，亡津液内燥也。若热消津液，令小便不利而渴者，其人必呕，今渴而不呕，知非里热也。伤寒汗出则和，今但头汗出而余处无汗者，津液不足而阳虚于上也。与柴胡桂枝干姜汤，以解表里之邪，复津液而助阳也。

【柯韵伯】汗下后而柴胡证仍在者，仍用柴胡汤加减。此因增微结一证，故变其方名耳。此微结与阳微结不同。阳微结对纯阴结而言，是指大便硬，病在胃。此微结对大结胸而言，是指心下痞，其病在胸胁，与心下痞硬、心下支结同义。

【尤在泾】汗下之后，胸胁满微结者，邪聚于上也；小便不利，渴而不呕者，热胜于内也；伤寒汗出，周身漐漐，人静不烦者，为已解；但头汗出而身无汗，往来寒热，心烦者，为未欲解。夫邪聚于上，热胜于内，而表复不解，是必合表里以为治。柴胡、桂枝以解在外之邪；干姜、牡蛎以散胸中之结；栝蒌根、黄芩除心烦而解热渴；炙甘草佐柴胡、桂枝以发散，合芩、栝蒌、姜、蛎以和里，为三表七里之法也。

〔2〕【成无己】《内经》曰：热淫于内，以苦发之。柴胡、黄芩之苦以解传里之邪；辛甘发散为阳，桂枝、甘草之辛甘以散在表之邪；咸以软之，牡蛎之咸以消胸胁之满；辛以润之，干姜之辛以固阳虚之汗；津液不足而为渴，苦以坚之，栝蒌之苦以生津液。

【柯韵伯】此方全是柴胡加减法。必烦不呕而渴，故去

135

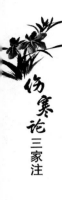

参、夏而加栝蒌根。胸胁满而微结，故去枣加蛎。小便虽不利而心下不悸，故不去黄芩不加茯苓。虽渴而表未解，故不用参而加桂。以干姜易生姜，散胸胁之满结也。初服烦即微者，黄芩、栝蒌之效。继服汗出周身而愈者，姜、桂之功也。小柴胡加减之妙，若无定法而实有定局矣。

伤寒五六日，头汗出，微恶寒，手足冷，心下满，口不欲食，大便硬，脉细者，此为阳微结，必有表复有里也。脉沉，亦在里也。汗出为阳微，假令纯阴结，不得复有外证，悉入在里，此为半在里半在外也。脉虽沉紧，不得为少阴病。所以然者，阴不得有汗，今头汗出，故知非少阴也，可与小柴胡汤。设不了了者，得屎而解。（148）

【成无己】伤寒五六日，邪当传里之时，头汗出，微恶寒者，表仍未解也。手足冷，心下满，口不欲食，大便硬，脉细者，邪结于里也。大便硬为阳结，此邪热虽传于里，然以外带表邪，则热结犹浅，故曰阳微结。脉沉虽为在里，若纯阴结，则更无头汗恶寒之表证。诸阴脉皆至颈胸中而还，不上循头，今头汗出，知非少阴也。与小柴胡汤，以除半表半里之邪。服汤已，外证罢而不了了者，为里热未除，与汤取其微利则愈，故云得屎而解。

【柯韵伯】大便硬谓之结。脉浮数能食曰阳结，沉迟不能食曰阴结。此条俱是少阴脉，谓五六日又少阴发病之期。若谓阴不得有汗，则少阴亡阳，脉紧汗出者有矣。然亡阳与阴结有别，亡阳咽痛吐利，阴结不能食而大便反硬也。亡阳与阳结亦有别，三阴脉不至头，其汗在身；三阳脉盛于头，阳结则汗在头也。邪在阳明，阳盛，故能食，此谓纯阳结；邪在少阳，阳微，故不欲食，此谓阳微结，宜属小柴胡矣。然欲与柴胡汤，必究其病在半表。而微恶寒，亦可属少阴；但头汗，始可属之少阳。欲反复讲明头汗之义，可与小柴胡而勿疑也。上焦得通，则心下不满而欲食；津液得下，则大便自软而得便矣。此为少阴、少阳之疑似证。

【尤在泾】头汗出，微恶寒，为表证；手足冷，心下满，口不欲食，大便硬，脉细，为里证。阳微结者阳邪微结，未纯在里亦不纯在表，故曰必有表复有里也。伤寒阴邪中于阴者脉沉；阳邪结于里者脉亦沉。合之于证，无外证者为纯在里；有外证者，为半在表也。无阳证者沉为在阴，有阳证者沉为在里也。夫头为阳之会，而阴不得有汗，今脉沉紧而头汗出，知其病不在少阴，亦并不纯在表，故可与小柴胡汤，合外内而并治之耳。设不了了者，必表解而里未和也，故曰得屎而解。

伤寒五六日，呕而发热者，柴胡汤证具；而以他药下之，柴胡证仍在者，复与柴胡汤。此虽已下之，不为逆，必蒸蒸而振，却发热汗出而解。若心下满，而硬痛者，此为结胸也，大陷胸汤主之；但满而不痛者，此为痞，柴胡不中与之，宜半夏泻心汤[1]。（149）

［半夏泻心汤］方

半夏半升赵本注："一方用半夏一升"，洗 味辛平　黄芩 味苦寒　干姜 味辛热　人参已上各三两 味甘温　黄连一两 味苦寒　大枣十二枚，擘 味温甘 医统本作"甘温"　甘草三两，炙 味甘平

上七味，以水一斗，煮取六升，去滓，再煮赵本作"煎"，取三升，温服一升，日三服[2]。

〔1〕**【成无己】**伤寒五六日，邪在半表半里之时；呕而发热，邪在半表半里之证，是为柴胡证具。以他药下之，柴胡证不罢者不为逆，却与柴胡汤则愈。若下后，邪气传里者，邪在半表半里，则阴阳俱有邪。至于下后，邪气传里亦有阴阳之异，若下后，阳邪传里者，则结于胸中为结胸，以胸中为阳受气之分，与大陷胸汤以下其结；阴邪传里者，则留于心下为痞，以心下为阴受气之分，与半夏泻心汤以通其痞。《经》曰：病发于阳而反下之，热入因作结胸；病发于阴而反下之，因作痞。此之谓也。

【柯韵伯】呕而发热者小柴胡症也。呕多虽有阳明症，不

137

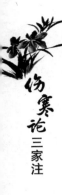

可攻之。若有下症亦宜大柴胡。而以他药下之，误矣。误下后有二症者，少阳为半表半里之经，不全发阳，不全发阴，故误下之变，亦因偏于半表者成结胸，偏于半里者心下痞耳。此条本为半夏泻心而发，故只以痛不痛分结胸与痞，未及他症。

【尤在泾】结胸及痞，不特太阳误下有之，即少阳误下亦有之。柴胡汤证具者，少阳呕而发热，及脉弦、口苦等证具在也，是宜和解。而反下之，于法为逆。若柴胡证仍在者，复与柴胡汤和之即愈，此虽已下之，不为逆也。蒸蒸而振者，气内作而与邪争，胜则发热汗出而邪解也。若无柴胡证而心下满而硬痛者，则为结胸；其满而不痛者，则为痞，均非柴胡所得而治之者矣。结胸宜大陷胸汤，痞宜半夏泻心汤，各因其证而施治也。

〔2〕【成无己】辛入肺而散气，半夏之辛以散结气；苦入心而泄热，黄芩、黄连之苦以泻医统本作"泄"痞热。脾欲缓，急食甘以缓之。人参、甘草、大枣之甘以缓之。

【柯韵伯】泻心汤即小柴胡去柴胡加黄连干姜汤也。三方分治三阳。在太阳用生姜泻心汤，以未经误下而心下痞硬，虽汗出表解，水犹未散，故君生姜以散之，仍不离太阳为开之义。在阳明用甘草泻心汤者，以两番误下，胃中空虚，其痞益甚，故倍甘草以建中而缓客气之上逆，仍是从乎中治之法也。在少阳用半夏泻心者，以误下而成痞，邪既不在表，则柴胡汤不中与之，又未全入里，则黄芩汤亦不中与之矣。胸胁苦满与心下痞满，皆半表里症也。于伤寒五六日，未经下而胸胁苦满者，则柴胡汤解之。伤寒五六日，误下后，心下满而胸胁不满者，则去柴胡、生姜，加黄连、干姜以和之。此又治少阳半表里之一法也。然倍半夏而去生姜，稍变柴胡半表之治，推重少阳半里之意耳。君火以明，相火以位，故仍名曰泻心，亦以佐柴胡之所不及。

【尤在泾】痞者，满而不实之谓。夫客邪内陷，即不可从汗泄；而满而不实，又不可从下夺。故惟半夏、干姜之辛能散其结；黄连、黄芩之苦能泄其满。而其所以泄与散者，虽药之能，而实胃气之使也。用参、草、枣者，以下后中虚，故以之益气而助其药之能也。

太阳少阳并病，而反下之，成结胸，心下硬，下利不止，水浆不下，其人心烦。(150)

【成无己】太阳少阳并病为邪气在半表半里也，而反下之，二经之邪乘虚而入。太阳表邪入里，结于胸中为结胸，心下硬；少阳里邪，乘虚下干肠胃，遂利不止。若邪结阴分则饮食如故，而为脏结；此为阳邪内结，故水浆不下而心烦。

【柯韵伯】并病无结胸证，但阳气怫郁于内，时时若结胸状耳，并病在两阳而反下之如结胸者，成真结胸矣。结胸法当下，今下利不止，水浆不入，是阳明之阖病于下，太阳之开病于上，少阳之枢机无主。其人心烦，是结胸证具，烦躁者死也。

【尤在泾】太阳病未罢而并于少阳，法当和散，如柴胡加桂枝之例。而反下之，阳邪内陷，则成结胸，亦如太阳及少阳误下之例也。但邪既上结，则当不复下注，乃结胸心下硬，而又下利不止者，邪气甚盛，而淫溢上下也。于是胃气失其和，而水浆不下；邪气乱其心，而烦扰不宁。所以然者，太少二阳之热并而入里，充斥三焦心胃之间，故其为病，较诸结胸有独甚焉。仲景不出治法者，非以其盛而不可制耶。

脉浮而紧，而复下之，紧反入里，则作痞。按之自濡，但气痞耳。(151)

【成无己】浮而聚，浮为伤阳，紧为伤阴，当发其汗，而反下之。若浮入里，为阳邪入里，则作结胸；浮不入里，而紧入里者，<small>医统本有"为"字</small>阴邪入里，则作痞。

【尤在泾】此申言所以成痞之故。浮而紧者，伤寒之脉，所谓病发于阴也。紧反入里者，寒邪因下而内陷，与热入因作结胸同意。但结胸心下硬满而痛，痞则按之濡而不硬且痛。所以然者，阳

139

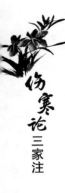

邪内陷，止于胃中，与水谷相结，则成结胸；阴邪内陷，止于胃外，与气液相结，则为痞。是以结胸为实，而按之硬痛；痞病为虚，而按之自濡耳。

太阳中风，下利，呕逆，表解者，乃可攻之。其人漐漐汗出，发作有时，头痛，心下痞，硬满，引胁下痛，干呕，短气，汗出，不恶寒者，此表解里未和也，十枣汤主之[1]。（152）

[十枣汤] 方

芫花熬 味辛苦 医统本作"温"　甘遂 味苦寒　大戟 味苦寒　大枣十枚，擘 味甘温

上赵本无"上"字三味，等分，各别捣为散。以水一升半，先煮大枣肥者十枚，取八合，去滓，内药末。强人服一钱匕，羸人服半钱匕，温服之，平旦服。若下少病不除者，明日更服，加半钱，得快下利后，糜粥自养[2]。

[1]【成无己】下利，呕逆，里受邪也。邪在里者可下，亦须待表解者，乃可攻之。其人漐漐汗出，发作有时，不恶寒者，表已解也；头痛，心下痞，硬满，引胁下痛，干呕，短气者，邪热内蓄而有伏饮，是里未和也，与十枣汤下热逐饮。

【柯韵伯】中风下利呕逆，本葛根加半夏症。若表既解而水气淫溢，不用十枣攻之，胃气大虚，后难为力矣。然下利呕逆，固为里症，而本于中风，不可不细审其表也。若其人漐漐汗出，似乎表症。然发作有时，则病不在表矣。头痛是表症，然既不恶寒，又不发热，但心下痞硬而满，胁下牵引而痛，是心下水气泛溢，上攻于脑而头痛也。与"伤寒不大便六七日而头痛，与承气汤"同。干呕、汗出为在表，然而汗出而有时更不恶寒、干呕而短气为里症也明矣。此可以见表之风邪已解，而里之水气不和也。然诸水气为患，或喘、或渴、或噎、或悸、或烦、或利而不吐、或吐而不利、或吐利而无汗。此则外走皮毛而汗出，上走咽喉而呕逆，下走肠胃而下利，浩浩莫御，非得利水之峻剂以直折之，中气不支矣。此十

枣之剂，与五苓、青龙、泻心等法悬殊矣。太阳阳明合病，太阳少阳合病，俱下利呕逆，皆是太阳中风病根。

【尤在泾】此外中风寒、内有悬饮之证。下利呕逆，饮之上攻而复下注也。然必风邪已解，而后可攻其饮。若其人漐漐汗出，而不恶寒，为表已解。心下痞硬满，引胁下痛，干呕短气，为里未和，虽头痛而发作有时，知非风邪在经，而是饮气上攻也，故宜十枣汤下气逐饮。

〔2〕【成无己】辛以散之，芫花之辛以散饮；苦以泄之，甘遂、大戟之苦以泄水。水者，肾所主也；甘者，脾之味也。大枣之甘者益土而胜水。

【尤在泾】《金匮》云：饮后水流在胁下，咳吐引痛，谓之悬饮。又云：病悬饮者，十枣汤主之。此心下痞硬满，引胁下痛，所以知其为悬饮也。悬饮非攻不去，芫花、甘遂、大戟，并逐饮之峻药；而欲攻其饮必顾其正，大枣甘温以益中气，使不受药毒也。

太阳病，医发汗，遂发热恶寒，因复下之，心下痞，表里俱虚，阴阳气并竭，无阳则阴独，复加烧针，因胸烦，面色青黄，肤瞤者，难治；今色微黄，手足温者，易愈。（153）

【成无己】太阳病，因发汗，遂发热恶寒者，外虚阳气，邪复不除也，因复下之，又虚其里，表中虚，邪内陷，传于心下为痞。发汗表虚为竭阳，下之里虚为竭阴；表证罢为无阳，里有痞为阴独。又加烧针，虚不胜火，火气内攻，致胸烦也。伤寒之病，以阳为主，其人面色青，肤肉瞤动者，阳气大虚，故云难治；若面色微黄，手足温者，即阳气得复，故云易愈。

【柯韵伯】此亦半夏泻心症。前条（编者按：前条指第160条）因吐下后复汗，以致虚烦。此因汗下后加烧针，以致虚烦。多汗伤血，故经脉动惕；烧针伤肉，故面青肤瞤。色微黄、手足温，是胃阳渐回，故愈。

141

辨太阳病脉证并治下

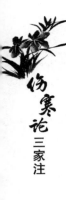

心下痞，按之濡，其脉关上浮者，大黄黄连泻心汤主之[1]。
(154)

[大黄黄连泻心汤] 方

大黄二两 味苦寒　黄连一两 味苦寒

上二味，以麻沸汤二升渍之，须臾绞去滓，分温再服[2]。

〔1〕【成无己】心下硬，按之痛，关脉沉者，实热也；心下痞，按之濡，其脉关上浮者，虚热也。大黄黄连汤以导其虚热。

【柯韵伯】濡，当作硬。"按之濡"下当有"大便硬不恶寒反恶热"句，故立此汤。观泻心汤治痞，是攻补兼施、寒热并驰之剂。此则尽去温补，独任苦寒下泄之品，且用麻沸汤渍绞浓汁而生用之，利于急下如此，而不言及热结当攻诸症，谬矣。夫按之濡为气痞，是无形也，则不当下。且结胸症，其脉浮大者，不可下，则心下痞而关上浮者，反可下乎？小结胸，按之痛者，尚不用大黄，何此比陷胸汤更峻？是必有当急下之症，比结胸更甚者，故制此峻攻之剂也。学者用古方治今病，如据此条脉症而用此方，下咽即死耳。勿以断简残文尊为圣经，而曲护其说，以遗祸后人也。

【尤在泾】成氏云：心下硬，按之痛，关脉沉者，实热也；心下痞，按之濡，关上浮者，虚热也。与大黄黄连以导其虚热。成氏所谓虚热者，对燥屎而言也，非阴虚阳虚之谓。盖热邪入里，与糟粕相结则为实热；不与糟粕相结即为虚热。本方以大黄、黄连为剂，而不用枳、朴、芒硝者，盖以泄热非以荡实也。麻沸汤者煮水小沸如麻子，即以煮药，不使尽药力也。

〔2〕【成无己】《内经》曰：火热受邪，心病生焉。苦入心，寒除热。大黄、黄连之苦寒，以导泻心下之虚热。但以麻沸汤渍服者，取其气薄而泄虚热。

心下痞而复恶寒，汗出者，附子泻心汤主之赵本有"附子泻心汤方"。(155)

【成无己】心下痞者虚热内伏也，恶寒汗出者阳气外虚也。与泻心汤攻痞，加附子以固阳。

【柯韵伯】心下痞下当有"大便硬、心烦不得眠"句，故用此汤。夫心下痞而恶寒者，表未解也，当先解表，宜桂枝加附子，而反用大黄，谬矣。既加附子，复用芩、连，抑又何也？若汗出是胃实，则不当用附子；若汗出为亡阳，又乌可用芩、连乎？许学士云：但师仲景意，不取仲景方。盖谓此耳。

【尤在泾】此即上条（编者按：上条指第154条）而引其说，谓心下痞，按之濡，关脉浮者，当与大黄黄连泻心汤泻心下之虚热。若其人复恶寒而汗出，证兼阳虚不足者，又须加附子以复表阳之气，乃寒热并用，邪正兼治之法也。按：此证邪热有余而正阳不足，设治邪而遗正则恶寒益甚；或补阳而遗热则痞满愈增。此方寒热补泻，并投互治，诚不得已之苦心。然使无法以制之，鲜不混而无功矣。方以麻沸汤渍寒药，别煮附子取汁，合和与服，则寒热异其气，生熟异其性，药虽同行而功则各奏，乃先圣之妙用也。

本以下之，故心下痞，与泻心汤；痞不解，其人渴而口燥烦，小便不利者，五苓散主之赵本有"一方云：忍之，一日乃愈"九字。（156）

【成无己】本因下后成痞，当与泻心汤除之。若服之痞不解，其人渴而口燥烦，小便不利者，为水饮内蓄，津液不行，非热痞也，与五苓散，发汗散水则愈。一方：忍之，一日乃愈者，不饮水医统本无"水"字者，外水不入，所停之水得行，而痞亦愈也医统本有"矣"字。

【柯韵伯】与泻心汤而痞不除，必心下有水气故耳。其症必兼燥烦而小便不利，用五苓散入心而逐水气则痞自除矣。

【尤在泾】下后成痞，与泻心汤，于法为当矣。乃痞不解而其人口燥烦渴，小便不利者，此非痞也，乃热邪与水蓄而不行也。水蓄不行则土失其润而口燥烦渴，下迷其道而小便不利，泻心汤不中

143

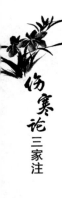

与矣。五苓散散水泄热，使小便利则痞与烦渴俱止耳。

伤寒汗出，解之后，胃中不和，心下痞硬，干噫，食臭，胁下有水气，腹中雷鸣下利者，生姜泻心汤主之赵本有"生姜泻心汤方"。（157）

【成无己】 胃为津液之主，阳气之根。大汗出后，外亡津液，胃中空虚，客气上逆，心下痞硬。《金匮要略》曰：中焦气未和，不能消谷，故令噫。干噫食臭者，胃虚而不杀谷也。胁下有水气，腹中雷鸣，土弱不能胜水也。与泻心汤以攻痞，加生姜以益胃。

【柯韵伯】 汗出而解，太阳症已罢矣。胃中不和，是太阳之余邪与阴寒之水气杂处其中故也。阳邪居胃之上口，故心下痞硬，干呕而食臭；水邪居胃之下口，故腹中雷鸣而下利也。火用不宣则痞硬，水用不宣则干呕，邪热不杀谷则食臭。胁下即腹中也。土虚不能制水，故肠鸣。此太阳寒水之邪，侵于形躯之表者已罢，而入于形躯之里者未散。故病虽在胃而不属阳明，仍属太阳寒水之变耳。按：心下痞，是太阳之里症。太阳之上，寒气主之。中见少阴，少阴者心也。心为阳中之太阳。必其人平日心火不足，胃中虚冷，故太阳寒水得以内侵。虚阳郁而不舒，寒邪凝而不解，寒热交争于心下，变症蜂起，君主危矣。用热以攻寒，恐不戢而自焚；用寒以胜热，恐召寇而自卫。故用干姜、芩、连之苦，入心化痞，人参、甘草之甘泻心和胃。君以生姜，佐以半夏。倍辛甘之发散，兼苦寒之涌泄，水气有不散者乎？名曰泻心，止戈为武之意也。

【尤在泾】 汗解之后，胃中不和，既不能运行真气，并不能消化饮食，于是心中痞硬，干噫食臭。《金匮》所谓"中焦气未和，不能消谷，故令人噫"是也。噫，嗳食气也。胁下有水气，腹中雷鸣下利者，土德不及而水邪为殃也。故以泻心消痞，加生姜以和胃。

伤寒中风，医反下之，其人下利，日数十行，谷不化，腹

中雷鸣，心下痞硬而满，干呕，心烦不得安。医见心下痞，谓病不尽，复下之，其痞益甚，此非结热，但以胃中虚，客气上逆，故使硬也，甘草泻心汤主之赵本有"甘草泻心汤方"。（158）

【成无己】伤寒中风，是伤寒或中风也。邪气在表医反下之，虚其肠胃而气内陷也。下利日数十行，谷不化，腹中雷鸣者，下后里虚胃弱也。心下痞硬，干呕心烦，不得安者，胃中空虚，客气上逆也。与泻心汤以攻表，加甘草以补虚。前以汗后胃虚，是外伤阳气，故加生姜；此以下后胃虚，是内损阴气，故加甘草。

【柯韵伯】上条是汗解后水气下攻症，此条是误下后客气上逆症，总是胃虚而稍有分别矣。上条腹鸣下利，胃中犹寒热相半，故云不和。此腹鸣而完谷不化，日数十行，则痞为虚痞、硬为虚硬、满为虚满也明矣。上条因水气下趋，故不烦不满。此虚邪逆上，故心烦而满。盖当汗不汗，其人心烦，故于前方去人参而加甘草；下利清谷，又不可攻表，故去生姜而加干姜。不曰理中仍名泻心者，以心烦痞硬，病本于心耳。伤寒中风，是病发于阳。误下热入而其人下利，故不结胸。若心下痞硬、干呕心烦，此为病发于阴矣。而复下之，故痞益甚也。

【尤在泾】伤寒中风者，成氏所谓伤寒或中风者是也。邪盛于表而反下之，为下利谷不化，腹中雷鸣，为心下痞硬而满，为干呕心烦不得安，是表邪内陷心间，而复上攻下注，非中气空虚，何致邪气淫溢至此哉？医以为结热未去，而复下之，是已虚而益虚也。虚则气不得化，邪愈上逆，而痞硬有加矣。故与泻心消痞，加甘草以益中气。按：生姜泻心汤、甘草泻心汤二方，虽同为治痞之剂，而生姜泻心意在胃中不和，故主生姜以和胃；甘草泻心意在下利不止，与客气上逆，故不用人参之增气，而须甘草之安中也。

伤寒服汤药，下利不止，心下痞硬。服泻心汤已，复以他药下之，利不止，医以理中与之，利益甚。理中者，理中焦，此利在下焦，赤石脂禹余粮汤主之。复利赵本无"利"字不止者，

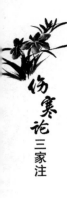

当利其小便[1]。(159)

　[赤石脂禹余粮汤] 方

　赤石脂一斤，碎 味甘温　禹赵本"禹"上有"太一"二字余粮一斤，碎 味甘平

　已上二味，以水六升，煮取二升，去滓，赵本有"分温"二字三服[2]。

　[1]【成无己】伤寒服汤药下后，利不止，而心下痞硬者，气虚而客气上逆也。与泻心汤攻之则痞已，医复以他药下之，又虚其里，致利不止也。理中丸，脾胃虚寒下利者，服之愈。此以下焦虚，故与之，其利益甚。《圣济经》曰：滑则气脱，欲其收也。如开肠洞泄、便溺遗失，涩剂所以收之。此利由下焦不约，与赤石脂禹余粮汤以涩洞泄。下焦主分清浊，下利者，水谷不分也。若服涩剂而利不止，当利小便以分其气。

　【柯韵伯】服汤药而利不止，是病在胃。复以他药下之而利不止，则病在大肠矣。理中非不善，但迟一着耳。石脂、余粮助燥金之令，涩以固脱。庚金之气收，则戊土之湿化。若复利不止者，以肾主下焦，为胃之关也。关门不利，再利小便，以分消其湿。盖谷道既塞，水道宜通，使有出路。此理下焦之二法也。

　【尤在泾】汤药，亦下药也。下后下利痞硬，泻心汤是已。而复以他药下之，以虚益虚，邪气虽去，下焦不约，利无止期。故不宜参、术、姜、草之安中，而宜赤脂、禹粮之固下也。乃服之而利犹不止，则是下焦分注之所清浊不别故也，故当利其小便。

　[2]【成无己】《本草》云：涩可去脱，石脂之涩以收敛之；重可去怯，余粮之重已镇固。

　【柯韵伯】利在下焦，水气为患也。惟土能制水。石者，土之刚也。石脂、禹粮皆土之精气所结，石脂色赤入丙，助火以生土；余粮色黄入戊，实胃而涩肠。虽理下焦，实中宫之剂也。且二味皆甘，甘先入脾，能坚固堤防而平水气之亢，故功胜于甘、术耳。

伤寒吐下后发汗，虚烦，脉甚微。八九日，心下痞硬，胁下痛，气上冲咽喉，眩冒。经脉动惕者，久而成痿。(160)

【成无己】伤寒吐下后发汗，则表里之气俱虚。虚烦，脉甚微，为正气内虚，邪气独在。至七八日，正气当复，邪气当罢，而心下痞，胁下痛，气上冲咽喉，眩冒者，正气内虚而不复，邪气留结而不去。经脉动惕者，经络之气虚极，久则热气还经，必成痿弱。

【柯韵伯】此以八九日吐下复汗，其脉甚微，看出是虚烦。则心下痞硬、胁下痛、经脉动惕，皆属于虚，气上冲咽喉、眩冒，皆虚烦也。此亦半夏泻心证，治之失宜，久而成痿矣。若用竹叶石膏汤，大谬。

【尤在泾】吐下复汗，津液叠伤，邪气陷入，则为虚烦。虚烦者，正不足而邪扰之，为烦心不宁也。至八九日，正气复邪气退则愈。乃反心下痞硬、胁下痛、气上冲咽喉、眩冒者，邪气抟饮内聚而上逆也。内聚者，不能四布，上逆者，无以逮下。夫经脉者，资血液以为用者也。汗吐下后，血液之所存几何，而复抟结为饮，不能布散诸经，譬如鱼之失水，能不为之时时动惕耶？且经脉者，所以网维一身者也，今既失浸润于前，又不能长养于后，必将筋膜干急而挛，或枢折胫纵而不任地，如《内经》所云脉痿、筋痿之证也，故曰久而成痿。

伤寒发汗，若吐若下，解后，心下痞硬，噫气不除者，旋覆代赭石赵本无"石"字汤主之[1]。(161)

[旋覆代赭石赵本无"石"字汤] 方

旋覆花三两 味咸温　人参二两 味甘温　生姜五两，切 味辛温　半夏半升，洗 味辛温　代赭石赵本无"石"字一两 味苦寒　大枣十二枚，擘 甘温　甘草三两，炙 味甘平

上件赵本无"件"字七味，以水一斗，煮取六升，去滓，再煎，取三升，温服一升，日三服[2]。

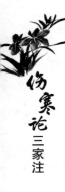

〔1〕**【成无己】** 大邪虽解，以曾发汗吐下，胃气弱而未和，虚气上逆，故心下痞硬，噫气不除，与旋覆代赭石汤降虚气而和胃。

【柯韵伯】 伤寒者，寒伤心也。既发汗复吐下之，心气太虚，表寒乘虚而结于心下。心气不得降而上出于声，君主出亡之象也。噫者伤痛声。不言声而曰气者，气随声而见于外也。

【尤在泾】 伤寒发汗，或吐或下，邪气则解，而心下痞硬，噫气不除者，胃气弱而未和，痰气动而上逆也。旋覆花咸温，行水下气；代赭石味苦质重，能坠痰降气；半夏、生姜辛温，人参、大枣、甘草甘温，合而用之，所以和胃气而止虚逆也。

〔2〕**【成无己】** 硬则气坚，咸味可以软之，旋覆之咸，以软痞硬。虚医统本作“怯”则气浮，重剂可以镇之，代赭石之重以镇虚逆。辛者散也，生姜、半夏之辛以散虚痞。甘者缓也，人参、甘草、大枣之甘以补胃弱。

【柯韵伯】 此生姜泻心去芩、连、干姜，加旋覆、代赭石方也。以心虚不可复泻心，故制此剂耳。心主夏，旋覆花生于夏末，咸能补心，能软硬，能消结气。半夏生于夏初，辛能散邪，能消痞，能行结气。代赭禀南方之火色，入通于心，散痞硬而镇虚热。参、甘、大枣之甘，佐旋覆以泻虚火；生姜之辛，佐半夏以散水结。斯痞硬消，噫气自除矣。若用芩、连以泻心，能保微阳之不灭哉？

下后，不可更行桂枝汤。若汗出而喘，无大热者，可与麻黄杏子甘草石膏汤赵本有“麻黄杏子甘草石膏汤方”。（162）

【成无己】 前第三卷二十六证（编者按：指第63条）云：发汗后，不可更行桂枝汤，汗出而喘，无大热者。为与此证治法同。汗下虽殊，既不当损正气则一，邪气所传既同，遂用一法治之。《经》所谓若发汗、若下、若吐后医统本有“者”字是矣。

148

【柯韵伯】二条（编者按：二条指本条与第63条）"无"字，旧本讹在大热上。前辈因循不改，随文衍义，为后学之迷途。仲景每于汗下后表不解者，用桂枝更汗而不用麻黄。此则内外皆热而不恶寒，必其用麻黄汤后寒解而热反甚，与"发汗，解，半日许复烦，下后而微喘者"不同。发汗而不得汗，或下之而仍不汗、喘不止，其阳气重也。若与桂枝加厚朴杏仁汤，下咽即毙矣。故于麻黄汤去桂枝之辛热，加石膏之甘寒，佐麻黄而发汗，助杏仁以定喘，一加一减，温解之方。转为凉散之剂矣。未及论症，便言不可更行桂枝汤。见得汗下后表未解者，更行桂枝汤，是治风寒之常法。

【尤在泾】此与汗后不可更行桂枝汤条大同，虽汗下不同，其为邪入肺中则一，故其治亦同。

太阳病，外证未除而数下之，遂协热而利。利下不止，心下痞硬，表里不解者，桂枝人参汤主之[1]。（163）

［桂枝人参汤］方

桂枝四两 赵本有"别切"二字，去皮 味辛热　　甘草四两，炙 味甘平
白术三两 味甘平　　人参三两 味甘温　　干姜三两 味辛热

上五味，以水九升，先煮四味，取五升，内桂更煮，取三升 赵本有"去滓"二字，温服一升，日再、夜一服[2]。

〔1〕【成无己】外证未除而数下之，为重虚其里，邪热乘虚而入，里虚协热，遂利不止而心下痞。若表解而下利，心下痞者，可与泻心汤；若不下利，表不解而心下痞者，可先解表而后攻痞。以表里不解，故与桂枝人参汤和里解表。

【柯韵伯】上条（编者按：上条指第139条）论协热之因，此明下利之治也。外热未除，是表不解，利下不止，是里不解，此之谓有表里症。然病根在心下，非辛热何能化痞而软硬？非甘温无以止利而解表。故用桂枝、甘草为君，佐以干姜、参、术，先煎四物，后内桂枝，使和中之力饶而解肌之气锐，于以奏双解表里之功，又一新加法也。

149

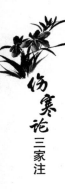

【尤在泾】太阳误下自利，而又表里不解，与上条（编者按：上条指第34条，下同）同。然曰数下，则气屡伤矣。曰利下不止，则虚复甚矣。虽心下痞硬，亦是正虚失运之故。是宜桂枝之辛以解其表；参、术、姜、草之甘温以安其里。而不可以葛根攻表，亦不得以芩、连清里，治如上条之例矣。

〔2〕【成无己】表未解者，辛以散之；里不足者，甘以缓之。此以里气大虚，表里不解，故加桂枝、甘草于理中汤也。

伤寒大下后，复发汗，心下痞，恶寒者，表未解也，不可攻痞，当先解表，表解乃可攻痞。解表宜桂枝汤，攻痞宜大黄黄连泻心汤。（164）

【成无己】大下后，复发汗，则表里之邪当悉已。此心下痞而恶寒者，表里之邪俱不解也。因表不解而下之，为心下痞，先与桂枝汤解表；表解，乃与大黄黄连泻心汤攻痞。《内经》曰：从外之内而盛于内者，先治其外，而后调其内。

【柯韵伯】心下痞，是误下后里症；恶寒，是汗后未解症。里实表虚，内外俱病，皆因汗、下倒施所致。表里交持，仍当遵先表后里，先汗后下正法。盖恶寒之表，甚于身疼；心下之痞，轻于清谷，与救急之法不同。此四条（编者按：此四条第91、372、387与本条）是有表里症，非桂枝本病，亦非桂枝坏病。仲景治有表里症，有两解表里者，有只解表而里自和者，有只和里而表自解者，与此先救里后救表、先解表后攻里，遂成五法。

【尤在泾】大下复汗，正虚邪入，心下则痞，当与泻心汤如上法矣。若其人恶寒者，邪虽入里，而表犹未罢，则不可迳攻其痞，当先以桂枝汤解其表，而后以大黄黄连泻心汤攻其痞。不然，恐痞虽解，而表邪复入里为患也，况痞亦未必能解耶。

伤寒，发热，汗出不解，心下痞硬，呕吐而下利者，大柴胡汤主之。（165）

【成无己】伤寒发热，寒已成热也。汗出不解，表和而里病也。吐利，心腹濡软为里虚；呕吐而下利，心下痞硬者，是里实也。与大柴胡汤以下里热。

【柯韵伯】汗出不解，蒸蒸发热者，是调胃承气证。汗出解后，心下痞硬，下利者，是生姜泻心证。此心下痞硬，协热而利，表里不解，似桂枝人参证。然彼在妄下后而不呕，则此未经下而呕，则呕而发热者，小柴胡主之矣。然痞硬在心下而不在胁下，斯虚实补泻之所由分也。故去参、甘之甘温益气，而加枳、芍之酸苦涌泄耳。按：大柴胡是半表半里气分之下药，并不言大便。其心下急与心下痞硬，是胃口之病，而不在胃中；结热在里，非结实在胃。且下利则地道已通，仲景不用大黄之意晓然。若以"下之"二字妄加大黄，则十枣汤"攻之"二字，如何味乎？大小柴胡，俱是两解表里，而有主和主攻之异。和无定体，故有加减；攻有定局，故无去取之法也。

病如桂枝证，头不痛，项不强，寸脉微浮，胸中痞硬，气上冲咽喉赵本作"喉咽"，不得息者，此为胸有寒也，当吐之，宜瓜蒂散[1]。（166）

［瓜蒂散］方

瓜蒂一分，熬黄 味苦寒　　赤小豆一分 味酸温

上二味，各别捣筛，为散已，合治之，取一钱匕。以香豉一合，用热汤七合，煮作稀糜，去滓，取汁和散，温顿服之。不吐者，少少加，得快吐乃止。诸亡血虚家，不可与瓜蒂散[2]。

〔1〕**【成无己】**病如桂枝证，为发热、汗出、恶风，言邪在表也。头痛、项强，为桂枝汤证具。若头不痛，项不强，则邪不在表而传里也。浮为在表，沉为在里。今寸脉微浮，则邪不在表，亦不在里，而在胸中也。胸中与表相应，故知邪在胸中者，犹如桂枝证而寸脉微浮也。以胸中痞硬，医统本有"气"字上冲咽喉不得息，知寒邪客于胸中而不在表也。《千金》曰：气浮上部，填塞心胸医统本作

151

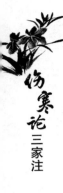

"胸心"，胸中满者，吐之则愈。与瓜蒂散，以吐胸中之邪。

【柯韵伯】病如桂枝，是见发热、汗出、恶风、鼻鸣、干呕等证。头不痛，项不强，则非太阳中风。未经汗下而胸中痞硬，其气上冲，便非桂枝证矣。病机在胸中痞硬，便当究痞硬之病因，思胸中痞硬之治法矣。胸中者阳明之表也。邪中于面，则入阳明，中于膺，亦入阳明。则鼻鸣、发热，汗出、恶风者，是邪中于面，在表之表也。胸中痞硬，气上冲不得息者，邪中膺，在里之表也。寒邪结而不散，胃阳抑而不升，故成此痞象耳。胃者土也，土生万物，不吐者死，必用酸苦涌泄之味，因而越之，胃阳得升，胸寒自散。里之表和，表之表亦解矣。此瓜蒂散为阳明之表剂。

【尤在泾】此痰饮类伤寒证。寒为寒饮，非寒邪也。《活人》云：痰饮之为病，能令人憎寒发热，状类伤寒，但头不痛，项不强为异。正此之谓。脉浮者，病在膈间，而非客邪，故不盛而微也。胸有寒饮，足以阻清阳而碍肺气，故胸中痞硬，气上冲咽喉，不得息也。《经》曰：其高者，因而越之。《千金》云：气浮上部，顿塞心胸，胸中满者，吐之则愈。瓜蒂散能吐胸中与邪相结之饮也。

〔2〕【成无己】其高者越之，越以瓜蒂、豆医统本作"香"豉之苦；在上者涌之，以赤小豆之酸。《内经》曰：酸苦涌泄为阴。

【柯韵伯】瓜为甘果，而熟于长夏，清胃热者也。其蒂，瓜之生气所系也。色青味苦，象东方甲木之化，得春升生发之机。故能提胃中之气，除胸中实邪，为吐剂中第一品药。故必用谷气以和之。赤小豆甘酸下行而止吐，取为反佐，制其太过也。香豉本性沉重，糜熟而使轻浮，苦甘相济，引阳气以上升，驱阴邪而外出。作为稀糜，调二散，虽快吐而不伤神。仲景制方之精义，赤豆为心谷而主降，香豉为肾谷而反升，既济之理也。

病胁下素有痞，连在脐傍，痛引少腹，入阴筋者，此名脏结。死。（167）

【成无己】素有宿昔之积，结于胁下为痞。今因伤寒邪气入里，与宿积相助^{医统本作"合"}，使脏之真^{医统本作"真之"}气，结而不通，致连在脐傍，痛引少腹，入阴筋而死。

【柯韵伯】脏结有如结胸者，亦有如痞状者。素有痞而在胁下，与下后而心下痞不同矣。脐为立命之原。脐傍者，天枢之位，气交之际，阳明脉之所合，少阳脉之所出，肝脾肾三脏之阴凝结于此，所以痛引小腹入阴筋也。此阴常在，绝不见阳，阳气先绝，阴气继绝，故死。少腹者，厥阴之部，两阴交尽之处。阴筋者，宗筋也。今人多有阴筋上冲小腹而痛死者，名曰疝气，即是此类。然痛止便苏者，《金匮》所云"入脏则死，入腑则愈"也。治之以茴香、吴萸等味而痊者，亦可明脏结之治法矣。卢氏将种种异症，尽归脏结，亦好奇之过也。

【尤在泾】脏结之证，不特伤寒，即杂病亦有之。曰胁下素有痞，则其病久而非暴矣；曰连在脐旁，痛引少腹入阴筋，则其邪深而非浅矣。既深且久，攻之不去，补之无益，虽不猝死，亦无愈期矣，故曰死。

伤寒病^{赵本无"病"字}，**若吐、若下后，七八日不解，热结在里，表里俱热，时时恶风，大渴，舌上干燥而烦，欲饮水数升者，白虎加人参汤主之**^{赵本有"白虎加人参汤方"}。（168）

【成无己】若吐若下后，七八日则当解，复不解，而热结在里。表热者，身热也；里热者，内热也。本因吐下后，邪气乘虚内陷为结热，若无表热而纯为里热，则邪热结而为实；此以表热未罢，时时恶风。若邪气纯在表，则恶风无时；若邪气纯在里，则更不恶风。以时时恶风，知表里俱有热也。邪热结而为实者，则无大渴；邪热散漫则渴。今虽热结在里，表里俱热，未为结实，邪气散漫，熏蒸焦膈，故大渴，舌上干燥而烦，欲饮水数升。与白虎加人参汤，散热生津。

【柯韵伯】伤寒七八日尚不解者，当汗不汗，反行吐下，是治

辨太阳病脉证并治下

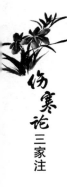

之逆也。吐则津液亡于上，下则津液亡于下。表虽不解，热已入于里矣。太阳主表，阳明主里，表里俱热，是两阳并病也。恶风为太阳表证未罢，然时时恶风，则有时不恶，表将解矣，与背微恶寒同。烦躁、舌干、大渴为阳明证，欲饮水数升，里热结而不散，急当救里以滋津液。里和表亦解，故不须两解之法。

【尤在泾】伤寒若下若吐后，至七八日不解，而燥渴转增者，邪气去太阳之经，而入阳明之腑也。阳明经为表，而腑为里，故曰热结在里。腑中之热，自内际外，为表里俱热。热盛于内，阴反居外，为时时恶风。而胃者，津液之源也，热盛而涸，则舌上干燥，故既以白虎除热，必加人参以生津。尚从善所谓"邪热结而为实者，则无大渴；邪气散漫，熏蒸焦膈，故舌上干燥而烦，大渴欲饮水数升"是也。是以白虎、承气，并为阳明腑病之方。而承气苦寒，逐热荡实，为热而且实者设；白虎甘寒，逐热生津，为热而不实者设，乃阳明邪热入腑之两大法门也。故从太阳分出三条，并列于此云。

伤寒无大热，口燥渴，心烦，背微恶寒者，白虎加人参汤主之。(169)

【成无己】无大热者，为身无大热也。口燥渴、心烦者，当作阳明病。然以背微恶寒，为表未全罢，所以属太阳也。背为阳，背恶寒口中和者，少阴病也，当与附子汤；今口燥而渴，背虽恶寒，此里也，则恶寒亦不至甚，故云微恶寒。与白虎汤和表散热，加人参止渴生津。

【柯韵伯】伤寒六七日，无大热，其人躁烦，为阳去入阴。此虽不躁而口渴心烦，阳邪入里明矣。无大热，指表言，见微热犹在；背微恶寒，见恶寒将罢。此虽有表里证，而表邪已轻，里热已甚，急与白虎加人参汤，里和而表自解矣。

【尤在泾】无大热，表无大热也。口燥渴，心烦，里热极盛也。背微恶寒，与时时恶风同意。盖亦太阳经邪传入阳明胃腑，熏蒸焦

154

膈之证，故宜白虎加人参，以彻热而生津也。

伤寒脉浮，发热无汗，其表不解者赵本无"者"字**，不可与白虎汤。渴欲饮水，无表证者，白虎加人参汤主之。**（170）

【成无己】伤寒脉浮，发热无汗，其表不解，不渴者，宜麻黄汤；渴者宜五苓散，非白虎所宜。大渴欲水，无表证者，乃可与白虎加人参汤，以散里热。临病之工，大宜精别。

【柯韵伯】白虎汤治结热在里之剂，先示所禁，后明所用，见白虎为重，则不可轻用也。脉浮、发热、无汗，麻黄证尚在，即是表不解；更兼渴欲饮水，又是热入里。此谓有表里证，当用五苓，多服暖水发汗矣。若外热已解，是无表证。但渴欲饮水，是邪热内攻。热邪与元气不两立，急当救里，故用白虎加人参以主之。若表不解而妄用之，热退寒起，亡可立待矣。

【尤在泾】前二条（编者按：前二条指第168和169条）既着白虎之用，此条复示白虎之戒。谓邪气虽入阳明之腑，而脉证犹带太阳之经者，则不可便与白虎汤，与之则适以留表邪，而伤胃气也。而又申之曰：渴欲饮水，无表证者，白虎加人参汤主之。其叮咛反复之意，可谓至矣。

太阳少阳并病，心下硬，颈项强而眩者，当刺大椎、肺俞、肝俞，慎勿下之。（171）

【成无己】心下痞硬而眩者，少阳也；颈项强者，太阳也。刺大椎、肺俞以泻太阳之邪，以太阳脉下项侠脊故尔；肝俞以泻少阳之邪，以胆为肝之腑故尔。太阳为在表，少阳为在里，即是半表半里证。前第五医统本作"八"证（编者按：前第五证指第142条）云：不可发汗，发汗则谵语。是发汗攻太阳之邪，少阳之邪益甚干胃，必发谵语。此云慎勿下之，攻少阳之邪，太阳之邪乘虚入里，必作结胸。《经》曰：太阳少阳并病，而反下之，成结胸。

155

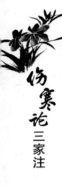

【尤在泾】太阳之脉，其直者，从巅入络脑，还出别下项；少阳之脉，起目锐眦，上抵头角，其内行者，由缺盆下胸中贯膈，络肝属胆。故头项强痛者，太阳之邪未罢；或眩冒，时如结胸，心下痞硬者，少阳之邪方盛也。大椎在脊骨第一节上，刺之所以泻太阳邪气，而除颈项之强痛；肺俞在脊骨第三节下两旁，肝俞在第九节下两旁，刺之所以泻少阳邪气，而除眩冒、时如结胸及心下之痞硬。慎不可发汗以亡胃液，液亡胃燥，必发谵语，且恐少阳之邪得乘虚而干胃也。若脉弦，至五六日，谵语不止，是少阳胜而阳明负，亦如阳明与少阳合病之为失也，故当刺期门，以泻少阳之邪。亦慎勿下之，以虚其胃，胃虚邪陷，必作结胸，如本论云：太阳少阳并病，而反下之，成结胸也。

太阳与少阳合病，自下利者，与黄芩汤；若呕者，黄芩加半夏生姜汤主之[1]。（172）

[黄芩汤] 方

黄芩三两 味苦寒　甘草二两，炙 味甘平　芍药二两 味酸平　大枣十二枚，擘 味甘温

上四味，以水一斗，煮取三升，去滓，温服一升，日再夜一服。若呕者，加半夏半升，生姜三两[2]。赵本无"若呕者"以下十二字，有"黄芩加半夏生姜汤方"

〔1〕【成无己】太阳阳明合病，自下利为在表，当与葛根汤发汗。阳明少阳合病，自下利，为在里，可与承气汤下之。此太阳少阳合病，自下利，为在半表半里，非汗下所宜，故与黄芩汤以和解半表半里之邪。呕者胃气逆也，故加半夏、生姜以散逆气。

【柯韵伯】两阳合病，阳盛阴虚，阳气下陷入阴中，故自下利。太阳与阳明合病，是邪初入阳明之里，与葛根汤辛甘发散，以从阳也，又下者举之之法。太阳与少阳合病，是邪已入少阳之里，与黄芩汤酸苦涌泄，以为阴也，又通因通用之法。

【尤在泾】少阳居表里之间，视阳明为较深，其热气尤易

内侵，是以太阳与少阳合病，亦自下利，而治法则不同矣。太阳阳明合病者，其邪近外，驱之使从外出为易；太阳少阳合病者，其邪近里，治之使从里和为易。故彼用葛根，而此与黄芩也。夫热气内淫，黄芩之苦，可以清之；肠胃得热而不固，芍药之酸，甘草之甘，可以固之。若呕者，热上逆也，故加半夏、生姜以散逆气，而黄芩之清里，亦法所不易矣。

〔2〕【成无己】虚而不实者，苦以坚之，酸以收之，黄芩、芍药之苦酸以坚敛肠胃之气。弱而不足者，甘以补之，甘草、大枣之甘以补固肠胃之弱。

【柯韵伯】此小柴胡加减方也。热不在半表，已入半里，故以黄芩主之。虽非胃实亦非胃虚，故不须人参补中也。

伤寒，胸中有热，胃中有邪气，腹中痛，欲呕吐者，黄连汤主之[1]。(173)

[黄连汤] 方

黄连 味苦寒　甘草炙 味甘平　干姜 味辛热　桂枝去皮，各三两 味辛热　人参二两 味甘温　半夏半升，洗 味辛（医统本作"甘"）温　大枣十二枚，擘 味甘温

上七味，以水一斗，煮取六升，去滓，温服一升，日三服，夜二服[2]。

〔1〕【成无己】湿家下后，舌上如胎者，以丹田有热，胸中医统本作"上"有寒，是邪气入里，而为下热上寒也；此伤寒邪气传里，而为下寒上热也。胃中有邪气，使阴阳不交，阴不得升，而独治于下，为下寒腹中痛；阳不得降而独治于上，为胸中热，欲呕吐。与黄连汤，升降阴阳之气。

【柯韵伯】此热不发于表而在胸中，是未伤寒前所蓄之热也。邪气者即寒气。夫阳受气于胸中，胸中有热，上形头面，故寒邪从胁入胃。《内经》所谓"中于胁则下少阳者"是也。今胃中寒邪阻隔，胸中之热不得降，故上炎作呕；胃脘之阳不外散，故腹中

157

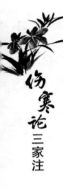

痛也。热不在表，故不发热；寒不在表，故不恶寒。胸中为里之表，腹中为里之里。此病在焦腑之半表里，非形躯之半表里也。往来寒热者，此邪由颊入经，病在形身之半表里。如五六日而胸胁苦满，心烦喜呕，此伤于寒而传为热，非素有之热。或腹中痛者，是寒邪自胸入腹，与此由胁入胸胃不同。故君以黄连，亦以佐柴胡之不及也。欲呕而不得呕，腹痛而不下利，似乎今人所谓干霍乱、绞肠痧等症。

【尤在泾】此上中下三焦俱病，而其端实在胃中。邪气，即寒淫之气。胃中者，冲气所居，以为上下升降之用者也。胃受邪而失其和，则升降之机息，而上下之道塞矣。成氏所谓"阴不得升而独治其下，为下寒腹中痛；阳不得降而独治于上，为胸中热欲呕吐"者是也。故以黄连之苦寒以治上热；桂枝之甘温以去下寒。上下既平，升降乃复。然而中焦不治，则有升之而不得升，降之而不得降者矣。故必以人参、半夏、干姜、甘草、大枣以助胃气而除邪气也。此盖痞证之属，多从寒药伤中后得之，本文虽不言及，而其为误治后证可知，故其药亦与泻心相似，而多桂枝耳。

〔2〕【成无己】上热者，泄之以苦，黄连之苦以降阳；下寒者，散之以辛，桂、姜、半夏之辛以升阴。脾欲缓，急食甘以缓之。人参、甘草、大枣之甘以益胃。

【柯韵伯】此亦柴胡加减方也。表无热，腹中痛，故不用柴、芩。君黄连以泻胸中积热，姜、桂以驱胃中寒邪，佐甘、枣以缓腹痛，半夏除呕，人参补虚。虽无寒热往来于外，而有寒热相持于中，仍不离少阳之治法耳。此与泻心汤大同，而不名泻心者，以胸中素有之热，而非寒热相结于心下也。看其君臣更换处，大有分寸。

伤寒八九日，风湿相搏，身体疼烦，不能自转侧，不呕不渴，脉浮虚而涩者，桂枝附子汤主之[1]。若其人大便硬赵本注："一云：脐下心下硬"，小便自利者，去桂枝赵本无"枝"字加白术汤主之[2]。（174）

158

［桂枝附子汤］方

桂枝四两，去皮 味辛热　附子三枚，炮，去皮，破八片赵本无"八片"二字 辛热　生姜三两，切 味辛温　甘草二两，炙 味甘温　大枣十二枚，擘 味甘温

上五味，以水六升，煮取二升，去滓，分温三服[3]。赵本有去桂加白术汤方云：附子三枚，炮，去皮破　白术四两　生姜三两，切　甘草二两，炙大枣十二枚，擘

〔1〕【成无己】伤寒与中风家，至七八日再经之时，则邪气多在里，身必不苦疼痛，今日数多，复身体疼烦，不能自转侧者，风湿相搏也。烦者风也；身疼不能自转侧者湿也。《经》曰：风则浮虚。《脉经》曰：脉来涩者，为病寒湿也。不呕不渴，里无邪也；脉得浮虚而涩，身有疼烦，知风湿但在经也，与桂枝附子汤，以散表中风湿。

〔2〕【成无己】桂，发汗走津液。此小便利，大便硬为津液不足，去桂加术。

【柯韵伯】脉浮为在表，虚为风，涩为湿，身体烦疼，表症表脉也。不呕不渴，是里无热，故于桂枝汤加桂以治风寒，去芍药之酸寒，易附子之辛热以除寒湿。若其人大便硬、小便自利者，表症未除，病仍在表，不是因于胃家实，而因于脾气虚矣。盖脾家实，腐秽当自去，脾家虚，湿土失职不能制水，湿气留于皮肤，故大便反见燥化。不呕不渴，是上焦之化源清，故小便自利。濡湿之地，风气常在，故风湿相搏不解也。病本在脾，法当君以白术，代桂枝以治脾，培土以胜湿，土旺则风自平矣。前条（编者按：前条指《伤寒论注·卷二·痉湿暑证》中"问曰：值天阴雨不止，风湿相搏……但微微似欲汗出者，风湿俱去也"条）风胜湿轻，故脉阴阳俱浮，有内热，故汗自出，宜桂枝汤。此湿胜风微，故脉浮虚而涩，内无热而不呕不渴，故可加附子、桂枝理上焦。大便硬，小便利，是中焦不治，故去桂。大便不硬，小便不利，是下焦不治，故仍须桂枝。

【尤在泾】伤寒至八九日之久，而身疼不除，至不能转

辨太阳病脉证并治下

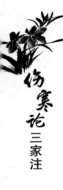

侧，知不独寒淫为患，乃风与湿相合而成疾也。不呕不渴，里无热也。脉浮虚而涩，风湿外持，而卫阳不振也。故于桂枝汤去芍药之酸寒，加附子之辛温，以振阳气而敌阴邪。若大便硬，小便自利，知其人在表之阳虽弱，而在里之气自治，则皮中之湿，所当驱之于里，使从水道而出，不必更出之表，以危久弱之阳矣。故于前方去桂枝之辛散，加白术之苦燥，合附子之大力健行者，于以并走皮中，而逐水气，此避虚就实之法也。

〔3〕【成无己】风在表者，散以桂枝、甘草之辛甘；湿在经者，逐以附子之辛热；姜、枣辛甘行荣卫，通津液，以和表也。

【柯韵伯】初服，其人身如痹。半日许复服之，三服都尽，其人如冒状，勿怪。以术、附并走皮肉逐水气，未得除，故使然耳。法当加桂四两。此本一方二法，以大便硬小便自利去桂也。以大便不通小便不利当加桂，附子三枚，恐多也，虚弱家及产妇宜减之。

风湿相搏，骨节烦疼赵本作"疼烦"，掣痛，不得屈伸，近之则痛剧，汗出短气，小便不利，恶风不欲去衣，或身微肿者，甘草附子汤主之[1]。(175)

［甘草附子汤］方

甘草二两，炙 味甘平　附子二枚，炮，去皮，破 味辛热　白术二两 味甘温　桂枝四两，去皮 味辛热

上四味，以水六升，煮取三升，去滓，温服一升，日三服。初服得微汗则解。能食，汗出赵本作"止"复烦者，赵本有"将"字服五合，恐一升多者，宜服六七合为妙赵本、医统本并作"始"[2]。

〔1〕【成无己】风则伤卫，湿流关节，风湿相搏，两邪乱经，故骨节疼烦，掣痛，不得屈伸，近之则痛剧也。风胜则卫气不固，汗出，短气，恶风不欲去衣，为风在表；湿胜则水气不行，小便不利，或身微肿，为湿外薄医统本作"搏"也。与甘草附子汤，散湿固卫气。

【柯韵伯】身肿痛剧，不得屈伸，湿盛于外也。恶风不欲去衣，风淫于外也。汗出短气，小便不利，化源不清也。君桂枝以理上焦而散风邪，佐术、附、甘草以除湿而调气。

【尤在泾】此亦湿胜阳微之证，其治亦不出助阳驱湿，如上条之法也。盖风湿在表，本当从汗而解，而汗出表虚者，不宜重发其汗。恶风不欲去衣，卫虚阳弱之征。故以桂枝、附子助阳气，白术、甘草崇土气。云得微汗则解者，非正发汗也，阳胜而阴自解耳。

〔2〕【成无己】桂枝、甘草之辛甘，发散风邪而固医统本作"和"卫；附子、白术之辛甘，解湿气而温经。

伤寒脉浮滑，此赵本有"以"字**表有热、里有寒，白虎汤主之**[1]**。**（176）

〔**白虎汤**〕方

知母六两 味苦寒　　**石膏**一斤，碎 味甘寒　　**甘草**二两赵本有"炙"字 味甘平　　**粳米**六合 味甘平

上四味，以水一斗，煮米熟，汤成，去滓，温服一升，日三服[2]。

〔1〕【成无己】浮为在表，滑为在里。表有热，外有热也；里有寒，有邪气传里也。以邪未入腑，故止言寒，如瓜蒂散证云：胸上有寒者是矣。与白虎汤，以解内外之邪。

【柯韵伯】此条论脉而不及证，因有白虎汤证，而推及其脉也。勿只据脉而不审其证。脉浮而滑为阳，阳主热。《内经》云：脉缓而滑曰热中。是浮为在表，滑为在里。旧本作里有寒者误。此虽表里并言，而重在里热，所谓结热在里，表里似热者也。

〔2〕【成无己】《内经》曰：热淫所胜，佐以苦甘。知母、石膏之苦甘以散热，热则伤气。甘以缓之，甘草、粳米之甘以益气。

【柯韵伯】《经》曰：火生苦。又曰：以苦燥之。又曰：味过于苦，脾气不濡，胃气乃厚。以是知苦从火化。火能生土，则

161

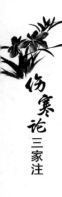

土燥火炎，非苦寒之味所能治矣。《经》曰：甘先入脾。又曰：以甘泻之。又曰：饮入于胃，输精于脾，上归于肺，水精四布，五经并行。以是知甘寒之品，乃泻胃火生津液之上剂也。石膏大寒，寒能胜热，味甘归脾，质刚而主降，备中土生金之体，色白通肺，质重而含脂，具金能生水之用，故以为君。知母气寒主降，苦以泻肺火，辛以润肺燥，内肥白而外皮毛，肺金之象，生水之源也，故以为臣。甘草皮赤中黄，能土中泻火，为中宫舟楫，寒药得之缓其寒，用此为佐，沉降之性，亦得留连于脾胃之间矣。粳米稼穑作甘，气味温和，禀容平之性，为后天养生之资，得此为佐，阴寒之物，则无损伤脾胃之虑也。煮汤入胃，输脾归肺，水精四布，大烦大渴可除矣。白虎主西方金也，用以名汤之，秋金得令，而暑清阳解，此四时之序也。更加人参，以补中益气而生津，协和甘草、粳米之补，承制石膏、知母之寒，泻火而火不伤，乃操万全之术者。

伤寒脉结代，心动悸，炙甘草汤主之[1]。（177）

[炙甘草汤] 方

甘草四两，炙 味甘平　**生姜**三两，切 味辛温　**桂枝**三两，去皮 味辛热　**人参**二两 味甘温　**生地黄**一斤 味甘寒　**阿胶**二两 味温甘 医统本作"甘温"　**麦门冬**半升，去心 味甘平　**麻子人**赵本作"仁" 半升 味甘平　**大枣**十二赵本、医统本并作"三十" 枚，擘 味甘温

上九味，以清酒七升，水八升，先煮八味，取三升，去滓，内胶烊消尽，温服一升，日三服，一名复脉汤[2]。

〔1〕**【成无己】**结代之脉，动而中止能自还者，名曰结；不能自还者，名曰代。由血气虚衰，不能相续也。心中悸动，知真气内虚也，与炙甘草汤益虚补血气而复脉。

【柯韵伯】寒伤心主，神明不安，故动悸；心不主脉，失其常度，故结代也。结与代皆为阴脉，伤寒有此，所谓阳证见阴脉者死矣。不忍坐视，姑制炙甘草汤以欲挽回于已去之候耳。收检余烬，背城借一，犹胜于束手待毙乎？

【尤在泾】脉结代者，邪气阻滞而营卫涩少也；心动悸者，神气不振而都城震惊也。是虽有邪气，而攻取之法，无所施矣。故宜人参、姜、桂以益卫气；胶、麦、麻、地、甘、枣以益营气。营卫既充，脉复神完，而后从而取之，则无有不服者矣。此又扩建中之制为阴阳并调之法如此。今人治病，不问虚实，概与攻发，岂知真气不立，病虽去，亦必不生，况病未必去耶。

〔2〕【成无己】补可以去弱，人参、甘草、大枣之甘以补不足之气；桂枝、生姜之辛以益正气。《圣济经》曰：津耗散为枯，五脏痿弱，荣卫涸流，温剂所以润之。麻人、阿胶、麦门冬、地黄之甘，润经益血，复脉通心也。

【柯韵伯】一百十三方，未有用及地黄、麦冬者，恐亦叔和所附。然以二味已载《神农本经》，为滋阴之上品，因伤寒一书，故置之不用耳。此或阳亢阴竭而然，复出补阴制阳之路，以开后学滋阴一法乎？地黄、麦冬、阿胶滋阴，人参、桂枝、清酒以通脉，甘草、姜、枣以和营卫，酸枣仁以安神，结代可和而悸动可止矣。所谓补心之阳，寒亦通行者欤？

脉按之来缓，而赵本无"而"字**时一止复来者，名曰结[1]。又脉来动而中止，更来小数，中有还者反动，名曰结阴也。脉来动而中止，不能自还，因而复动**赵本有"者"字**，名曰代阴也。得此脉者，必难治[2]。（178）**

〔1〕【柯韵伯】持其脉口五十动而不一止者，五脏皆受气。呼吸闰息，脉以五至为平，太过不及，是阴阳偏胜失其常度矣。偏胜之脉，更为邪阻，则止而不前。阳邪盛，而数中见止，名曰促，有急趋忽蹶之象也。阴邪盛而缓中见止，名曰结，有绵绵泻漆之状也。阳盛，可知为阴虚之病脉；阴盛，可知为阳虚之病脉矣。

〔2〕【成无己】结代之脉，一为邪气留结，一为真气虚衰。脉来动而中止，若能自还，更来小数，止是邪气留结，名曰结阴；若动而中止，不能自还，因其呼吸，阴阳相引复动者，是真气衰极，

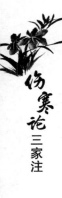

名曰代阴，为难治之脉。《经》曰：脉结者生，代者死，此之谓也。

【柯韵伯】阴阳相搏而脉动，伤寒见此，是形冷恶寒，三焦皆伤矣。况有动中见止，更来小数中有还者反动，宛如雀啄之状，不以名促，反从结名者，以其为心家真脏之阴脉也。更有动而中止，不能自还，因而复动者，宛如虾游之状，不可名结，因得代名者，以乍疏乍数为脾家将绝之阴脉也。

【尤在泾】脉来数，时一止复来者，名曰促。脉来缓，时一止复来者，名曰结。结者，邪气结滞，而脉之行不利也。又结与代相似而实不同：结脉止而即还，不失至数，但少瘥迟耳；代脉止而不还，断已复动，有此绝而彼来代之意，故名曰代。而俱谓之阴者，结、代脉皆为阴，故谓之结阴、代阴也。凡病得此脉者，攻之则邪未必去而正转伤，补之则正未得益而邪反滞，故曰难治。仲景因上条脉结代而详言其状如此。

辨阳明病脉证并治

问曰：病有太阳阳明，有正阳阳明，有少阳阳明，何谓也？答曰：太阳阳明者，脾约赵本注："一云络。"是也[1]。正阳阳明者，胃家实赵本注："一作寒。"是也[2]。少阳阳明者，发汗，利小便已，胃中燥烦实，大便难是也[3]。（179）

〔1〕【成无己】阳明胃也。邪自太阳经传之入腑者，谓之太阳阳明。《经》曰：太阳病，若吐、若下、若发汗后，微烦，小便数，大便因硬者，与小承气汤，即是太阳阳明脾约病也。

〔2〕【成无己】邪自阳明经传入腑者，谓之正阳阳明。《经》曰：阳明病，脉迟，虽汗出不恶寒，其身必重，短气，腹满而喘，有潮热者，外欲解可攻里也。手足濈濈然汗出者，此大便已硬也，大承气汤主之，即是正阳阳明胃家实也。

〔3〕【成无己】邪自少阳经传之入腑者，谓之少阳阳明。《经》

曰：伤寒，脉弦细，头痛发热者，属少阳。少阳不可发汗，发汗则谵语，此属胃，即是少阳阳明病也。

【尤在泾】太阳阳明者，病在太阳，而兼阳明内实，以其人胃阳素盛，脾阴不布，屎小而硬，病成脾约，于是太阳方受邪气，而阳明已成内实也。正阳阳明者，邪热入胃，糟粕内结，为阳明自病，《活人》所谓"病人本谷盛气实"是也。少阳阳明者，病从少阳，而转属阳明，得之发汗、利小便，津液去而胃燥实，如本论所谓"伤寒十余日，热结在里，复往来寒热者，与大柴胡汤"是也。此因阳明之病，有是三者之异，故设为问答以明之，而其为胃家实则一也。

阳明之为病，胃家实赵本有"是"字也。（180）

【成无己】邪传入胃，热毒留结，则胃家为实。华佗曰：热毒入胃要须下去之，不可留于胃中。是知邪在阳明，为胃家实也。

【柯韵伯】阳明为传化之腑，当更实更虚。食入胃实而肠虚，食下肠实而胃虚。若但实不虚，斯为阳明之病根矣。胃实不是阳明病，而阳明之为病，悉从胃实上得来，故以胃家实为阳明一经之总纲也。然致实之由，最宜详审，有实于未病之先者，有实于得病之后者，有风寒外束热不得越而实者，有妄汗吐下，重亡津液而实者，有从本经热盛而实者，有从他经转属而实者。此只举其病根在实，而勿得以胃实即为可下之症。按：阳明提纲，与《内经·热论》不同。《热论》重在经络，病为在表。此以里证为主，里不和即是阳明病。他条或有表证，仲景意不在表；或兼经病，仲景意不在经。阳明为阖，凡里证不和者，又以阖病为主。不大便固阖也，不小便亦阖也。不能食，食难用饱，初欲食，反不能食，皆阖也。自汗出，盗汗出，表开而里阖也。反无汗，内外皆阖也。种种阖病，或然或否，故提纲独以胃实为正。胃实不是竟指燥屎坚硬，只对下利言。下利是胃家不实矣。故汗出解后，胃中不和而下利者，便不称阳明病。如胃中虚而不下利者，便属阳明。即初硬后溏者，

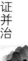

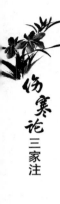

总不失为胃家实也。所以然者，阳明太阴同处中州而所司各别。胃司纳，故以阳明主实；脾司输，故以太阴主利。同一胃腑而分治如此，是二经所由分也。

【尤在泾】胃者，汇也，水谷之海，为阳明之腑也。胃家实者，邪热入胃，与糟粕相结而成，实非胃气自盛也。凡伤寒腹满便闭、潮热、转失气、手足濈濈汗出等证，皆是阳明胃实之证也。

问曰：何缘得阳明病？答曰：太阳病，赵本有"若"字发汗、若下、若利小便，此亡津液，胃中干燥，因转属阳明，不更衣，内实，大便难者，此名阳明也。（181）

【成无己】本太阳病不解，因汗、利小便，亡津液，胃中干燥，太阳之邪入腑，转属阳明。古人登厕必更衣，不更衣者通为不大便。不更衣则胃中物不得泄，故为内实。胃无津液，加之蓄热，大便则难，为阳明里实也。

【柯韵伯】此明太阳转属阳明之病。因有此亡津液之病机，成此胃家实之病根也。按：仲景阳明病机，其原本《经脉篇》"主津液所生病"句来。故虽有《热论》中身热、鼻干等症，总归重在津液上。如中风之口苦、咽干、鼻干、不得汗、身目黄、小便难，皆津液不足所致；如腹满、小便不利、水谷不别，等症亦津液不化使然。故仲景谆谆以亡津液为治阳明者告也。

【尤在泾】胃者，津液之腑也。汗、下、利小便，津液外亡，胃中干燥，此时寒邪已变为热。热犹火也，火必就燥，所以邪气转属阳明也。而太阳转属阳明，其端有二：太阳初得病时，发其汗，汗先出不彻，因转属阳明者，为邪气未尽，而传其病在经；此太阳病若汗、若下、若利小便，亡津液，胃中干燥，因转属阳明者，为邪气变热，而传其病在腑也，此阳明受病之因也。

问曰：阳明病，外证云何？答曰：身热，汗自出，不恶寒，反恶热也。（182）

166

【成无己】阳明病，为邪入腑也。邪在表则身热、汗出而恶寒；邪既入腑，则表证已罢，故不恶寒，但身热、汗出而恶热也。

【柯韵伯】阳明主里，而亦有外证者，有诸中而形诸外，非另有外证也。胃实之外见者，其身则蒸蒸然，里热炽而达于外，与太阳表邪发热者不同。其汗则濈濈然，从内溢而无止息，与太阳风邪为汗者不同。表寒已散，故不恶寒；里热闭结，故反恶热。只因有胃家实之病根，即见身热自汗之外证，不恶寒反恶热之病情。然此但言病机发现，非即可下之证也，宜轻剂以和之。必谵语、潮热、烦躁、胀满诸证兼见，才为可下。四证是阳明外证之提纲。故胃中虚冷，亦得称阳明病者，因其外证如此也。

【尤在泾】经邪未变，故恶寒。入腑则变热而不寒，经邪不能聚，故传入腑则聚而不传。曰万物所归者，谓邪气离经入腑，聚而不行，如万物之归于土也。是以恶寒为伤寒在表之的证，恶热为阳明入腑之证。始虽恶寒，不久即止，岂若太阳始终有寒者哉？此三条（编者按：此三条指本条与下第183和184条）并论阳明受病之证也。

问曰：病有得之一日，不发热而恶寒者，何也？答曰：虽得之一日，恶寒将自罢，即自汗出而恶热也。（183）

【成无己】邪客在阳明，当发热而不恶寒，今得之一日，犹不发热而恶寒者，即邪未全入腑，尚带表邪；若表邪全入，则更无恶寒，必自汗出而恶热也。

【柯韵伯】阳明受病，当二三日发。上条（编者按：上条指第182条）是指其已发热言，此追究一日前未发热时也。初受风寒之日，尚在阳明之表，与太阳初受时同，故阳明亦有麻黄、桂枝证。二日来表邪自罢，故不恶寒。寒止热炽，故汗自出而反恶热。两阳合明之象见矣。阳明病多从他经转属，此因本经自受寒邪，胃阳中发，寒邪即退，反从热化故耳。若因亡津液而转属，必在六七日来，不在一二日间。本经受病之初，其恶寒虽与太阳同，而无头项强痛为可辨。即发热汗出，亦同太阳桂枝证。但不恶寒反恶热之病情，是

167

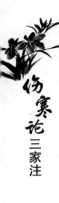

阳明一经之枢纽。本经受邪，有中面、中膺之别。中面则有目疼鼻干，邪气居高，即热反胜寒。寒邪未能一日遽止，此中于膺部，位近于胃，故退寒最捷。

问曰：恶寒何故自罢？答曰：阳明居中，_{赵本有"主"字}土也，万物所归，无所复传。始虽恶寒，二日自止，此为阳明病也。（184）

【成无己】胃为水谷之海，主养四旁。四旁有病，皆能传入于胃。入胃则更不复传，如太阳_{医统本有"病"字}传之入胃，则更不传阳明；阳明病传之入胃，则更不传少阳；少阳病传之入胃，则更不传三阴。

【柯韵伯】太阳病八九日，尚有恶寒证。若少阳寒热往来，三阴恶寒转甚，非发汗温中，何能自罢？惟阳明恶寒，未经表散，即能自止，与他经不同。"始虽恶寒"二句，语意在"阳明居中"句上。夫知阳明之恶寒易止，便知阳明为病之本矣。胃为戊土，位处中州，表里寒热之邪，无所不归，无所不化，皆从燥化而为实。实则无所复传，此胃家实所以为阳明之病根也。

本太阳初得病时，发其汗，汗先出不彻，因转属阳明也^[1]。伤寒发热无汗，呕不能食，而反汗出濈濈然者，是转属阳明也^[2]。（185）

〔1〕【成无己】伤寒传经者，则一日太阳，二日阳明。此太阳传经，故曰转属阳明。

【柯韵伯】彻，止也，即汗出多之互辞。

【尤在泾】彻，达也。汗虽欲出而不达于皮肤，则邪不外出而反内入。此太阳之邪传阳明之经，与汗下后入腑者不同也。

〔2〕【成无己】伤寒发热，无汗，呕不能食者，太阳受病也；若反汗出濈濈然者，太阳之邪转属阳明也。《经》曰：阳明病法

多汗。

【柯韵伯】胃实之病机在汗出多，病情在不能食。初因寒邪外束，故无汗；继而胃阳遽发，故反汗多。即呕不能食时，可知其人胃家素实，与干呕不同。而反汗出，则非太阳之中风，阳明之病实矣。

【尤在泾】发热无汗，为太阳病在表；呕不能食者，邪欲入里而正气拒之也。至汗出濈濈，则太阳之邪，阳明已受之矣，故曰转系阳明。太阳寒在皮毛，腠理闭塞，故无汗；阳明热在肌肉，腠开液泄，故濈濈然汗自出也。

伤寒三日，阳明脉大。（186）

【成无己】伤寒三日，邪传阳明之时。《经》曰：尺寸俱长者，阳明受病，当二三日发。阳明气血俱多，又邪并于经，是以脉大。

【柯韵伯】脉大者，两阳合明，内外皆阳之象也。阳明受病之初，病为在表，脉但浮而未大，与太阳同，故亦有麻黄、桂枝证。至二日恶寒自止，而反恶热。三日来，热势大盛，故脉亦应其象而洪大也。此为胃家实之正脉。若小而不大，便属少阳矣。《内经》云：阳明之至短而涩。此指秋金司令之时脉。又曰：阳明脉象大浮也。此指两阳合明之病脉。

【尤在泾】邪气并于太阳则浮，并于阳明则大。云三日者，举传经次第之大凡也。又阳明之脉，人迎、趺阳皆是，伤寒三日邪入阳明，则是二脉当大，不得独诊于右手之附上也。

伤寒脉浮而缓，手足自温者，是为系在太阴。太阴者，身当发黄；若小便自利者，不能发黄。至七八日大便硬者，为阳明病也。（187）

【成无己】浮为阳邪，缓为脾脉。伤寒脉浮缓，太阴客热。邪在三阳则手足热；邪在三阴则手足寒。今手足自温是知系在太阴

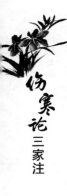

也。太阴土也，为邪蒸之，则色见于外，当发身黄，小便自利者，热不内蓄，不能发黄。至七八日大便硬者，即太阴之邪入腑，转属阳明也。

【柯韵伯】太阴受病转属阳明者，以阳明为燥土，故非经络表里相关所致，总因亡津液而致也。此病机在小便，小便不利是津液不行，故湿土自病，病在肌肉；小便自利是津液越出，故燥土受病，病在胃也。客曰：病在太阴，同是小便自利，至七八日暴烦下利者，仍为太阴病，大便硬者，转为阳明病。其始则同，其终则异，何也？曰：阴阳异位，阳道实，阴道虚。故脾家实，则腐秽自去，而从太阴之开；胃家实，则地道不通，而成阳明之阖。此其别也。

伤寒转系阳明者，其人濈然微汗出也。（188）

【成无己】伤寒则无汗，阳明法多汗，此以伤寒邪转系阳明，故濈然微汗出。

【柯韵伯】此亦汗出不止之互辞。概言伤寒，不是专指太阳矣。

阳明中风，口苦咽干，腹满微喘，发热恶寒，脉浮而紧；若下之，则腹满、小便难也。（189）

【成无己】脉浮在表，紧为里实。阳明中风，口苦咽干，腹满微喘者，热传于里也；发热恶寒者，表仍未解也。若下之，里邪虽去，表邪复入于里，又亡津液，故使腹满而小便难。

【柯韵伯】本条无目疼鼻干之经病，又无尺寸俱长之表脉。微喘恶寒，脉浮而紧，与太阳麻黄证同。口苦咽干，又似太阳少阳合病。更兼腹满，又似太阳太阴两感。他经形证互呈，本经形证未显，何以名为阳明中风耶？以无头项强痛，则不属太阳；不耳聋目赤，则不属少阳；不腹痛自利，则不关太阴。是知口为胃窍，咽为胃门，腹为胃室，喘为胃病矣。今虽恶寒，二日必止，脉之浮紧，亦潮热有时之候也。此为阳明初病在里之表，津液素亏，故有是证。若以腹满为胃实而下之，津液既竭，腹更满而小便难，必大便反易矣。此中风转中寒，胃实转胃虚，初能食而致反不能食之机也。伤寒中风，但见有柴胡一证便是，则口苦咽干，当从少阳证治。脉浮而紧者，当曰弦矣。

【尤在泾】口苦咽干，阳邪内侵也。腹满微喘，里气不行也。发热恶寒，表邪方盛也。夫邪在里者已实，而在表者犹盛，于法则不可下，下之则邪气尽陷，脾乃不化，腹加满而小便难矣。此阳明自中风邪，而表里俱受之证，是以脉浮而紧。盖太阳脉紧，为表有寒；阳明脉紧，为里有实。前第三十三条（编者按：前第三十三条指第201条）云：阳明病，脉浮而紧者，必潮热，发作有时。意可参考。

阳明病，若能食，名中风；不能食，名中寒。（190）

【成无己】阳明病，以饮食别受风寒者，以胃为水谷之海。风为阳邪，阳医统本有"邪"字杀谷，故中风者能食；寒为阴邪，阴邪不杀谷，故伤寒者不能食。

【柯韵伯】太阳主表，病情当以表辨。阳明主里，证虽在表，病情仍以里辨。此不特以能食不能食别风寒，更以能食不能食审胃家虚实也。要知风寒本一体，随人胃气而别。此条本为阳明初受表邪，先辨胃家虚实，为诊家提纲。使其着眼处，不是为阳明分中风伤寒之法也。

【尤在泾】阳明腑病，有传经自受之异。传经者，风寒已变，其病多热。自受者，风寒初入，其病多冷。而风之与寒，则又有辨。此条盖阳明胃腑自中风寒之辨也。太阳主肌表，故有有汗无汗之分。阳明为胃腑，故有能食不能食之辨。风为阳而寒为阴，阳能消谷而阴不能消谷之意也。夫风寒中人无有常经，是以伤寒不必定自太阳，中寒不必定自三阴。论中凡言阳明中风、阳明病若中寒及少阳中风、太阴少阴厥阴中风等语，皆是本经自受风寒之证，非从太阳传来者也，学者辨诸。

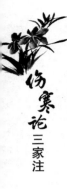

阳明病，若中寒_{赵本有"者"字}不能食，小便不利，手足濈然汗出，此欲作固瘕，必大便初硬后溏。所以然者，以胃中冷，水谷不别故也。（191）

【成无己】阳明中寒不能食者，寒不杀谷也。小便不利者，津液不化也。阳明病法多汗，则周身汗出，此手足濈然而_{医统本无"而"字}汗出，而身无汗者，阳明中寒也。固瘕者寒气结积也。胃中寒甚，欲留结而为固瘕，则津液不得通行而大便必硬者，若汗出小便不利者，为实也。此以小便不利，水谷不别，虽大便初硬，后必溏也。

【柯韵伯】胃实则中热，故能消谷；胃虚则中寒，故不能食。阳明以胃实为病根，更当以胃寒为深虑耳。凡身热、汗出、不恶寒、反恶热，称阳明病。今但手足汗出，则津液之泄于外者尚少，小便不利，则津液不泄于下。阳明所虑在亡津液，此更虑其不能化液矣。瘕瘕，即初硬后溏之谓。肛门虽固结而肠中不全干也。溏即水谷不别之象，以癥瘕作解者谬矣。按：大肠小肠俱属于胃。欲知胃之虚实，必于二便验之。小便利，屎定硬；小便不利，必大便初硬后溏。今人但知大便硬、大便难、不大便者为阳明病。亦知小便难、小便不利、小便数少或不尿者，皆阳明病乎？

【尤在泾】手足濈然汗出，于法为胃家实。而寒邪适中，小便复不利，则是胃有坚积，而水寒胜之，所以知其欲作固瘕。固瘕者，胃寒成聚，久泄不已也。

阳明病，_{赵本有"初"字}欲食，小便反不利，大便自调，其人骨节疼，翕翕如有热状，奄然发狂，濈然汗出而解者，此水不胜谷气，与汗共并，脉紧则愈。（192）

【成无己】阳病客热，初传入胃，胃热则消谷而欲食。阳明病热为实者，则小便当数，大便当硬，今小便反不利，大便自调者，热气散漫，不为实也。欲食，则胃中谷多，《内经》曰：食入于阴，长气于阳。谷多则阳气胜，热消津液则水少。《经》曰：水入于经，其血乃成，水少则阴血弱。《金匮要略》曰：阴气不通即骨疼。其人骨节疼者，阴气不足也。热甚于表者，翕翕发热；热甚于里者，烝烝发热。此热气散漫，不专着于表里，故翕翕如有热状。奄，忽也。忽然发狂者，阴不胜阳也。《内经》曰：阴不胜其阳者，则脉流薄疾，并乃狂。阳明蕴热为实者，须下之愈；热气散漫，不为实者，必待汗出而愈，故云濈然而汗出医统本作"汗出而"解也。水谷之等者，阴阳气平也。水不胜谷气，是阴不胜阳也。汗出则阳气衰，脉紧则阴气生。阴阳气平，两无偏胜则愈，故云与汗共并，脉紧则愈。

【柯韵伯】初欲食，则胃不虚冷。小便不利，是水气不宣矣。大便反调，胃不实可知。骨节疼者，湿流关节也。翕翕如有热而不甚热者，燥化不行，而湿在皮肤也。其人胃本不虚，因水气怫郁，郁极而发，故忽狂。汗生于谷，濈然汗出者，水气与谷气并出而为汗也。脉紧者，对迟而言，非紧则为寒之谓。

【尤在泾】此阳明风湿为痹之证。《金匮》云：湿痹之候，小便不利，大便反快。又"湿病关节疼痛而烦"是也。奄然发狂者，胃中阳胜，所谓怒狂生于阳也。濈然汗出者，谷气内盛，所谓汗出于谷也。谷气盛而水湿不能胜之，则随汗外出，故曰与汗共并。汗出邪解，脉气自和，故曰脉紧则愈。前第四十三条（编者按：前第四十三条指第191条）中寒不能食，所以虽有坚积，而病成固瘕。此条胃强欲食，所以虽有水湿而忽从汗散。合而观之，可以知阴阳进退之机。

阳明病，欲解时，从申至戌上。（193）

【成无己】四月为阳，土旺于申、酉、戌，向王时，是为欲解。
【柯韵伯】申酉为阳明主时，即日晡也。凡称欲解者，俱指表而言，如太阳头痛自止，恶寒自罢，阳明则身不热不恶热也。
【尤在泾】申酉戌时，日晡时也。阳明潮热发于日晡；阳明病

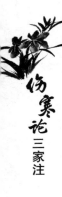

解亦于日晡。则申酉戌为阳明之时，其病者邪气于是发，其解者正气于是复也。

阳明病，不能食，攻其热必哕。所以然者，胃中虚冷故也。以其人本虚，故赵本无"故"字**攻其热必哕。**（194）

【成无己】不能食，胃中本寒，攻其热，复虚其胃，虚寒相搏，故令哕也。《经》曰：关脉弱，胃气虚，有热不可大攻之，热去则寒起。此之谓也。

【柯韵伯】初受病便不能食，知其人本来胃虚，与中有燥屎而反不能食者有别也。哕为胃病，病深者其声哕矣。

【尤在泾】天之邪气，中人则同，而人之脏气，虚实则不同。此下三条（编者按：此下三条指第 204、205、206 条），乃为阳明病之中虚不足者设也。阳明病当攻其热，而胃中虚冷不能食者，则不可攻其热，攻之则中寒益甚，而气乃上逆，故必作哕。哕，呃逆也。

阳明病脉迟，食难用饱，饱则微烦，头眩，必小便难，此欲作谷疸，虽下之，腹满如故。所以然者，脉迟故也。（195）

【成无己】阳明病脉迟，则邪方入里，热未为实也。食入于阴，长气于阳。胃中有热，食难用饱，饱则微烦而头眩者，谷气与热气相搏也。两热相合，消搏津液，必小便难。利者不能发黄，言热得泄也。小便不利，则热不得泄，身必发黄。疸，黄也。以其发于谷气之热，故名谷疸。热实者，下之则愈；脉迟为热气未实，虽下之，腹满亦不减也。《经》曰：脉迟尚未可攻。

【柯韵伯】阳明脉浮而弦大，为中风。若脉迟，为中寒、为无阳矣。食难用饱，因于腹满，腹满因于小便难，烦眩又因于食饱耳。食入于胃，浊气归心，故烦。阳虚不能化液，则清中清者不上升，故食谷则头眩；浊中清者不下输，故腹满而小便难。胃脘之阳，不达于寸口，故脉迟也。《金匮》曰：谷气不消，胃中苦满，

174

浊气下流，小便不通，身体尽黄，名曰谷疸。当用五苓散调胃利水，而反用茵陈汤下之，腹满不减，而除中发哕所由来矣。所以然者，盖迟为在脏，脾家实则腐秽自去。食难用饱者，脾不磨也。下之则脾家愈虚，不化不出，故腹满如故。

【尤在泾】脉迟者气弱而行不利也，气弱不行则谷化不速，谷化不速则谷气郁而生热，其热上冲则作头眩，气上冲者不下走则小便难，而热之郁于中者，不得下行浊道，必将蒸积为黄，故曰欲作谷疸。然以谷气郁而成热，而非胃有实热，故虽下之而腹满不去，不得与脉数胃实者同论也。

　　阳明病，法多汗，反无汗，其身如虫行皮中状者，此以医统本作"以此"久虚故也。（196）

【成无己】胃为津液之府医统本作"本"，气虚津液少，病则反无汗。胃候身之肌肉，其身如虫行皮中者，知胃气久虚也。

【柯韵伯】阳明气血俱多，故多汗；其人久虚，故反无汗。此又当益津液、和营卫，使阴阳自和而汗出也。

【尤在泾】阳明者津液之腑也。热气入之，津为热迫，故多汗。反无汗，其身如虫行皮中状者，气内蒸而津不从之也，非阳明久虚之故，何致是哉？

　　阳明病，反无汗，而小便利，二三日，呕而咳，手足厥者，必苦头痛；若不咳不呕，手足不厥者，头不痛赵本注："一云：冬阳明"。（197）

【成无己】阳明病法多汗，反无汗，而小便利者，阳明伤寒，而寒气内攻也。至二三日，呕咳而支厥者，寒邪发于外也，必苦头痛；若不咳不呕，手足不厥者，是寒邪但攻里而不外发，其头亦不痛也。

【柯韵伯】小便利，则里无瘀热可知。二三日无身热汗出恶热

175

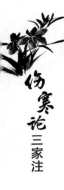

之表，而即见呕咳之里，似乎热发乎阴。更手足厥冷，又似病在三阴矣。苦头痛又似太阳之经证。然头痛必因咳呕厥逆，则头痛不属太阳。咳呕厥逆则必苦头痛，是厥逆不属三阴。断乎为阳明半表半里之虚证也。此胃阳不敷布于四肢故厥，不上升于额颅故痛。缘邪中于膺，结在胸中，致呕咳而伤阳也。当用瓜蒂散吐之，呕咳止，厥痛自除矣。两"者"字作"时"字看，更醒。

【尤在泾】无汗而小便利，邪不外散，而气但下趋也。二三日呕而咳者，邪复从上行也。手足厥者，气仍不外达也，故必苦头痛。所以然者，下趋而极，势必上行，外达无由，上攻必猛也。若不咳不呕则气且下行，手足不厥则气得四达，何至上逆而头痛哉？读此可以知阳明邪气上下进退之机。

阳明病，但头眩，不恶寒，故能食而咳，其人必咽赵本作"咽必"痛；若不咳者，咽不痛赵本注："一云：冬阳明"。（198）

【成无己】阳明病身不重痛，但头眩而不恶寒者，阳明中风而风气内攻也。《经》曰：阳明病，若能食，名中风。风邪攻胃，胃气上逆则咳。咽门者胃之系，咳甚则咽伤，故必咽痛；若胃气不逆则不咳，其咽亦不痛也。

【柯韵伯】不恶寒，头不痛但眩，是阳明之表已罢。能食而不呕不厥但咳，乃是咳为病本也。咽痛因于咳，头眩亦因于咳。此邪结胸中而胃家未实也，当从小柴胡加减法。

【尤在泾】但头眩，不恶寒，能食而咳者，阳明风邪变热，聚于胃而逆于肺也。咽居肺上，故必咽痛。若不咳者，肺不受热，则咽必不痛。不恶寒而头眩者，气方外淫而不内炽，亦何至能食而咳哉？

阳明病，无汗，小便不利，心中懊憹者，身必发黄。（199）

【成无己】阳明病，无汗而小便不利者，热蕴于内而不得越；

176

心中懊恼者，热气郁炁，欲发于外而为黄也。

【柯韵伯】阳明病法多汗，反无汗则热不得越；小便不利则热不得降；心液不支，故虽未经汗下，而心中懊恼也。无汗、小便不利是发黄之原，心中懊恼是发黄之兆。然口不渴，腹不满，非茵陈汤所宜，与栀子柏皮汤，黄自解矣。

【尤在泾】邪入阳明，寒已变热，若更被火，则邪不得去，而热反内增矣。且无汗则热不外越，小便不利则热不下泄，蕴蓄不解，集于心下而聚于脾间，必恶热，为懊恼不安。脾以湿应，与热相合，势必蒸郁为黄矣。

阳明病，被火，额上微汗出，<small>赵本有"而"字</small>**小便不利者，必发黄。**（200）

【成无己】阳明病则为内热，被火，则火热相合而甚。若遍身汗出而小便利者，热得泄越不能发黄，今额上微汗出，而小便不利，则热不得越，郁炁于胃，必发黄也。

【柯韵伯】阳明无表证，不当发汗，况以火劫乎？额为心部，额上微汗，心液竭矣。心虚肾亦虚，故小便不利而发黄。非栀子柏皮汤何以挽津液于涸竭之余耶？

【尤在泾】额上虽微汗，被火气劫，从炎上之化也，岂能解其火邪哉？

阳明病，脉浮而紧者，必潮热，发作有时。但浮者，必盗汗出。（201）

【成无己】浮为在经，紧者里实。脉浮而紧者，表热里实也，必潮热，发作有时。若脉但浮而不紧者，止是表热也，必盗汗出。盗汗者睡而汗出也。阳明病里热者自汗，表热者盗汗。

【柯韵伯】阳明脉证与太阳脉证不同。太阳脉浮紧者，必身疼痛、无汗、恶寒、发热不休。此则潮热有时，是恶寒将自罢，将发

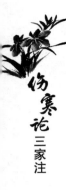

潮热时之脉也。此紧反入里之谓，不可拘紧则为寒之说矣。太阳脉但浮者，必无汗。今盗汗出，是因于内热。且与本经初病但浮无汗而喘者不同，又不可拘浮为在表之法矣。脉浮紧，但浮而不合麻黄证，身热汗出而不是桂枝证。麻桂下咽，阳盛则毙耳。此脉从经异，非脉从病反。要知仲景分经辨脉，勿专据脉谈证。

【柯韵伯】（编者按：柯氏于本条两注之）上条（编者按：上条指第234、235条）脉证与太阳相同，此条脉证与太阳相殊。此阳明半表半里之脉证，麻桂下咽，阳盛则毙耳。故善诊者必据证辨脉，勿据脉谈证。

【尤在泾】太阳脉紧为寒在表，阳明脉紧为实在里。里实则潮热，发作有时也。若脉但浮而不紧者，为里未实而经有热，经热则盗汗出。盖杂病盗汗为热在脏；外感盗汗为邪在经。《易简方》用防风治盗汗不止，此之谓也。

阳明病，口燥，但欲漱水不欲咽者，此必衄。（202）

【成无己】阳明之脉起于鼻，络于口。阳明里热则渴欲饮水，此口燥但欲漱水不欲咽者，是热在经而里无热也。阳明气血俱多，经中热甚，迫血妄行，必作衄也。

【柯韵伯】此邪中于面而病在经络矣。液之与血，异名而同类。津液竭，血脉因之而亦伤。故阳明主津液所生病，亦主血所生病。阳明经起于鼻，系于口齿。阳明病则津液不足，故口鼻干燥。阳盛则阳络伤，故血上溢而为衄也。口鼻之津液枯涸，故欲漱水不欲咽者，热在口鼻，未入乎内也。

【尤在泾】阳明口燥，欲饮水者，热在气而属腑。口燥但欲漱水不欲咽者，热在血而属经。经中热甚，血被热迫，必妄行为衄也。

阳明病，本自汗出，医更重发汗，病已差，尚微烦不了了者，此大便必赵本作"此必大便"**硬故也。以亡津液，胃中干燥，故令大便硬。当问其小便，日几行。若本小便日三四行，今日再**

行，故知大便不久出；今为小便数少，以津液当还入胃中，故知不久必大便也。(203)

【成无己】先亡津液，使大便硬，小便数少，津液分别，大便必自下也。

【柯韵伯】治病必求其本。胃者，津液之本也。汗与溲皆本于津液。本自汗出，本小便利，其人胃家津液本多。仲景提出"亡津液"句，为世之不惜津液者告也。病差，指身热汗出言。烦即恶热之谓。烦而微，知恶热将自罢，以尚不了，故大便硬耳。数少，即再行之谓。大便硬，小便少，皆因胃亡津液所致，不是阳盛于里也。因胃中干燥，则饮入于胃，不能上输于肺，通调水道，下输膀胱，故小便反少。而游溢之气，尚能输精于脾，津液相成，还归于胃。胃气因和，则大便自出，更无用导法矣。以此见津液素盛者，虽亡津液而津液终自还。正以见胃家实者，每踌躇顾虑，示人以勿妄下与勿妄汗也。历举治法，脉迟不可攻，心下满不可攻，呕多不可攻，小便自利与小便数少不可攻，总见胃家实，不是可攻证。

【尤在泾】阳明病不大便，有热结与津竭两端。热结者，可以寒下，可以咸软；津竭者，必津回燥释，而后便可行也。兹已汗复汗，重亡津液，胃燥便硬，是当求之津液，而不可复行攻逐矣。小便本多而今数少，则肺中所有之水精，不直输于膀胱，而还入于胃腑，于是燥者得润，硬者得软，结者得通，故曰不久必大便出。而不可攻之意，隐然言外矣。

伤寒呕多，虽有阳明证，不可攻之。(204)

【成无己】呕者，热在上焦，未全入腑，故不可下。

【柯韵伯】呕多是水气在上焦，虽有胃实证，只宜小柴胡以通液，攻之恐有利遂不止之祸。要知阳明病，津液未亡者慎不可攻。盖腹满呕吐是太阴阳明相关证；胃实胃虚是阳明太阳分别处。胃家实虽变证百出，不失为生阳；下利不止，参、附不能挽回，便是死

179

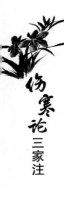

阴矣。

【尤在泾】阳明虽有可下之例，然必表证全无，而热结在肠中者，方可攻之。若呕多者，邪在膈也。

阳明病，心下硬满者，不可攻之。攻之，利遂不止者死，利止者愈。（205）

【成无己】阳明病腹满者为邪气入腑，可下之。心下硬满则邪气尚浅，未全入腑，不可便下之。得利止者为邪气去，正气安，正气安则愈；若因下利不止者为正气脱而死。

【柯韵伯】阳明证具而心下硬，有可攻之理矣。然硬而尚未满是热邪散漫胃中，尚未干也。妄攻其热，热去寒起，移寒于脾，实反成虚，故利遂不止也。若利能自止是其人之胃不虚而脾家实，腐秽去尽而邪不留，故愈。上条（编者按：上条指《伤寒论注·卷三·阳明脉证》中"脉浮而大，心下反硬……汗少则便难，脉迟尚未可攻"条）热既属脏，利于急攻，所以存津液也。此条热邪初炽，禁其妄攻，所以保中气也。要知腹满已是太阴一班，阳明太阴相配偶，胃实则太阴转属于阳明，胃虚则阳明转属于太阴矣。此仲景大有分寸处，诊者大宜着眼。

【尤在泾】心下硬满者，邪未下于胃也。

阳明病，面合赤色赵本作"色赤"，**不可攻之，必发热色黄**赵本有"者"字，**小便不利也。**（206）

【成无己】合，通也。阳明病面色通赤者，热在经也，不可下之。下之虚其胃气，耗其津液，经中之热乘虚入胃，必发热色黄，小便不利也。

【柯韵伯】面色正赤者阳气怫郁在表，当以汗解。而反下之，热不得越，故复发热，而赤转为黄也。上条（编者按：上条指第200条）因于火逆，此条因于妄下。前以小便不利而发黄，此条先黄而小便不利。总因津液枯涸，不能通调水道而然。须栀子、柏皮滋化源而致津液，非渗泄之剂所宜矣。黄未发宜栀子豉汤，已黄宜栀子柏皮汤。仲景治太阳发黄有二法：但头汗出，小便不利者，麻黄连翘汤汗之；少腹硬，小便自利者，抵当汤下之。治阳明发黄二法：但头汗、小便不利、腹满者，茵陈、大黄以下之；身热、发黄与误治而致者，栀子、柏皮以清之，总不用渗泄之剂。要知仲景治阳明，重在存津液，不欲利小便，惟恐胃中燥耳，所谓治病必求其本。

【尤在泾】面合赤色者邪气怫郁在表也。故皆不可攻之，攻之则里虚而热入。其淫溢于下者则下利不止，其蓄聚于中者则发热色黄、小便不利。其或幸而不死者，邪气竟从下夺而愈耳，然亦难矣。

阳明病，不吐不下，心烦者，可与调胃承气汤_{赵本有"调胃承气汤方"}。（207）

【成无己】吐后心烦谓之内烦，下后心烦谓之虚烦。今阳明病不吐不下心烦，则_{医统本作"即"}是胃有郁热也，与调胃承气汤以下郁热。

【柯韵伯】言阳明病则身热汗出，不恶寒反恶热矣。若吐下后而烦为虚邪，宜栀子豉汤。未经吐下而烦是胃火乘心，从前来者为实邪，调其胃而心自和。此实则泻子之法。

【尤在泾】病在阳明，既不上涌又不下泄，而心烦者，邪气在中土，郁而成热也。《经》曰：土郁则夺之。调胃承气盖以通土气，非以下燥屎也。

阳明病脉迟，虽汗出，不恶寒者，其身必重，短气腹满而喘，有潮热者，此外欲解，可攻里也。手足濈然而_{赵本无"而"字}**汗出者，此大便已硬也，大承气汤主之；若汗多微发热恶寒者，外未解也，**_{赵本注："一法与注枝汤"}**其热不潮，未可与承气汤；若腹大满不通者，可与小承气汤，微和胃气，勿令**_{赵本有"至"字}**大泄**

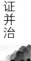

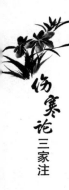

下[1]。（208）

　　[大承气汤] 方

　　大黄四两，酒洗 苦寒　厚朴半斤，炙，去皮 苦温　枳实五枚，
炙 苦寒　芒硝三合 咸寒

　　上四味，以水一斗，先煮二物，取五升，去滓，内大黄，赵
本有"更"字煮取二升，去滓，内芒硝，更上微火一两沸，分温再
服。得下，余勿服[2]。

　　[小承气汤] 方

　　大黄四两赵本有"酒洗"二字　厚朴二两，炙，去皮　枳实三
枚，大者，炙

　　已上三味，以水四升，煮取一升二合，去滓，分温二服。
初服汤，当更衣，不尔者，尽饮之；若更衣者，勿服之[3]。

〔1〕【成无己】阳明病脉迟，若汗出多，微发热恶寒者，表未
解也；若脉迟，虽汗出而不恶寒者，表证罢也。身重、短气、腹满
而喘，有潮热者，热入腑也。四肢诸阳之本，津液足，为热烝之，
则周身汗出；津液不足，为热烝之，其手足濈然而汗出，知大便已
硬也，与大承气汤，以下胃热。《经》曰：潮热者，实也。其热不
潮，是热未成实，故不可便与大承气汤，虽有腹大满不通之急，亦
不可与大承气汤。与小承气汤微和胃气。

　　【柯韵伯】脉迟而未可攻者，恐为无阳，恐为在脏。故必
表证悉罢，里证毕具，方为下证。若汗虽多而微恶寒，是表证仍
在，此本于中风。故虽大满不通，只可微和胃气，令小安，勿使大
泄，过经乃可下耳。胃实诸证，以手足汗出为可据，而潮热尤为亲
切。以四肢为诸阳之本，而日晡潮热，为阳明主时也。

　　【尤在泾】伤寒以身热恶寒为在表，身热不恶寒为在里。
而阳明病无表证者，可下；有表证者，则不可下。此汗出不恶寒，
身重短气，腹满而喘，潮热，皆里证也。脉虽迟，犹可攻之，以腹
满便闭，里气不行，故脉为之濡滞不利，非可比于迟则为寒之例
也。若手足濈然汗出者，阳明热甚，大便已硬，欲攻其病，非大承

气不为功矣。若汗多，微发热，恶寒，则表犹未解，其热不潮，则里亦未实，岂可漫与大承气遗其表而攻其里哉？即腹大满不通，而急欲攻之者，亦宜与小承气微和胃气，而不可以大承气大泄大下，恐里虚邪陷，变证百出，则难挽救矣。

〔2〕【成无己】《内经》曰：燥淫所胜，以苦下之。大黄、枳实之苦以润燥除热。又曰：燥淫于内，治以苦温。厚朴之苦下结燥。又曰：热淫所胜，治以咸寒。芒硝之咸以攻蕴热。

〔3〕【成无己】大热结实者与大承气汤，小热微结者与小承气汤。以热不大甚，故于大承气汤去芒硝；又以结不至坚，故不熊校记："故亦减厚朴、枳实也"，汪本"亦"改"不"。按：汪以方内仍有枳实，故云不减，殊不思改"半斤"或"二两"，"五枚"改"三枚"，乃所谓减也，且以上句文义推之，正是"亦"，非"不"。减厚朴、枳实也。

【柯韵伯】 诸病皆因于气，秽物之不去，由气之不顺也。故攻积之剂必用气分之药，故以承气名。汤分大小有二义焉：厚朴倍大黄，是气药为君，味多性猛，制大其服，欲令大泄下也。大黄倍厚朴，是气药为臣，味少性缓，制小其服，欲微和胃气也。前法更有妙义。大承气之先后作三次煎者，何哉？盖生者气锐而先行，熟者气纯而和缓，欲使芒硝先化燥屎，大黄继通地道，而后枳、朴除其痞满也。若小承气三物同煮，不分次第，只服四合，但求地道之通，而不用芒硝之峻，且远于大黄之锐，故称微和之剂云。

阳明病，潮热，大便微硬者，可与大承气汤；不硬者，不_赵本有"可"字与之。若不大便六七日，恐有燥屎，欲知之法，少与小承气汤，汤入腹中，转失气者，此有燥屎_{赵本有"也"字}，乃可攻之；若不转失气者，此但初头硬，后必溏，不可攻之，攻之，必胀满不能食也。欲饮水者，与水则哕。其后发热者，必大便复硬而少也，以小承气汤和之。不转失气者，慎不可攻也。（209）

【成无己】 潮热者实，得大便微硬者，便可攻之；若便不硬，

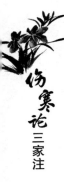

则热未成实，虽有潮热亦未可攻。若不大便六七日，恐有燥屎，当先与小承气汤溃之，如有燥屎，小承气汤药势缓，不能宣泄，必转气下失；若不转失气，是胃中无燥屎，但肠间少硬尔，止初头硬，后必溏，攻之则虚其胃气，致腹胀满不能食也。胃中干燥，则欲饮水，水入胃中，虚寒相搏，气逆则哕。其后却发热者，则热气乘虚还复聚于胃中，胃燥得热，必大便复硬，而少与小承气汤，微利与和之，故以重云不转失气，不可攻内，慎之至也。

【柯韵伯】此必因脉之迟弱，即潮热尚不足据，又立试法。如胃无燥屎而攻之，胃家虚胀，故不能食。虽复潮热、便硬而少者，以攻后不能食故也。要知不转失气者，即渴欲饮水，尚不可与，况攻下乎？以小承气为和，即以小承气为试。仍与小承气为和，总是慎用大承气耳。

【尤在泾】阳明病有潮热者为胃实，热不潮者为胃未实。而大承气汤有燥屎者，可与；初硬后溏者则不可与。故欲与大承气，必先与小承气，恐胃无燥屎，邪气未聚，攻之则病未必去而正已大伤也。服汤后转失气者，便坚药缓，屎未能出而气先下趋也，故可更以大承气攻之；不转失气者胃未及实，但初头硬后必溏，虽小承气已过其病，况可以大承气攻之哉。胃虚无气，胀满不食所必至矣。又阳明病能饮水者为实，不能饮水者为虚。如虽欲饮而与水则哕，所谓"胃中虚冷，欲饮水者，与水则哕"也。其后却发热者知热气还入于胃，则大便硬而病从虚冷所变，故虽硬而仍少也，亦不可与大承气汤，但与小承气微和胃气而已。盖大承气为下药之峻剂，仲景恐人不当下而误下，或虽当下而过下，故反复辨论如此，而又申之曰：不转失气者，慎不可攻也。呜呼！仁人之心，可谓至矣。

夫实则谵语，虚则郑声。郑声赵本有"者"字，**重语也**[1]。**直视谵语，喘满者死。下利者亦死**[2]。（210）

〔1〕【成无己】《内经》曰：邪气盛则实，精气夺则虚。谵语由邪气盛，而神识昏也；郑声，由精气夺而声不全也。谵语者，言

语不次也；郑声者，郑音不正也。《论语》云：恶郑声之乱雅乐。又曰：放郑声，远佞人。郑声淫，佞人殆，言郑声不正也。今新差气虚，人声转者，是所谓重语者也。若声重亦声转之。

【柯韵伯】同一谵语而有虚实之分。邪气盛则实，言虽妄诞，与发狂不同，有庄严状，名曰谵语。正气夺则虚，必目见鬼神，故郑重其语，有求生求救之状，名曰郑声。此即从谵语中分出，以明谵语有不因胃实而发者。更释以"重语"二字，见郑重之谓，而非郑重之音也。若造字出于喉中与语多重复叮咛不休等义，谁不知其虚，仲景乌庸辨？

【尤在泾】实者邪气盛也，虚者精气夺也。邪盛则狂妄多言，变乱不测；正夺者语不能多，惟平时心事，言讫复言而已，故曰重语。重，犹"叠"也。

〔2〕【成无己】直视谵语，邪胜也。喘满为气上脱；下利为气下脱，是皆主死。

【柯韵伯】上条（编者按：上条指第 211 条）言死脉，此条（编者按：此条指本条"直视"以后部分）言死证。盖谵语本胃实，而不是死证。若谵语而一见虚脉虚证，则是死证，而非胃家实矣。脏腑之精气，皆上注于目。目不转睛，不识人，脏腑之气绝矣。喘满见于未汗之前，为里实；见于谵语之时，是肺气已败。呼吸不利，故喘而不休。脾家大虚，不能为胃行其津液，故满而不运。若下利不止，是仓廪不藏，门户不要也。与大便难而谵语者，天渊矣。

【尤在泾】直视谵语为阴竭热盛之候，此为邪气日损或阴气得守，犹或可治。若喘满则邪内盛，或下利则阴内泄，皆死证也。

发汗多，若重发汗者，亡其阳，谵语脉短者死；脉自和者不死。（211）

【成无己】亡阳胃燥，谵语者脉短，津液已绝，不可复治；脉自和为正气未衰而犹可生也。

辨阳明病脉证并治

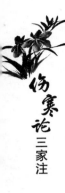

【柯韵伯】上条（编者按：上条指第218条）论谵语之由，此条论谵语之脉。亡阳即津液越出之互辞。心之液为阳之汗，脉者血之府也。心主血脉，汗多则津液脱、营血虚。故脉短是营卫不行，脏腑不通，则死矣。此谵语而脉自和者，虽津液妄泄，而不甚脱，一惟胃实，而营卫通调，是脉有胃气，故不死。

【尤在泾】汗多复汗，阳气重伤而邪复不解，为谵语而脉短。谵语为邪之盛，脉短为气之少，病盛胜脏，故死；脉自和者，邪气虽盛，而正气犹足相持，故得不死。

伤寒若吐、若下后，不解，不大便五六日，上至十余日，日晡所发潮热，不恶寒，独语加见鬼状。若剧者，发则不识人，循衣摸床，惕而不安赵本注："一云：顺衣妄撮，怵惕不安"，**微喘直视，脉弦者生，涩者死，微者但发热谵语者，大承气汤主之。若一服利，**赵本有"则"字**止后服。**（212）

【成无己】若吐若下皆伤胃气，不大便五六日上至十余日者，亡津液，胃气虚，邪热内结也。阳明王于申酉戌，日晡所发潮热者，阳明热甚也；不恶寒者表证罢也。独语如见鬼状者阳明内实也，以为热气有余。若剧者是热气甚大也，热大甚于内，昏冒正气，使不识人，至于循衣摸床，惕而不安，微喘直视。伤寒阳胜而阴绝者死，阴胜而阳绝者死。热剧者为阳胜。脉弦为阴有余，涩为阴不足。阳热虽剧，脉弦，知阴未绝而犹可生；脉涩则绝阴医统本作"阴绝"，故不可治。其邪热微而未至于剧者，但发热谵语，可与大承气汤以下胃中热。《经》曰：凡服下药，中病即止，不必尽剂。此以热未剧，故云若一服利，则止后服。

【柯韵伯】坏病有微剧之分。微者是邪气实，当以下解。若一服利，止后服，只攻其实，无乘其虚也。剧者邪正交争，当以脉断其虚实。弦者是邪气实，不失为下证，故生；涩者是正气虚，不可更下，故死。如有所见独语，与郑声、谵语不同。潮热不恶寒，不大便，是可下证。目直视不识人，循衣摸床等证，是日晡发热时事，不发时自安，故勿竟断为死证。还将脉推之，凡谵语脉短者死。涩者短也，短则气病；弦者长也，长则气治。凡直视、谵语、喘满者死。此微喘而不满，只是气之不承，非气之不治耳。

【尤在泾】吐下之后，邪气不从外解而仍内结，热入胃腑，聚而成实，致不大便五六日或十余日也。阳明内实则日晡所发潮热。盖申酉为阳明王时，而日晡为申酉时也。表和里病则不恶寒，伤寒以恶热为里而恶寒为表也。热气熏心则独语如见鬼状，盖神藏于心而阳明之络通于心也。若热甚而剧者，发则不识人，循衣摸床，惕而不安，微喘直视，是不特邪盛而正亦衰矣。若脉弦则阴未绝而犹可治；脉涩则阴已绝而不可治，所谓伤寒阳胜而阴绝者，死也。其热微而未至于剧者，则但发热、谵语、不大便而已，是可以大承气下之而愈也。一服利，止后服者，以热未至剧，故不可过下，以伤其正耳。

阳明病，其人多汗，以津液外出，胃中燥，大便必硬，硬则谵语，小承气汤主之。若一服谵语止赵本有"者"字，**更莫复服。**（213）

【成无己】亡津液胃燥，大便硬而谵语，虽无大热内结，亦须与小承气汤和其胃气。得一服谵语止，则胃燥以润，更莫复与承气汤，以本无实热故也。

【柯韵伯】阳明主津液所生病，故阳明病多汗。多汗是胃燥之因，便硬是谵语之根。一服谵语止，大便虽未利，而胃濡可知矣。

【尤在泾】汗生于津液，津液资于谷气。故阳明多汗，则津液外出也。津液出于阳明，而阳明亦藉养于津液，故阳明多汗，则胃中无液而燥也。胃燥则大便硬，大便硬则谵语，是宜小承气汤，以和胃而去实。若一服谵语止，更莫复服者，以津液先亡，不欲多下，以竭其阴。亦如上条（编者按：上条指第250条）之意也。

阳明病，谵语发潮热，脉滑而疾者，小承气汤主之。因与

187

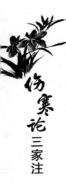

承气汤一升，腹中转失_{赵本无"失"字}气者，更服一升；若不转失气_{赵本作"转气者"}，勿更与之。明日_{赵本有"又"字}不大便，脉反微涩者，里虚也，为难治，不可更与承气汤也。（214）

【成无己】阳明病谵语，发潮热，若脉沉实者，内实者也，则可下；若脉滑疾，为里热未实，则未可下，先与小承气汤和之。汤入腹中转失气者中有燥屎，可更与小承气汤一升以除之；若不转气者是无燥屎，不可更与小承气汤。至明日邪气传时，脉得沉实紧牢之类，是里实也；反得微涩者里气大虚也。若大便利后脉微涩者，止为里虚而犹可，此不曾大便，脉反微涩，是正气内衰，为邪气所胜，故云难治。

【柯韵伯】脉滑而疾者有宿食也。谵语潮热，下证具矣。与小承气试之，不转矢气，宜为易动。明日而仍不大便，其胃家似实。而脉反微涩，微则无阳，涩则少血，此为里虚，故阳证反见阴脉也。然胃家未实，阴脉尚多，故脉迟脉弱者，始可和而久可下。阳脉而变为阴脉者，不惟不可下，更不可和。脉滑者生，脉涩者死，故为难治。然滑有不同，又当详明，夫脉弱而滑，是有胃气。此脉来滑疾，是失其常度，重阳必阴。仲景早有成见，故少与小承气试之。若据谵语潮热，而与大承气，阴盛已亡矣。此脉证之假有余，小试之而即见真不足。凭脉辨证，可不慎哉！宜蜜煎导而通之。虚甚者与四逆汤，阴得阳则解矣。

【尤在泾】谵语发潮热，胃实之征也。脉滑而疾则与滑而实者差异矣，故不与大承气而与小承气也。若服一升而转失气者，知有燥屎在胃中，可更服一升；若不转失气者，此必初硬后溏，不可更与服之，一如前二条（_{编者按：前二条指第209和238条}）之意也。乃明日不大便，而脉反微涩，则邪气未去而正气先衰，补则碍邪，攻则伤正，故曰难治。便虽未通，岂可更以承气攻之哉！

阳明病，谵语有潮热，反不能食者，胃中必有燥屎五六枚也。若能食者，但硬耳，宜大承气汤下之。（215）

【成无己】谵语潮热为胃热，当消谷引食；反不能食者，胃中有燥屎而胃中实也。若能食者，胃中虚热，虽硬不得为有燥屎。杂病虚为不欲食，实为欲食；伤寒则胃实热甚者，不能食，胃中虚热甚者能食，与杂病为异也。医统本有"与"字大承气汤以下燥屎逐结热。

【柯韵伯】初能食反不能食，胃实可知。若能食而大便硬，是肠实而胃未实，恐本于中风，未可下也。谵语、潮热、屎有燥硬之辨。

【尤在泾】伤寒胃热而虚者能食，胃寒而实者则不能食。而阳明病有燥屎者可攻；无燥屎者则不可攻。谵语潮热，胃之热也。是当能食而反不能食者，中有燥屎，气窒而不行，法当大承气下之者也。若能食者，屎未成燥而但硬耳。设欲攻之，则必以小承气和之。如上二条（编者按：如上二条指第 250 和 213 条）所云而已。本文"宜大承气汤下之"七字，当在"胃中有燥屎"句下。

阳明病，下血谵语者，此为热入血室；但头汗出者，刺期门，随其实而泻赵本作"写"字**之，濈然汗出则愈。**（216）

【成无己】阳明病热入血室，迫血下行，使下血谵语。阳明病法多汗，以夺血者无汗，故但头汗出也。刺期门以散血室之热，随其实而泻之，以除阳明之邪热，散邪除热，荣卫得通，津液得复，濈然汗出而解。

【柯韵伯】血室者肝也。肝为藏血之脏，故称血室。女以血用事，故下血之病最多。若男子非损伤则无下血之病。惟阳明主血所生病，其经多血多气，行身之前，邻于冲任。阳明热盛，侵及血室，血室不藏，溢出前阴，故男女俱有是证。血病则魂无所归，心神无主，谵语必发。要知此非胃实，因热入血室而肝实也。肝热心亦热，热伤心气，既不能主血，亦不能作汗。但头有汗，而不能遍身，此非汗吐下法可愈矣。必刺肝之募，引血上归经络，推陈致新，使热有所泄，则肝得所藏、心得所主、魂有所归、神有所依，

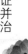

189

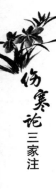

自然汗出周身，血不妄行，谵语自止矣。按：蓄血便脓血，总是热入血室，入于肠胃，从肛门而下者，谓之便血脓血。盖女子经血出子户，与溺道不同门。男子精、血、溺三物，内异道而外同门，精道由肾，血道由肝，水道由膀胱。其源各别，而皆出自前阴。期门，肝之募也，又足太阴厥阴、阴维之会。太阴阳明为表里，厥阴少阳为表里。阳病治阴，故阳明少阳血病，皆得刺之。

汗赵本注："一作卧"**出谵语者，以有燥屎在胃中，此为风也，须下之**赵本作"者"**，过经乃可下之。下之若早，语言必乱，以表虚里实故也。下之则**赵本无"则"字**愈，宜大承气汤。**（217）

【成无己】胃中有燥屎则谵语，以汗出为表未罢，故云风也。燥屎在胃则当下，以表未和则未可下，须过太阳经，无表证，乃可下之。若下之早，燥屎虽除，则表邪乘虚复陷于里，为表虚里实，胃虚热甚，语言必乱。与大承气汤，却下胃中邪热则止。

【柯韵伯】首二句是冒头，末二句是总语。言汗出必亡津，谵语因胃实，则汗出谵语，以胃中有燥屎也，宜大承气汤下之。然汗出谵语有二义，有阳明本病多汗亡津而谵语者，有中风汗出早下而谵语者。如脉滑曰风，其谵语潮热下之，与小承气汤，不转矢气，勿更与之。如能食曰风，其烦躁心下硬，少与小承气微和之，令小安。非七日后屎定硬不敢妄下者，以此为风也。七日来行经已尽，阳邪入阴，乃可下之。若不知此义而早下之，表以早下而虚热不解，里以早下而胃家不实。如十三日不解，过经下利而谵语，与下后不解，至十余日不大便、日晡潮热、独语如有所见者是也。

【尤在泾】汗出谵语，谓风未去表，而胃已成实也。故曰：有燥屎在胃中。又曰：此为风也，须下之，过经乃可下之。见胃实须下，而风未去表，则必过经而后可下，不然，表间邪气，又将入里，胃益增热，而语言错乱矣。表虚里实，即表和里病之意，言邪气入而并于里也。《外台》云：里病表和，下之则愈，汗之则死。故宜大承气以下里实。

190

伤寒四五日，脉沉而喘满。沉为在里，而反发其汗，津液越出，大便为难，表虚里实，久则谵语。(218)

【成无己】邪气入内之时，得脉沉而喘满，里证具也，则当下之；反发其汗，令津液越出，胃中干燥，大便必难，久则屎燥胃实，必发谵语。

【柯韵伯】喘而胸满者，为麻黄证。然必脉浮者，病在表，可发汗。今脉沉为在里，则喘满属于里矣。反攻其表则表虚，故津液大泄。喘而满者，满而实矣，因转属阳明，此谵语所由来也。宜少与调胃。汗出为表虚，然是谵语，归重只在里实。

【尤在泾】脉沉，病在里也。喘满，因满而为喘，病之实也。伤寒四五日，病在里而成实，法当攻里。而反发其汗，津液外亡，肠胃内燥，大便为难，所必然矣。表虚里实，亦即表和里病之意。久则谵语者，热气乘虚，必归阳明而成胃实也。

三阳合病，腹满身重，难以转侧，口不仁而赵本无"而"字面垢赵本注："又作枯，一云向经"，谵语遗尿。发汗则谵语，下之则额上生汗，手足逆冷。若自汗出者，白虎汤主之赵本有"白虎汤方"。(219)

【成无己】腹满身重，难以反侧，口不仁、谵语者，阳明也；《针经》曰：少阳病甚则面微尘。此面垢者，少阳也；遗尿者，太阳也。三者以阳明证多，故出《阳明篇》中。三阳合病，为表里有邪，若发汗攻表，则燥热益甚，必愈谵语；若下之攻里，表热乘虚内陷，必额上汗出，手足逆冷；其自汗出者，三阳经热甚也。《内经》曰：热则腠理开，荣卫通，汗大泄。与白虎汤以解内外之热。

【柯韵伯】此本阳明病，而略兼太、少也。胃气不通，故腹满。阳明主肉，无气以动，故身重。难以转侧者，少阳行身之侧也。口者，胃之门户。胃气病，则津液不能上行，故不仁。阳明病则颜黑，少阳病则面微有尘，阳气不荣于面，故垢。膀胱不约为遗溺。

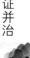

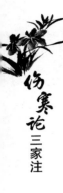

遗尿者，太阳本病也。虽三阳合病，而阳明证多，则当独取阳明矣。无表证则不宜汗，胃未实则不当下，此阳明半表里证也。里热而非里实，故当用白虎，而不当用承气。若妄汗则津竭而谵语，误下则亡阳而额汗出、手足厥也。此自汗出，为内热甚者言耳，接"遗尿"句来。若自汗而无大烦大渴证，无洪大浮滑脉，当从虚治，不得妄用白虎。若额上汗出、手足冷者，见烦渴、谵语等证与洪滑之脉，亦可用白虎汤。

【尤在泾】三阳合病，视诸合病邪气为较大矣。而太阳之腑膀胱，阳明之腑胃，少阳之腑胆，热邪盛满，自经入腑，故腹满身重，口不仁而面垢，谵语遗尿，及但欲眠睡，目合则汗，皆为里为热之征也。夫里而不表，故不可汗，汗之则津亡，胃燥而谵语，热而不实，复不可下，下之则中伤气竭，而额上生汗，手足逆冷。"若自汗出"句，顶"腹满身重"四句来，谓有腹满身重等证而自汗出者，则虽三阳合病，而邪聚于阳明者较太阳为多，故宜白虎汤清而解之。若不自汗出者，则太阳为多，白虎不可与矣。

二阳并病，太阳证罢，但发潮热，手足漐漐汗出，大便难而谵语者，下之则愈，宜大承气汤。（220）

【成无己】本太阳病并于阳明，名曰并病。太阳证罢，是无表证；但发潮热，是热并阳明；一身汗出为热越，今手足漐漐汗出，是热聚于胃也，必大便难而谵语。《经》曰：手足漐然而汗出者，必大便已硬也，与大承气汤，以下胃中实热。

【柯韵伯】太阳证罢，是全属阳明矣。先揭二阳并病者，见未罢时便有可下之证。今太阳一罢，则种种皆下证矣。

【尤在泾】此太阳并于阳明之证。然并病有并而未罢之证，虽入阳明，未离太阳，则可汗而不可下，如本篇第三十九条（编者按：三十九条指第48条）之证是也。此条为并而已罢之证，虽曰并病，实为阳明，故可下而不可汗。潮热，手足漐漐汗出，大便难，谵语，皆胃实之征，故曰下之则愈，宜大承气汤。

阳明病，脉浮而紧，咽燥口苦，腹满而喘，发热汗出，不恶寒，反恶热，身重。若发汗则躁，心愦愦，反谵语。若加烧^赵本作"温"针，必怵惕烦躁，不得眠。若下之，则胃中空虚，客气动膈，心中懊恼，舌上胎者，栀子豉汤主之^{赵本有"栀子豉汤方"。}（221）

【成无己】脉浮发热，为邪在表；咽燥口苦，为热在经；脉紧腹满而喘，汗出，不恶寒，反恶热，身重，为邪在里。此表里俱有邪，犹当双^{医统本作"和"}解之。若发汗攻表，表热虽除，而内热益甚，故躁而愦愦，反谵语。愦愦者，心乱。《经》曰：荣气微者，加烧针则血不行，更发热而躁烦。此表里有热，若加烧针，则损动阴气，故怵惕烦躁不得眠也。若下之，里热虽去，则胃中空虚，表中客邪之气乘虚陷于上焦，烦动于膈，使心中懊恼而不了了也；舌上胎黄者，热气客于胃中；舌上胎白，知热气客于胸中，与栀子豉汤，以吐胸中之邪。

【柯韵伯】脉证与阳明中风同。彼以恶寒，故名中风；此反恶热，故名阳明病。阳明主肌肉，热甚无津液以和之，则肉不和，故身重，此阳明半表里证也。邪已入腹，不在营卫之间。脉虽浮，不可为在表而发汗；脉虽紧，不可以身重而加温针；胃家初实，尚未燥硬，不可以喘满恶热而攻下。若妄汗之，则肾液虚，故躁；心液亡，故昏昧而愦愦；胃无津液，故大便燥硬而谵语也。若谬加温针，是以火济火，故心恐惧而怵惕；土水皆因火侮，故烦躁而不得眠也。阳明中风，病在气分，不可妄下。此既见胃实之证，下之亦不为过。但胃中以下而空虚，喘满、汗出、恶热、身重等证或罢，而邪之客上焦者，必不因下除，故动于膈而心中懊恼不安也。病在阳明，以妄汗为重、妄下为轻。"舌上胎"句，顶上四段来。"不恶、反恶"皆由心主，"愦愦、怵惕、懊恼"之象，皆心病所致，故当以舌验之。舌为心之外候，心热之微甚，与胎之厚薄、色之浅深，为可征也。"栀子豉汤主之"是总结上四段症。要知本汤是胃家初受双解表里之方，不只为误下后立法。盖阳明初病，不全在

193

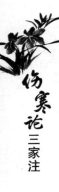

表，不全在里，诸证皆在里之半表间，汗下温针，皆在所禁。将何以治之，惟有吐之一法，为阳明表邪之出路耳。然病在胸中，宜瓜蒂散。此已在腹中，则瓜蒂散不中与也，栀子豉汤主之。外而自汗恶热身重可除，内而喘满咽干口苦自解矣。阳明之有栀豉汤，犹太阳之有桂枝汤，既可以驱邪，亦可以救误，上焦得通，津液得下，胃气因和耳。

【尤在泾】浮而紧，阳明表里之脉然也。咽燥口苦，腹满而喘，发热汗出，不恶寒，反恶热，身重，阳明入里之证然也。是为邪已入里，而气连于表，内外牵制，汗下俱碍。是以汗之而邪不能出于表，则躁，心愦愦然昏乱而谵语；火之而热且扰于中，则怵惕烦躁不得眠；下之而邪不尽于里，则胃气徒虚，客气内动，心中懊侬。若舌上胎白者，邪气盛于上焦，故与栀子豉汤，以越胸中之邪，所谓"病在胸中，当须吐之"是也。

若渴欲饮水，口干舌燥者，白虎加人参汤主之赵本有"白虎加人参汤方"。（222）

【成无己】若下后，邪热客于上焦者为虚烦；此下后，邪热不客于上焦而客于中焦者，是为干燥烦渴，与白虎加人参汤，散热润燥。

【柯韵伯】上文（编者按：上文指第221条）是阳邪自表入里，此条则自浅入深之证也。咽燥、口苦、恶热，热虽在里，尚未犯心；愦愦、怵惕、懊侬，虽入心尚不及胃；燥渴欲饮，是热已入胃，尚未燥硬。用白虎加人参汤，泻胃火而扶元气，全不涉汗吐下三法矣。白虎所治皆阳明燥证，揭为阳明主方，信为有见。

【尤在泾】若渴欲饮水，口干舌燥者，则邪气不在上而在中，故以白虎加人参，以清胃热、益胃液，所谓"热淫于内，治以甘寒"也。

若脉浮发热，渴欲饮水，小便不利者，猪苓汤主之[1]。

［猪苓汤］方

猪苓去皮 甘平　茯苓 甘平　阿胶 甘平　滑石碎 甘寒　泽泻各一两 甘咸寒

上五味，以水四升，先煮四味，取二升，去滓，内下赵本无"下"字阿胶烊消，温服七合，日三服[2]。

〔1〕**【成无己】** 此下后，客热客于下焦者也。邪气自表入里，客于下焦，三焦俱带热也。脉浮发热者，上焦热也；渴欲饮水者，中焦热也；小便不利者，邪客下焦，津液不得下通也。与猪苓汤利小便，以泻下焦之热也。

【柯韵伯】 上条（编者按：上条指第222条）根首条（编者按：首条指第221条）诸证，此条又根上文（编者按：上文指第222条）饮水来。连用五"若"字，见仲景说法御病之详。栀豉汤所不及者，白虎汤继之，白虎汤不及者，猪苓汤继之，此阳明起手之三法。所以然者，总为胃家惜津液，既不肯令胃燥，亦不肯令水渍入胃耳。余义见猪苓汤证。

【尤在泾】 若脉浮发热，渴欲饮水，小便不利者，邪热不在上中，而独在下，故与猪苓汤，以利水泄热，兼滋阴气，所谓"在下者，引而竭之"也。

〔2〕**【成无己】** 甘甚而反淡，淡味渗泄为阳，猪苓、茯苓之甘，以行小便；咸味涌泄为阴，泽泻之咸，以泄伏水，滑利窍；阿胶、滑石之滑，以利水道。

【柯韵伯】 五味皆润下之品，为少阴枢机之剂。猪苓、阿胶，黑色通肾，理少阴之本也；茯苓、滑石，白色通肺，滋少阴之源也。泽泻、阿胶，咸先入肾，壮少阴之体；二苓、滑石，淡渗膀胱，利少阴之用。故能升水降火，有治阴和阳，通理三焦之妙。

脉证全同五苓。彼以太阳寒水，利于发汗，汗出则膀胱气化而小便行，故利水之中，仍兼发汗之味。此阳明燥土最忌发汗，汗之则胃亡津液，而小便更不利，所以利水之中，仍用滋阴之品。

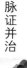

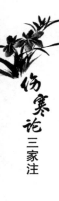

二方同为利水，太阳用五苓者，因寒水在心下，故有水逆之证，桂枝以散寒、白术以培土也。阳明用猪苓者，因热邪在胃中，故有自汗证，滑石以滋土、阿胶以生津也。散以散寒，汤以润燥，用意微矣。二方皆是散饮之剂。太阳转属阳明者，其渴尚在上焦，故仍用五苓入心而生津；阳明自病而渴者，本于中焦，故又藉猪苓入胃而通津液。

阳明病，汗出多而渴者，不可与猪苓汤，以汗多胃中燥，猪苓汤复利其小便故也。（224）

【成无己】《针经》曰：水谷入于口，输于肠胃，其液别为五，天寒衣薄则为溺，天热衣厚则为汗，是汗溺一液也。汗多为津液外泄，胃中干燥，故不可与猪苓汤利小便也。

【柯韵伯】阳明病，重在亡津液。饮水多而汗不多、小便不利者，可与猪苓汤利之。若汗出多，以大便燥，饮水多，即无小便，不可利之。不知猪苓汤本为阳明饮多而用，不为阳明利水而用也。不可与猪苓汤，即属腑者不令溲数之意。以此见阳明之用猪苓，亦仲景不得已之意矣。汗多而渴，当白虎汤，胃中燥，当承气汤，俱在言外。

【尤在泾】上条（编者按：上条指第223条）于脉浮发热，渴而小便不利之证，既着猪苓汤之用矣，此条复示猪苓汤之戒。谓虽渴欲饮水，而汗出多者，则不可以猪苓利其小便，所以然者，汗之与溺，同出而异归者也。《灵枢》云：水谷入于口，输于肠胃，其液别为五：天寒衣薄则为溺与气，天暑衣厚则为汗。故虽清浊不同，其为腑中之液则一也。汗出既多，胃液已耗，而复以猪苓利之，是已燥而益燥也，故曰不可与猪苓汤。

脉浮而迟，表热里寒，下利清谷者，四逆汤主之赵本有"四逆汤方"。（225）

【成无己】浮为表热，迟为里寒。下利清谷者，里寒甚也，与四逆汤，温里散寒。

【柯韵伯】脉浮为在表，迟为在脏，浮中见迟，是浮为表虚，迟为脏寒。未经妄下而利清谷，是表为虚热，里有真寒矣。仲景凡治虚证，以里为重，协热下利，脉微弱者，便用人参，汗后身疼，脉沉迟者，便加人参。此脉迟而利清谷，且不烦不咳，中气大虚，元气已脱，但温不补，何以救逆乎？观茯苓四逆之烦躁，且以人参，况通脉四逆，岂得无参？是必因本方之脱落而成之耳。此是伤寒证。然脉浮表热，亦是病发于阳，世所云漏底伤寒也。必其人胃气本虚，寒邪得以直入脾胃，不犯太少二阳，故无口苦、咽干、头眩、项强痛之表证。然全赖此表热，尚可救其里寒。

【尤在泾】脉迟为寒，而病系阳明，则脉不沉而浮也。寒中于里，故下利清谷；而阳为阴迫，则其表反热也。四逆汤为复阳散寒之剂，故得主之。

若胃中虚冷，不能食者，饮水则哕。（226）

【成无己】哕者，咳逆是也。《千金》曰：咳逆者，哕逆之名。胃中虚冷，得水则水寒相搏，胃气逆而哕。

【柯韵伯】要知阳明病不能食者，虽身热恶热，而不可攻其热。不能食，便是胃中虚冷。用寒以彻表热，便是攻，非指用承气也。伤寒治阳明之法利在攻，仲景治阳明之心全在未可攻，故谆谆以胃家虚实相告耳。

【尤在泾】阳明土也，土恶水而喜温。若胃虚且冷，不能纳谷者，土气无权，必不能胜水而禁冷。设与之水，水与寒搏，必发为哕。哕，呃逆也。

脉浮发热，口干鼻燥，能食者则衄。（227）

【成无己】脉浮发热，口干鼻燥者，热在经也；能食者里和也。

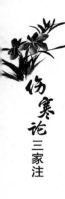

热甚于经，迫血为衄。胃中虚冷阴胜也，水入于经，其血乃成，饮水者助阴，气逆为哕。发热口干阳胜也，食入于阴，长气于阳，能食者助阳，血妄为衄。三者偏阴偏阳之疾也。

【柯韵伯】 能食者胃气强也。以脉浮发热之证，而见口干鼻燥之病机，如病在阳明，更审其能食、不欲咽水之病情，知热不在气分而在血分矣。此问而知之也。按：太阳阳明皆多血之经，故皆有血证。太阳脉当上行，营气逆不循其道，反循巅而下至目内眦，假道于阳明，自鼻颏而出鼻孔，故先目瞑头痛。阳明脉当下行，营气逆而不下，反循齿环唇，而上循鼻外，至鼻颏而入鼻，故先口燥鼻干。异源而同流者，以阳明经脉起于鼻之交颏中，旁纳太阳之脉故也。二条（编者按：二条指本条与第202条）但言病机，不及脉法主治，宜桃仁承气、犀角地黄辈。

【尤在泾】 脉浮发热，口干鼻燥，亦热邪壅盛于经之证。能食者，风多热迫，安得不胜阴血被衄耶？

阳明病下之，其外有热，手足温，不结胸，心中懊憹，饥不能食，但头汗出者，栀子豉汤主之。（228）

【成无己】 表未罢而下者，应邪热内陷也。热内陷者，则外热而无手足寒；今外有热而手足温者，热虽内陷，然而不深，故不作结胸也。心中懊憹，饥不能食者，热客胸中为虚烦也。热自胸中熏蒸于上，故但头汗出而身无汗。与栀子豉汤，以吐胸中之虚烦。

【柯韵伯】 外有热，是身热未除。手足温，尚未濈然汗出，此犹未下前证，见不当早下也。不结胸，是心下无水气，知是阳明之燥化。心中懊憹，是上焦之热不除。饥不能食，是邪热不杀谷。但头汗出而不发黄者，心火上炎，而皮肤无水气也。此指下后变证。夫病属阳明，本有可下之理，然外证未除，下之太早，胃虽不伤，而上焦火郁不达，仍与栀子豉汤吐之，心清而内外自和矣。

【尤在泾】 阳明下后，其邪既不从里而出，又不因下而结。其外有热，手足温者，邪虽陷而未深也。心中懊憹，饥不能食者，热客胸中，而胃虚不能纳谷也。但头汗出者，胸中之热，熏蒸于上，而阳受邪气，复不能降而下行也。是为邪气入里，而未成聚之证，故宜栀子豉汤以彻胸中之邪，亦"高者，因而越之"之意也。

阳明病，发潮热，大便溏，小便自可，胸胁满不去者，小柴胡汤主之赵本作"与小柴胡汤"，又有"小柴胡汤方"。（229）

【成无己】阳明病潮热，为胃实，大便硬而小便数；今大便溏，小便自可，则胃热未实，而水谷不别也。大便溏者，应气降而胸胁满去；今反不去者，邪气犹在半表半里之间。与小柴胡汤以去表里之邪。

【柯韵伯】潮热已属阳明，然大便溏而小便自可，未为胃实。胸胁苦满，便用小柴胡和之，热邪从少阳而解，不复入阳明矣。上条（编者按：上条指第99条）经四五日，是太阳少阳并病，此是阳明少阳合病。若谓阳明传入少阳，则谬矣。

【尤在泾】潮热者，胃实也。胃实，则大便硬。乃大便溏，小便自可，胸胁满不去，知其邪不在于阳明之腑，而入于少阳之经，由胃实而肠虚，是以邪不得聚而复传也，是宜小柴胡以解少阳邪气。

阳明病，胁下硬满，不大便而呕，舌上白胎者，可与小柴胡汤。上焦得通，津液得下，胃气因和，身濈然而汗出解也赵本作"汗出而解"。（230）

【成无己】阳明病，腹满，不大便，舌上胎黄者，为邪热入腑可下；若胁下硬满，虽不大便而呕，舌上白胎者，为邪未入腑，在表里之间，与小柴胡汤以和解之。上焦得通，则呕止；津液得下，则胃气因和，汗出而解。

【柯韵伯】不大便属阳明，然胁下硬满而呕，尚在少阳部。舌上白胎者，痰饮溢于上焦也。与小柴胡汤，则痰饮化为津液而燥土

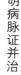

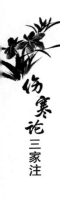

和，上焦仍得汗出而充身泽毛矣。

【尤在泾】此亦阳明传入少阳之证。胁下硬满而呕，舌上胎白，皆少阳经病见证。虽不大便，不可攻之，亦宜小柴胡和解少阳邪气而已。夫胁下满痛而呕，则邪方上壅，而津液不得下行，与小柴胡和散其邪，则上焦得通，而胁不满硬矣。津液得下，而呕不作矣，气通津下，胃气因和，便从里出，汗从表出，而邪自涣然冰释矣。是以胃中硬满，不大便，而无少阳证者可攻；其有少阳证者，虽不大便，亦不可攻而可和也。

阳明中风，脉弦浮大而短气，腹都满，胁下及心痛，久按之气不通，鼻干不得汗，嗜卧，一身及面赵本无"面"字目悉黄，小便难，有潮热，时时哕，耳前后肿，刺之小差。外不解，病过十日，脉续浮者，与小柴胡汤。(231)

脉但浮，无余证者，与麻黄汤；若不尿，腹满加哕者，不治赵本有"麻黄汤方"。(232)

【成无己】浮大为阳，风在表也；弦则为阴，风在里也。短气腹满，胁下及心痛，风热壅于腹中而不通也。若寒客于内而痛者，按之则寒气散而痛止；此以风热内壅，故虽久按而气亦不通。阳明病，鼻干不得卧，自汗出者，邪在表也；此鼻干不得汗而嗜卧者，风热内攻，不干表也。一身面目悉黄，小便难，有潮热，时时哕者，风热攻于胃也。阳明之脉出大迎，循颊车，上耳前过客主人，热胜则肿，此风热在经，故耳前后肿，刺之经气通，肿则小差。如此者，外证罢则可攻。若外证不解，虽过十日，脉续浮者，邪气犹在半表半里，与小柴胡汤以和解之；若其脉但浮而不弦大，无诸里证者，是邪但在表也，可与麻黄汤以发其汗；若不尿腹满加哕者，关格之疾也，故云不治，《难经》曰：关格者，不得尽其命而死。

【柯韵伯】本条不言发热，看"中风"二字，便藏表热在内。"外不解"即指表热而言。即暗伏内已解句。"病过十日"是内已解之互文也，当在"外不解"句上。"无余证"句，接"外不解"

200

句来。"刺之"是刺足阳明，随其实而泻之。"少差"句，言内证俱减，但外证未解耳，非刺耳前后，其肿少差之谓也。脉弦浮者，向之浮大减小而弦尚存。是阳明之脉证已罢，惟少阳之表邪尚存，故可用小柴胡以解外。若脉但浮而不弦大，则非阳明少阳脉。无余证，则上文诸证悉罢，是无阳明少阳证。惟太阳之表邪未散，故可与麻黄汤以解外。所以然者，以阳明居中，其风非是太阳转属，即是少阳转属，两阳相熏灼，故病过十日而表热不退也。无余证可凭，只表热不解，法当凭脉。故弦浮者，可知少阳转属之遗风；但浮者，是太阳转属之余风也。若不尿腹满加哕，是接"耳前后肿"来。此是内不解，故小便难者竟至不尿，腹部满者竟不减，时时哕者更加哕矣。非刺后所致，亦非用柴胡麻黄后变证也。太阳主表，故中风多表证；阳明主里，故中风多里证。弦为少阳脉，耳前后胁下为少阳部。阳明中风，而脉证兼少阳者，以胆为风腑故也。若不兼太阳少阳脉证，只是阳明病，而不名中风矣。参看口苦咽干，知阳明中风从少阳转属者居多。本条多中风而不言恶风，亦不言恶热。要知始虽恶寒，二日自止，风邪未解，故不恶热。是阳明中风与太、少不同，而阳明过经留连不解之风，亦与本经初中迥别也。

【尤在泾】此条虽系阳明，而已兼少阳，虽名中风，而实为表实，乃阳明、少阳邪气闭郁于经之证也。阳明闭郁，故短气、腹满、鼻干、不得汗、嗜卧、一身及面目悉黄、小便难、有潮热；少阳闭郁，故胁下及心痛、久按之气不通、时时哕、耳前后肿。刺之小瘥，外不解者，脉证少平，而大邪不去也。病过十日，而脉续浮，知其邪犹在经，故与小柴胡和解邪气。若脉但浮，而无少阳证兼见者，则但与麻黄汤发散邪气而已。盖以其病兼少阳，故不与葛根而与柴胡，以其气实无汗，故虽中风而亦用麻黄。若不得尿，故腹加满，哕加甚者，正气不化，而邪气独盛，虽欲攻之，神不为使，亦无益矣，故曰不治。

阳明病，自汗出，若发汗，小便自利者，此为津液内竭，虽硬不可攻之，当须自欲大便，宜蜜煎导而通之。若土瓜根及

201

辨阳明病脉证并治

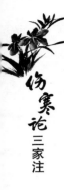

与_{赵本无"与"字}大猪胆汁，皆可为导。（233）

　　［蜜煎导_{赵本无"导"字}］方

　　蜜_{赵本作"食蜜"}七合一味，内铜器中微火煎之，稍凝似饴状，_{赵本作"上一味，于铜器内，微火煎，当须凝如饴状"}搅之勿令焦着，欲可丸，并手捻作挺，令头锐，大如指，长二寸许，当热时急作，冷则硬。以内谷道中，以手急抱，欲大便时乃去之_{赵本有"疑非仲景意，已试甚良"九字}。

　　［猪胆汁］方_{赵本无此四字}

　　大_{赵本"大"上有"又"字}猪胆一枚，泻汁，和醋少许，以灌谷道中_{赵本作"和少许法醋，以灌谷道内"}，如一食顷，当大便出_{赵本有"宿食恶物，甚效"六字}。

　　【成无己】津液内竭，肠胃干燥，大便因硬，此非结热，故不可攻，宜以药外治而导引之。

　　【柯韵伯】本自汗，更发汗，则上焦之液已外竭；小便自利，则下焦之液又内竭。胃中津液两竭，大便之硬可知。虽硬而小便自利，是内实而非内热矣。盖阳明之实，不患在燥而患在热。此内既无热，只须外润其燥耳。连用三"自"字，见胃实而无变证者，当任其自然，而不可妄治。更当探苦欲之病情，于欲大便时，因其势而利导之，不欲便者，宜静以俟之矣。此何以故？盖胃家实，固是病根，亦是其人命根，禁攻其实者，先虑其虚耳。

　　【尤在泾】前条（编者按：前条指第203条）汗多复汗，亡津液大便硬者，已示不可攻之意，谓须其津液还入胃中，而大便自行。此条复申不可攻之戒，而出蜜煎等润导之法，何虑之周而法之备也。总之，津液内竭之人，其不欲大便者，静以需之；其自欲大便者，则因而导之。仲景成法，后人可以守之而无变也。

　　阳明病脉迟，汗出多，微恶寒者，表未解也，可发汗，宜桂枝汤_{赵本有"桂枝汤方"}[1]。（234）

　　阳明病脉浮，无汗而喘者，发汗则愈，宜麻黄汤[2]。（235）

〔1〕【成无己】阳明病脉迟，汗出多，当责邪在里，以微恶寒知表未解，与桂枝汤和表。

〔2〕【成无己】阳明伤寒表实，脉浮，无汗而喘也，与麻黄汤以发汗。

【柯韵伯】此阳明之表证、表脉也。二证全同太阳，而属之阳明者，不头项强痛故也。要知二方专为表邪而设，不为太阳而设。见麻黄证即用麻黄汤，见桂枝证即用桂枝汤，不必问其为太阳、阳明也。若恶寒一罢，则二方所必禁矣。太阳有麻黄症，阳明亦有麻黄症，则麻黄汤不独为太阳设也。见麻黄症即用麻黄汤，是仲景大法。

【尤在泾】此二条（编者按：此二条指本条与234条）乃风寒初中阳明之证，其见证与太阳中风、伤寒相类，而阳明比太阳稍深，故中风之脉，不浮而迟，伤寒之脉，不紧而浮。以风寒之气，入肌肉之分，则闭固之力少，而壅遏之力多也。而其治法，则必与太阳少异，见有汗而恶寒者，必桂枝可解；无汗而喘者，非麻黄不发矣。

阳明病，发热汗出赵本有"者"字**，此为热越，不能发黄也。但头汗出，身无汗，剂颈而还，小便不利，渴引水浆者，此为瘀热在里，身必发黄，茵陈**赵本、医统本并有"蒿"字**汤主之**[1]。（236）

［茵陈蒿汤］方

茵陈蒿六两 苦微寒　**栀子**十四枚，擘 苦寒　　**大黄**二两，去皮 苦寒

上三味，以水一斗赵本、医统本并有"二升"二字，**先煮茵陈，减六升，内二味，煮取三升，去滓，分温**赵本无"温"字**三服，小便当利，尿如皂角**赵本作"荚"**汁状，色正赤，一宿腹减，黄从小便去也**[2]。

〔1〕【成无己】但头汗出，身无汗，剂颈而还者，热不得越也；小便不利，渴引水浆者，热甚于胃，津液内竭也；胃为土而色

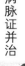

203

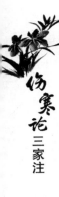

黄，胃为热蒸，则色夺于外，必发黄也。与茵陈汤，逐热退黄。

【柯韵伯】阳明多汗，此为里实表虚，反无汗，是表里俱实矣。表实则发黄，里实则腹满。但头汗出，小便不利，与麻黄连翘证同。然彼属太阳，因误下而表邪未散，热虽里而未深，故口不渴、腹不满，仍当汗解。此属阳明，未经汗下，而津液已亡，故腹满、小便不利、渴欲饮水，此瘀热在里，非汗吐所宜矣。身无汗，小便不利，不得用白虎；瘀热发黄，内无津液，不得用五苓。故制茵陈汤以佐栀子、承气之所不及也。但头汗，则身黄而面目不黄；若中风不得汗，则一身及面目悉黄。以见发黄是津液所生病。

【尤在泾】热越，热随汗而外越也。热越则邪不蓄而散，安能发黄哉？若但头汗出而身无汗，剂颈而还，则热不得外达；小便不利，则热不得下泄；而又渴饮水浆，则其热之蓄于内者方炽。而湿之引于外者无已，湿与热得，瘀郁不解，则必蒸发为黄矣。茵陈蒿汤苦寒通泄，使病从小便出也。

〔2〕【成无己】小热之气，凉以和之；大热之气，寒以取之。茵陈、栀子之苦寒，以逐胃燥。宜下必以苦，宜补必以酸。大黄之苦寒，以下瘀热。

【柯韵伯】茵陈禀北方之色，经冬不凋，受霜承雪，故能除热邪留结。栀子以通水源，大黄以调胃实，令一身内外之瘀热悉从小便出，腹满自减而津液无伤。此茵陈汤为阳明利水之妙剂也。

阳明证，其人喜忘者，必有蓄血。所以然者，本有久瘀血，故令喜忘，屎虽硬，大便反易，其色必黑赵本有"者"字，**宜抵当汤下之**赵本有"抵当汤方"。（237）

【成无己】《内经》曰：血并于下，乱而喜忘，此下本有久瘀血，所以喜忘也。津液少，大便硬，以蓄血在内。屎虽硬，大便反易，其色黑也。与抵当汤，以下瘀血。

【柯韵伯】瘀血是病根，喜忘是病情。此阳明未病前症，前此不知，今因阳明病而究其由也。屎硬为阳明病，硬则大便当难而反易，此病机之变易见矣。原其故必有宿血，以血主濡也。血久则黑，火极反见水化也。此以大便反易之机，因究其色之黑，乃得其病之根，因知前此喜忘之病情耳。承气本阳明药。不用桃仁承气者，以大便易，不须芒硝；无表症，不得用桂枝；瘀血久，无庸甘草。非虻虫、水蛭，不胜其任也。

【尤在泾】喜忘，即善忘。蓄血者，热与血蓄于血室也。以冲任之脉，并阳明之经，而其人又本有瘀血，久留不去，适与邪得，即蓄积而不解也。蓄血之证，其大便必硬，然虽硬而其出反易者，热结在血而不在粪也。其色必黑者，血瘀久而色变黑也。是宜入血破结之剂，下其瘀血，血去则热亦不留矣。

阳明病，下之，心中懊憹而烦，胃中有燥屎者可攻。腹微满，初头硬，后必溏，不可攻之。若有燥屎者，宜大承气汤。（238）

【成无己】下后，心中懊憹而烦者，虚烦也，当与栀子豉汤。若胃中有燥屎者，非虚烦也，可与大承气汤下之。其腹微满，初硬后溏，是无燥屎，此热不在胃而在上也，故不可攻。

【柯韵伯】下后心中懊憹而烦，栀子豉证。若腹大满不通，是胃中燥屎上攻也。若微满，犹是栀子厚朴汤证。

【尤在泾】阳明下后，心中懊憹而烦，胃中有燥屎者，与阳明下后，心中懊憹，饥不能食者有别矣，彼为邪扰于上，此为热实于中也。热实则可攻，故宜大承气；若腹微满，初头硬，后必溏者，热而不实，邪未及结，则不可攻，攻之必胀满不能食也。

病人不大便五六日，绕脐痛，烦躁，发作有时者，此有燥屎，故使不大便也。（239）

【成无己】不大便五六医统本作"六七"日者，则大便必结为燥屎也。胃中燥实，医统本作"其"气不得下通，故绕脐痛，烦躁，发作

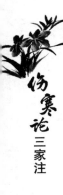

有时也。

【柯韵伯】发作有时，是日晡潮热之时。二肠附脐，故绕痛，痛则不通矣。

【尤在泾】热结阳明，为不大便五六日，为绕脐痛，烦躁，发作有时，皆燥屎在胃之征。有时，谓阳明王时，为日晡也。阳明燥结，不得大便，意非大承气不为功矣。

病人烦热，汗出则解，又如疟状，日晡所发热者，属阳明也。脉实者，宜下之；脉浮虚者，宜发汗。下之与大承气汤，发汗宜桂枝汤。（240）

【成无己】虽得阳明证，未可便为里实，审看脉候，以别内外。其脉实者，热已入腑为实，可与大承气汤下之；其脉浮虚者，是热未入腑，犹在表也，可与桂枝汤，发汗则愈。

【柯韵伯】烦热自汗似桂枝证，寒热如疟似柴胡证。然日晡潮热，期属阳明。而脉已沉实，确为可下，是承气主证主脉也。当与不大便六七日，互相发明。

【尤在泾】烦热，热而烦也，是为在里。里则虽汗出不当解，而反解者，知表犹有邪也。如疟者，寒热往来，如疟之状，是为在表。表则日晡所不当发热，而反发热者，知里亦成实也。是为表里错杂之候，故必审其脉之浮沉，定其邪之所在，而后从而治之。若脉实者，知气居于里，故可下之，使从里出；脉浮而虚者，知气居于表，故可汗之，使从表出。而下药宜大承气汤，汗药宜桂枝汤，则天然不易之法矣。

大下后，六七日不大便，烦不解，腹满痛者，此有燥屎也。所以然者，本有宿食故也，宜大承气汤。（241）

【成无己】大下之后，则胃弱不能消谷，至六七日不大便，则宿食已结不消，故使烦热不解而腹满痛，是知有燥屎也。与大承气汤以下除之。

【柯韵伯】未病时，本有宿食，故虽大下之后，仍能大实，痛随利减也。

【尤在泾】大下之后，胃气复实，烦满复增者，以其人本有宿食未去，邪气复得而据之也。不然，下后胃虚，岂得更与大下哉？盖阳明病实则邪易聚而不传，虚则邪不得聚而传，是以虽发潮热而大便溏者，邪气转属少阳，为胸胁满不去；虽经大下而有宿食者，邪气复集胃中，为不大便烦满，腹痛有燥屎。而彼与小柴胡，此宜大承气，一和一下，天然不易之法也。

病人小便不利，大便乍难乍易，时有微热，喘冒不能卧者，有燥屎也，宜大承气汤。（242）

【成无己】小便利，则大便硬。此以有燥屎，故小便不利，而大便乍难乍易。胃热者，发热，喘冒无时及嗜卧也。此燥屎在胃，故时有微热，喘冒不得卧也，与大承气汤以下燥屎。

【柯韵伯】小便不利，故大便有乍易。津液不得还入胃中，故喘冒不得卧。时有微热，即是潮热。

【尤在泾】小便不利者，其大便必溏。而有燥屎者，水液虽还入胃，犹不足以润之，故大便乍有难时，而亦乍有易时也。若时有微热，喘冒不得卧，则热气外攻内扰，而复上逆，知其聚于中者盛也，故曰有燥屎也。大便虽有易时，亦必以大承气为主矣。

食谷欲呕者赵本无“者”字，属阳明也，吴茱萸汤主之。得汤反剧者，属上焦也[1]。（243）

［吴茱萸汤］方

吴茱萸一升，洗 辛热　人参三两 甘温　生姜六两，切 辛温
大枣十二枚，擘 甘温

上四味，以水七升，煮取二升，去滓，温服七合，日三服[2]。

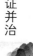

辨阳明病脉证并治

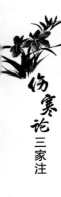

〔1〕【成无己】上焦主内，胃为之市，食谷欲呕者，胃不受也，与吴茱萸汤以温胃气。得汤反剧者，上焦不内也，以治上焦法治之。

【柯韵伯】胃热则消谷善饥，胃寒则水谷不纳。食谷欲呕，固是胃寒；服汤反剧者，以痰饮在上焦为患，呕尽自愈，非谓不宜服也。此与阳明不大便，服柴胡汤胃气因和者不同。

【尤在泾】食谷欲呕，有中焦与上焦之别。盖中焦多虚寒，而上焦多火逆也。阳明中虚，客寒乘之，食谷则呕，故宜吴茱萸汤，以益虚而温胃。若得汤反剧，则仍是上焦火逆之病，宜清降而不宜温养者矣。仲景于疑似之间，细心推测如此。

〔2〕【成无己】《内经》曰：寒淫于内，治以甘热，佐以苦辛。吴茱萸、生姜之辛以温胃，人参、大枣之甘以缓脾。

【柯韵伯】吴萸温中散寒，则吐利可除；人参安神定志，则烦躁可止；姜、枣调和营卫，则手足自温、头痛自瘳矣。

太阳病，寸缓、关浮、尺弱，其人发热汗出，复恶寒，不呕，但心下痞者，此以医下之也。如其不下者，病人不恶寒而渴者，此转属阳明也。小便数者，大便必硬，不更衣十日，无所苦也。渴欲饮水，少少与之，但以法救之。渴者，宜五苓散赵本有"五苓散方"。（244）

【成无己】太阳病脉阳浮阴弱，为邪在表；今寸缓、关浮、尺弱，邪气渐传里，则发热汗出，复恶寒者，表未解也。传经之邪入里，里不和者必呕；此不呕但心下痞者，医下之早，邪气留于心下也。如其不下者，必渐不恶寒而渴，太阳之邪转属阳明也。若吐、若下、若发汗后，小便数，大便硬者，当与小承气汤和之；此不因吐下、发汗后，小便数，大便硬，若是无满实，虽不更衣十日无所苦也，候津液还入胃中，小便数少，大便必自出也。渴欲饮水者，少少与之，以润胃气，但审邪气所在，以法救之。如渴不止，与五苓散是也。

【柯韵伯】此病机在渴，以桂枝脉证而兼渴，其人津液素亏可知。小便数则非消渴矣。以此知大便虽硬，是津液不足，不是胃家有余，即十日不便而无痞满硬痛之苦，不得为承气证。饮水利水，是胃家实而脉弱之正治也。不用猪苓汤用五苓散者，以表热未除故耳。此为太阳阳明之并病。此与前上半条（编者按：前上半条指第71条上半条）同义。前条（编者按：前条指第71条）在大汗后，此在未汗前，即是太阳温病。要知太阳温病，即是阳明来路，其径最捷。不若伤寒中风，止从亡津液而后转属也。饮水是治温大法，庶不犯汗、吐、下、温之误。夫五苓散又是治饮多之法。夫曰转属，是他经赿及。其人平日未必胃实，故预立此法，以防胃家虚耳。仲景治太阳不特先为胃家惜津液，而且为胃家虑及痼瘕、谷瘅等症矣。

脉阳微而汗出少者，为自和赵本注："一作如"也；汗出多者，为太过[1]。阳脉实，因发其汗出多者，亦为太过。太过赵本有"者"字为阳绝于里，亡津液，大便因硬也[2]。（245）

〔1〕【成无己】脉阳微者，邪气少，汗出少者为适当，故自和；汗出多者，反损正气，是汗出太过也。

〔2〕【成无己】阳脉实者，表热甚也。因发汗，热乘虚蒸津液外泄，致汗出太过。汗出多者，亡其阳，阳绝于里，肠胃干燥，大便因硬也。

【柯韵伯】阳明主津液所生病者也。因妄汗而伤津液，致胃家实耳。桂枝证本自汗，自汗多则亡津。麻黄证本无汗，发汗多亦亡津。此虽指太阳转属，然阳明表证亦有之。

【尤在泾】脉阳微者，诸阳脉微，即正之虚也。故汗出少者，邪适去而正不伤，为自和，汗出多者，邪虽却而正亦衰，为太过也。阳脉实者，邪之实也。然发其汗出多者，亦为太过，为其津亡于外，而阳绝于里也。夫阳为津液之源，津液为阳之根，汗出过多，津液竭矣。阳气虽存，根本则离，故曰阳绝。阳绝津亡，大便焉得不硬耶？

209

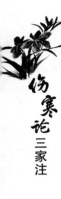

脉浮而芤，浮为阳，芤为阴，浮芤相搏，胃气生热，其阳则绝。(246)

【成无己】浮芤相搏，阴阳不谐，胃气独治，郁而生热，消烁津液，其阳为绝。

【尤在泾】脉浮为盛于外，脉芤为歉于内。浮为阳，谓阳独盛也；芤为阴，谓阴不足也。浮芤相搏，阳有余而阴不足也。胃液枯竭，内虚生热，虽有阳气，无与为偶，亦如上条之意也，故曰其阳则绝。以上三条（编者按：三条指第218、245、246条），乃因阳明受病之因而申言之；其下三条（编者按：三条指第185、188、239条），则申言阳明受病之证也。

跌阳脉浮而涩，浮则胃气强，涩则小便数，浮涩相搏，大便则难赵本作"硬"，其脾为约，麻赵本有"子"字仁丸主之[1]。(247)

[麻赵本有"子"字仁丸] 方

麻子仁二升 甘平 芍药半斤 酸平 枳实 半斤，炙 苦寒 大黄一斤，去皮 苦寒 厚朴一斤赵本、医统本并作尺，炙，去皮 苦寒（医统本作"温"） 杏仁一斤赵本作"升"，去皮尖，熬，别作脂 甘温

上六味，为末，炼蜜为丸，桐子大，赵本作"上六味，蜜和丸，如梧桐子大"饮服十丸，日三服，渐加，以知为度[2]。

〔1〕【成无己】跌阳者，脾胃之脉，诊浮为阳，知胃气强；涩为阴，知脾为约。约者，俭约之约，又约束之约。《内经》曰：饮入于胃，游溢精气，上输于脾，脾气散精，上归于肺，通调水道，下输于膀胱，水精四布，五经并行，是脾主为胃行其津液者也。今胃强脾弱，约束津液，不得四布，但输膀胱，致小便数，大便难，与脾约丸，通肠润燥。

【尤在泾】浮者阳气多，涩者阴气少，而跌阳见之，是为胃强而脾弱。约，约束也，犹弱者受强之约束，而气馁不用也。脾不用而胃独行，则水液并趋一处，而大便失其润矣。大黄、枳实、

厚朴，所以泻令胃弱；麻仁、杏仁、芍药，所以滋令脾厚。用蜜丸者，恐速下而伤其脾也。盖即取前条（编者按：前条指第233条）润导之意，而少加之力，亦伤寒下药之变法也。

〔2〕【成无己】《内经》曰：脾欲缓，急食甘以缓之。麻仁、杏仁之甘，缓脾而润燥；津液不足，以酸收之，芍药之酸，以敛津液；肠燥胃强，以苦泄之，枳实、厚朴、大黄之苦，下燥结而泄胃强也。

太阳病三日，发汗不解，蒸蒸发热者，属胃也，调胃承气汤主之。（248）

【成无己】蒸蒸医统本作"烝烝"者，如热熏蒸医统本作"熏烝"，言甚热也。太阳病三日，发汗不解，则表邪已罢，蒸蒸发热，胃热为甚，与调胃承气汤下胃热。

【柯韵伯】病经三日，已经发汗，阳气得泄则热当解而内热反炽，与中风翕翕发热不同。必其人胃家素实，因发汗亡津液，而转属阳明也。三日正阳明发汗之期，此太阳证已罢，虽热未解，而头不痛、项不强、不恶寒反恶热，可知热已入胃，便和其胃，调胃之名以此。日数不必拘，要在脉证上讲求。

【尤在泾】发汗不解，邪不外散，而欲内传，为太阳而之阳明之候也。蒸蒸发热者，热聚于内，而气蒸于外，与太阳邪郁于外，而热盛于表者不同。故彼宜外解，此宜清里也。然无燥实等证，则所以治之者，宜缓而不宜急矣。调胃者，调其胃气，返于中和，不使热盛气实，而劫夺津气也。

伤寒吐后，腹胀满者，与调胃承气汤。（249）

【成无己】《内经》曰：诸胀腹大，皆属于热。热在上焦则吐，吐后不解，复腹胀满者，邪热入胃也，与调胃承气汤下其胃热。

【柯韵伯】妄吐而亡津液，以致胃实而腹胀，吐后上焦虚可知。腹虽胀满，病在胃而不在胸，当和胃气，而枳、朴非其任矣。

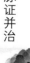

211

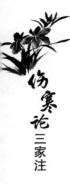

【尤在泾】吐后腹胀满者，邪气不从吐而外散，反因吐而内陷也。然胀形已具，自必攻之使去，而吐后气伤，又不可以大下。故亦宜大黄、甘草、芒硝调之，俾反于利而已。设遇庸工，见其胀满，必以枳、朴为急矣。

太阳病，若吐、若下、若发汗赵本有"后"字，微烦，小便数，大便因硬者，与小承气汤和之愈。（250）

【成无己】吐下发汗，皆损津液，表邪乘虚传里。大烦者，邪在表也；微烦者，邪入里也。小便数，大便因硬者，其脾为约也。小承气汤和之愈。

【柯韵伯】此亦太阳之坏病，转属阳明者也。微烦、小便数，大便尚不当硬，因妄治亡津液而硬也。用小承气和之，润其燥也。此见小承气亦和剂，不是下剂。

【尤在泾】"若"与"或"同。病在太阳，或吐，或下，或汗，邪仍不解而兼微烦，邪气不之表而之里也。小便数，大便因硬者，热气不之太阳之本而之阳明之腑，可与小承气和胃除热为主。不取大下者，以津液先亡，不欲更伤其阴耳。

得病二三日，脉弱，无太阳柴胡证，烦躁，心下硬，至四五日，虽能食，以小承气汤少少与，微和之，令小安，至六日，与承气汤一升。若不大便六七日，小便少者，虽不能赵本作"受"食，赵本注："一云：不大便。"但初头硬，后必溏，未定成硬，攻之必溏，须小便利，屎定硬，乃可攻之，宜大承气汤。（251）

【成无己】《针经》曰：脉软者，病将下。弱为阴脉，当责邪在里，得病二三日脉弱，是日数虽浅，而邪气已入里也。无太阳证，为表证已罢；无柴胡证，为无半表半里之证；烦躁心下硬者，邪气内甚也。胃实热甚，则不能食；胃虚热甚，至四五日虽能食，亦当与小承气汤微和之，至六日则热甚，与大承气汤一升。若不大便六七日，小便多者，为津液内竭，大便必硬，则可下之。小便少者，则胃中水谷不别，必初硬后溏，虽不能食，为胃实，以小便少则未定成硬，亦不可攻。须小便利，屎定硬，乃可攻之。

【柯韵伯】得病二三日，尚在三阳之界。其脉弱，恐为无阳之征。无太阳桂枝证，无少阳柴胡证，则病不在表。而烦躁心下硬，是阳邪入阴，病在阳明之里矣。辨阳明之虚实，在能食不能食。若病至四五日尚能食，则胃中无寒，而便硬可知。少与小承气微和其胃，令烦躁少安。不竟除之者，以其人脉弱，恐大便之易动故也。犹太阴脉弱，当行大黄、芍药者减之之意。至六日复与小承气一升。至七日仍不大便，胃家实也。欲知大便之燥硬，既审其能食不能食，又当问其小便之利不利。而能食必大便硬，后不能食，是有燥屎。小便少者，恐津液还入胃中，故虽不能食，初头硬后必溏。小便利者，胃必实，屎定硬，乃可攻之。所以然者，脉弱是太阳中风。能食是阳明中风。非七日后不敢下者，以此为风也。须过经乃可下之，下之若早，语言必乱，正此谓也。

【尤在泾】伤寒能食者，为胃热而不实；不能食者，为胃热而实。而胃实之证，小便数者，可攻；小便少者，则不可攻。得病二三日，脉不浮而弱，而又无太阳柴胡之证，知其病独在阳明之表也。烦躁心下硬，至四五日不解，则里证复具，故虽能食，亦必以小承气微和胃气。至六日，热渐成实，当更与大承气一升，以尽其病也。若不大便六七日，于法当下，而小便少者，则水谷不分，知其初硬后溏，然虽不能食，亦不可便与攻法，须俟其小便利，屎硬，然后以大承气与之。夫不大便而津液竭者，不可下，须俟其津液还入胃中，而大便自行。不大便而小便少者，亦不可下，必俟其津液遍渗水道，而后可与下法。盖津液已竭而强攻之，则正虚不复，大便未硬而辄攻之，则邪去不尽。学者不可不审，而轻用下药也。

伤寒六七日，目中不了了，睛不和，无表里证，大便难，身微热者，此为实也。急下之，宜大承气汤赵本注："一云：大柴胡

213

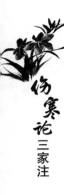

汤"。（252）

【成无己】《内经》曰：诸脉者，皆属于目。伤寒六七日，邪气入里之时，目中不了了，睛不和者，邪热内甚上熏于目也。无表里证，大便难者，里实也。身大热者，表热也；身微热者，里热也。《针经》曰：热病目不明，热不已者死。此目中不了了，睛不和，则证近危恶也，须急与大承气汤下之。

【柯韵伯】伤寒七日不愈，阳邪入阴矣。目不了了，目睛不和，何以故？身微热，是表证已罢，不烦躁，是里证未见，无表里证也。惟不大便为内实，斯必浊邪上升，阳气闭塞。下之，而浊阴出下窍，清阳走上窍矣。

【尤在泾】目中不了了者，目光不精而视物不明也。睛不和者，目直视而不圆转也。六七日，热盛而阴伤，故其证如此。无表里证，无头痛恶寒，而又无腹满、谵语等证也。然而大便难，身微热，则实证已具。合之目中不了了，睛不和，其为热极阴伤无疑。故虽无大满大实，亦必以大承气汤急下。见稍迟，则阴竭不复而死耳。

阳明赵本、医统本皆有"病"字，**发热汗多者，急下之，宜大承气汤**。（253）

【成无己】邪热入腑，外发热汗多者，热迫津液将竭，急与大承气汤以下其腑热。

【柯韵伯】前条（编者按：前条指第208条）若汗多，微发热恶寒者，外未解也，未可与承气，总为脉迟者言耳。若脉大而不恶寒、蒸蒸发热、汗多亡阳者，当急下以存津液，而勿以潮热为拘也。

【尤在泾】发热汗多者，热盛于内，而津迫于外也。不下则热不除，不除则汗不止，而阴乃亡矣，故宜急下。然必有实满之证，而后可下；不然，则是阳明白虎汤证，宜清而不宜下矣。学者辨诸。

发汗不解，腹满痛者，急下之，宜大承气汤。（254）

【成无己】发汗不解，邪热传入腑，而成腹满痛者，传之迅也，是须急下之。

【柯韵伯】表虽不解，邪甚于里，急当救里，里和而表自解矣。

【尤在泾】发汗不解，腹满痛者，病去表之里而盛于里矣。夫正气与邪气相击则痛，治之者，如救斗然，迟则正被伤矣，故亦宜急下。

腹满不减，减不足言，当下之，宜大承气汤。（255）

【成无己】腹满不减，邪气实也。《经》曰：大满大实，自可除下之。大承气汤，下其满实。若腹满时减，非内实也，则不可下。《金匮要略》曰：腹满时减复如故，此为寒，当与温药。是减不足言也。

【柯韵伯】下后无变证，则非妄下。腹满如故者，下之未尽耳，故当更下之也。

阳明少阳合病，必下利，其脉不负者， 赵本有"为"字顺也；**负者，失也。互相克贼，名为负也**[1]。**脉滑而数者，有宿食也，当下之，宜大承气汤**[2]。（256）

〔1〕【柯韵伯】两阳合病，必见两阳之脉。阳明脉大，少阳脉弦，此为顺脉。若大而不弦，负在少阳；弦而不大，负在阳明。是互相克贼，皆不顺之候矣。然木克土，是少阳为贼邪。若少阳负而阳明不负，亦负中之顺脉。

〔2〕【成无己】阳明土，少阳木，二经合病，气不相和，则必下利。少阳脉不胜，阳明不负，是不相克为顺也；若少阳脉胜，阳明脉负者，是鬼贼相克，为正气失也。《脉经》曰：脉滑者，为病食也。又曰：滑数则胃气实。下利者，脉当微厥；今脉滑数，知胃

215

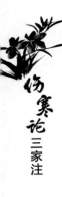

有宿食，与大承气汤以下除之。

  【柯韵伯】数为在腑，故滑为有食。数以至数言，是本来面目。疾以体状言，在谵语潮热时见，故为失度。

  【尤在泾】阳明少阳合病，视太阳阳明合病为尤深矣，故必下利。而阳明为土，少阳为木，于法又有互相克贼之机，故须审其脉，不负者为顺，其有负者为失也。负者，少阳王而阳明衰，谓木胜乘土也。若脉滑而数，则阳明王而少阳负，以有宿食在胃，故邪气得归阳明，而成可下之证。不然，胃虚风动，其下利宁有止期耶。

  病人无表里证，发热七八日，虽脉浮数者，可下之。假令已下，脉数不解，合热则消谷善赵本、医统本皆作"喜"饥，至六七日，不大便者，有瘀血，宜抵当汤[1]。（257）

  若脉数不解，而下不止，必协热而赵本无"而"字便脓血也[2]。（258）

  〔1〕【成无己】七八日，邪入腑之时，病人无表里证，但发热，虽脉浮数，亦可与大承气汤下之。浮为热客于气，数为热客于血，下之，邪热去，而浮数之脉，俱当解。若下后，数脉去而脉但浮，则是荣血间热并于卫气间也，当为邪气独留，心中则饥，邪热不杀谷，潮热发渴之证。此下之后，浮脉去而数不解，则是卫气间热合于荣血间也，热气合并，迫血下行，胃虚协热，消谷善饥。血至下焦，若大便利者，下血乃愈。若六七日不大便，则血不得行，蓄积于下为瘀血，与抵当汤以下去之。

  〔2〕【成无己】下后，脉数不解，而不大便者，是热不得泄，蓄血于下，为瘀血也。若下后，脉数不解而下利不止者，为热得下泄，迫血下行，必便脓血。

  【柯韵伯】不头痛恶寒，为无表症，不烦躁呕渴，为无里症，非无热也。"七八日"下当有"不大便"句，故脉虽浮数，有可下之理，观下后六七日犹然不便可知。"合热""协热"，内外热

216

也。前条（编者按：前条指第106条）据症推原，此条凭脉辨症。表里热极，阳盛阴虚，必伤阴络。故仍不大便者，必有蓄血，热利不止，必大便脓血矣，宜黄连阿胶汤主之。上条（编者按：上条指第237条）大便反易，知瘀血留久，是验之于已形。此条仍不大便，知瘀血已结，是料之于未形。六经惟太阳、阳明有蓄血症，以二经多血故也，故脉症异而治则同。太阳协热利，有虚有热。阳明则热而不虚。少阴便脓血属于虚，阳明则热。数为虚热，不能消谷。消谷善饥，此为实热矣。

【尤在泾】无表里证，与前第二十五条（编者按：第二十五条指第252条）同。发热七八日，而无太阳表证，知其热盛于内，而气蒸于外也，脉虽浮数，亦可下之以除其热，令身热去脉数解则愈。假令已下，脉浮去而数不解，知其热不在气而在血也。热在血，则必病于血，而其变亦有二。合，犹并也，言热气并于胃，为消谷善饥。至六七日不大便者，其血必蓄于中；若不并于胃，而下利不止者，其血必走于下。蓄于中者，为有瘀血，宜抵当汤，"结者散之"，亦"留者攻之"也；走于下者，为协热而便脓血，则但宜入血清热而已。

伤寒，发汗已，身目为黄，所以然者，以寒湿赵本注："一作温。"在里，不解故也。以为不可下也，于寒湿中求之。（259）

【成无己】《金匮要略》曰：黄家所起，从湿得之。汗出热去，则不能发黄。发汗已，身目为黄者，风气去湿气在也。脾恶湿，湿气内著，脾色外夺者，身目为黄。若瘀血在里发黄者，则可下；此以寒湿在里，故不可下，当从寒湿法治之。

【柯韵伯】发黄有因瘀热者，亦有因寒邪者，有因于燥令者，亦有因于湿化者。则寒湿在里，与瘀热在里不同，是非汗、下、清三法所可治矣。伤寒固宜发汗，发之而身目反黄者，非热不得越，是发汗不如法，热解而寒湿不解也。太阴之上，湿气主之，则身目黄而面不黄，以此知系在太阴，而非阳明病矣。当温中散寒而除

辨阳明病脉证并治

217

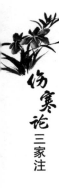

湿，于真武、五苓辈求之。

【尤在泾】伤寒发汗已，热与汗越，不能发黄，而反身目为黄者，以寒湿深入在里，汗虽出而寒湿不与俱出也。寒湿在里，必伤于脾，脾伤而色外见，则身目为黄，是不可比于瘀热在里之例而辄用下法也。云"于寒湿中求之"者，意非温脾燥湿不可耳。

伤寒七八日，身黄如橘子色，小便不利，腹微满者，茵陈蒿汤主之。（260）

【成无己】当热甚之时，身黄如橘子色，是热毒发泄于外。《内经》曰：膀胱者，津液藏焉，气化则能出。小便不利，小腹满者，热气甚于外而津液不得下行也，与茵陈汤，利小便，退黄逐热。

【柯韵伯】伤寒七八日不解，阳气重也。黄色鲜明者，汗在肌肉而不达也。小便不利，内无津液也。腹微满，胃家实也。调和二便，此茵陈之职。

【尤在泾】此则热结在里之证也。身黄如橘子色者，色黄而明，为热黄也；若湿黄则色黄而晦，所谓身黄如熏黄也。热结在里，为小便不利、腹微满，故宜茵陈蒿汤下热通瘀为主也。

伤寒身黄发热者赵本无"者"字，**栀子柏皮汤主之。**（261）
［栀子柏皮汤］方

赵本"栀子"上有"肥"字**栀子一十五个**赵本、医统本皆有"擘"字 苦寒**甘草一两**赵本有"炙"字 甘平　**黄柏二两**

上三味，以水四升，煮取一升半，去滓，分温再服。

【成无己】伤寒身黄，胃有瘀热，当须下去之；此以发热，为热未实，与栀子柏皮汤解散之。

【柯韵伯】身热汗出为阳明病。若寒邪太重，阳气怫郁在表，亦有汗不得出、热不得越而发黄者矣。黄为土色，胃火内炽，津液

218

枯涸，故黄见于肌肉之间。与太阳误下、寒水留在皮肤者迥别，非汗吐下三法所宜也，必须苦甘之剂以调之。栀、柏、甘草，皆色黄而质润。栀子以治内烦，柏皮以治外热，甘草以和中气。形色之病，仍假形色以通之也。

【尤在泾】此热瘀而未实之证。热瘀，故身黄；热未实，故发热而腹不满。栀子彻热于上，柏皮清热于下，而中未及实，故须甘草以和之耳。

伤寒瘀热在里，身必发赵本无"发"字**黄，麻黄连轺赤小豆汤主之**[1]。（262）

[**麻黄连轺赤小豆汤**] 方

麻黄二两，去节 甘温 **赤小豆一升** 甘平 **连轺二两**连翘根也 赵本作"是" 苦寒 **杏仁四十个，去皮尖** 甘温 **大枣十二枚**赵本、医统本皆有"擘"字 甘温 **生梓白皮一升**赵本有"切"字 苦寒 **生姜二两，切** 辛温 **甘草二两，炙** 甘平

已上八味，以潦水一斗，先煮麻黄再沸，去上沫，内诸药，煮取三升，赵本有"去滓"二字**分温三服，半日服尽**[2]。

〔1〕【成无己】湿热相交，民多病瘅。瘅，黄也。伤寒为寒湿在表，发黄为瘀热在里，与麻黄连轺赤小豆汤除热散湿。

【柯韵伯】热反入里，不得外越，谓之瘀热。非发汗以逐其邪，湿气不散。然仍用麻黄、桂枝，是抱薪救火矣。于麻黄汤去桂枝之辛甘，加连翘、梓皮之苦寒，以解表清火而利水，一剂而三善备。且以见太阳发热之治，与阳明迥别也。

【尤在泾】此亦热瘀而未实之证。瘀热在里者，汗不得出而热瘀于里也。故与麻黄、杏仁、生姜之辛温，以发越其表；赤小豆、连轺、梓白皮之苦寒甘，以清热于里；大枣、甘草，甘温悦脾，以为散湿驱邪之用；用潦水者，取其味薄，不助水气也。合而言之，茵陈蒿汤是下热之剂，栀子柏皮汤是清热之剂，麻黄连轺赤小豆汤是散热之剂也。

219

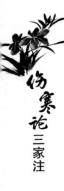

〔2〕【成无己】《内经》曰：湿上甚而热，治以苦温，佐以甘辛，以汗为故止。此之谓也。又煎用潦水者，亦取其水味薄，则不助湿气。

【柯韵伯】此汤以赤小豆、梓白皮为君，而反冠以麻黄者，以兹汤为麻黄汤之变剂也。瘀热在中，则心肺受邪，营卫不利。小豆赤色，心家之谷，入血分而通经络，致津液而利膀胱。梓皮色白，专走肺经，入气分而理皮肤，清胸中而散瘀热，故以为君。更佐连翘、杏仁、大枣之苦甘，泻心火而和营；麻黄、生姜、甘草之辛甘，泻肺火而调卫。潦水味薄，能降火而除湿，故以为使。半日服尽者，急方通剂，不可缓也。此发汗利水，又与五苓双解法径庭矣。

辨少阳病脉证并治

少阳之赵本、医统本皆有"为"字**病，口苦、咽干、目眩也。**
（263）

【成无己】足少阳胆经也。《内经》曰：有病口苦者，名曰胆瘅。《甲乙经》曰：胆者中精之府，五脏取决于胆，咽为之使。少阳之脉，起于目锐眦。少阳受邪，故口苦、咽干、目眩。

【柯韵伯】太阳主表，头项强痛为提纲。阳明主里，胃家实为提纲。少阳居半表半里之位，仲景特揭口苦、咽干、目眩为提纲，奇而至当也。盖口、咽、目三者，不可谓之表，又不可谓之里，是表之入里、里之出表处，所谓半表半里也。三者能开能阖，开之可见，阖之不见，恰合枢机之象，故两耳为少阳经络出入之地。苦、干、眩者，皆相火上走空窍而为病也。此病自内之外，人所不知，惟病人独知，诊家所以不可无问法。三证为少阳一经病机，兼风寒杂病而言。但见一证即是，不必悉具。

【尤在泾】足少阳，胆也。胆盛精汁三合，而其味苦。胆受邪而热，其气上溢，故口苦。咽门者，肝胆之候，目锐眦者，胆脉之所起，故咽干、目眩也。

少阳中风，两耳无所闻，目赤，胸中满而烦者，不可吐下，吐下则悸而惊。（264）

【成无己】少阳之脉，起于目眦，走于耳中；其支者，下胸中贯膈。风伤气，风则为热。少阳中风，气壅而热，故耳聋，目赤，胸满而烦。邪在少阳，为半表半里。以吐除烦，吐则伤气，气虚者悸；以下除满，下则亡血，血虚者惊。

【柯韵伯】少阳经络，萦于头目，循于胸中，为风木之脏，主相火。风中其经，则风动火炎，是以耳聋目赤，胸满而烦也。耳目为表之里，胸中为里之表，当用小柴胡和解法。或谓热在上焦，因而越之，误吐者有矣；或谓釜底抽薪，因而夺之，误下者有矣；或谓火郁宜发，因而误汗者有矣。少阳主胆，胆无出入，妄行吐下，津液重亡。胆虚则心亦虚，所生者受病，故悸也；胆虚则肝亦虚，腑病及脏，故惊也。上条（编者按：上条指第265条，下同）汗后而烦，因于胃实；此未汗而烦，虚风所为。上条烦而躁，病从胃来；此悸而惊，病迫心胆。上条言不可发汗，此言不可吐下，互相发明，非谓中风可汗，而伤寒可吐下也。此虽不言脉，可知其弦而浮矣。不明少阳脉证，则不识少阳中风；不辨少阳脉状，则不识少阳伤寒也。

【尤在泾】此少阳自中风邪之证，不从太阳传来者也。少阳之脉，起于目锐眦，其支从耳后入耳中，以下胸中。少阳受邪，壅热于经，故耳聋目赤、胸中满而烦也。是不在表，故不可吐；复不在里，故不可下。吐则伤阳，阳虚而气弱则悸；下则伤阴，阴虚而火动则惊。

伤寒，脉弦细，头痛，发热者，属少阳。少阳不可发汗，发汗则谵语。此属胃，胃和则愈，胃不和，则赵本无"则"字**烦而**

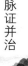

221

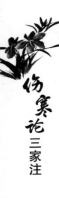

悸 赵本注："一云躁"。（265）

【成无己】《经》曰：三部俱弦者，少阳受病。脉细者，邪渐传里，虽头痛、发热，为表未解。以邪客少阳，为半在表半在里，则不可发汗，发汗亡津液，胃中干燥。少阳之邪，因传入胃，必发谵语，当与调胃承气汤下之，胃和则愈；不下，则胃为少阳木邪干之，故烦而悸。

【柯韵伯】少阳初受寒邪，病全在表，故头痛发热与太阳同，与五六日而往来寒热之半表不同也。弦为春脉，细则少阳初出之象也。但见头痛发热，而不见太阳脉证，则弦细之脉，断属少阳，而不可作太阳治之矣。少阳少血，虽有表证，不可发汗。发汗则津液越出，相火燥必胃实而谵语，当与柴胡以和之。上焦得通，津液得下，胃气因和。若加烦躁，则为承气证矣。

【尤在泾】《经》曰：少阳之至，其脉弦。故头痛发热者，三阳表证所同，而脉弦细，则少阳所独也。少阳经兼半里，热气已动，是以不可发汗，发汗则津液外亡，胃中干燥，必发谵语。云此属胃者，谓少阳邪气并于阳明胃腑也。若邪去而胃和则愈，设不和，则木中之火，又将并入心脏，而为烦为悸矣。

本太阳病不解，转入少阳者，胁下硬满，干呕不能食，往来寒热，尚未吐下，脉沉紧者，与小柴胡汤 赵本有"小柴胡汤方"。（266）

【成无己】太阳转入少阳，是表邪入于里。胁下硬满，不能食，往来寒热者，邪在半表半里之间。若已经吐下，脉沉紧者，邪陷入腑为里实；尚未经吐下，而脉沉紧为传里，虽深，未全入腑，外犹未解也，与小柴胡汤以和解之。

【尤在泾】本太阳脉浮、头痛、恶寒之证，而转为胁下硬满、干呕不能食、往来寒热者，太阳不解，而传入少阳也。尚未吐下，不经药坏者，脉虽沉紧，可与小柴胡以和之。以证见少阳，舍脉而从证也。或云"脉沉紧"连上"未吐下"看，言尚未经吐下，与脉未至沉紧者，知其邪犹在经，可与小柴胡以和之。或云"沉"当作"浮"，前《阳明篇》第四十七条（编者按：第四十七条指第231条）云"病过十日，脉续浮者，与小柴胡汤"是也。并通。

若已吐、下、发汗、温针，谵语，柴胡汤证罢，此为坏病，知犯何逆，以法治之。（267）

【成无己】少阳之邪，在表里之间，若妄吐、下、发汗、温针，损耗津液，胃中干燥，木邪干胃，必发谵语。若柴胡证不罢者，则不为逆；柴胡证罢者，坏病也，详其因何治之逆，以法救之。

【柯韵伯】少阳为枢，太阳外证不解，风寒从枢而入少阳矣。若见胁下硬满、干呕不能食、往来寒热之一，便是柴胡证未罢，即误于吐、下、发汗、温针，尚可用柴胡治之。若误治后，不见半表半里证而发谵语，是将转属阳明，而不转属少阳矣。柴胡汤不中与之，亦不得以谵语即为胃实也。知犯何逆，治病必求其本也，与桂枝不中与同义。此太阳坏病，而非少阳坏病也。

【尤在泾】若已吐下、发汗、温针，叠伤津液，胃燥谵语，而胁下硬满干呕等证反罢者，此众法尽投，正已大伤，而邪犹不解，谓之坏病。非小柴胡所得而治者，须审其因犯何逆，随证以法治之。

三阳合病，脉浮大，上关上，但欲眠睡，目合则汗。（268）

【成无己】关脉，以候少阳之气，太阳之脉浮，阳明之脉大。脉浮大，上关上，知三阳合病。胆热则睡，少阴病但欲眠睡，目合则无汗，以阴不得有汗。但欲眠睡，目合则汗，知三阳合病，胆有热也。

【柯韵伯】上条（编者按：上条指第219条）言病状及治方，此条详病脉、探病情、究病机，必两条合参，而合病之大要始得。脉大为

223

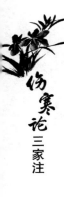

阳，关上阳所治也，是为重阳矣。但欲睡眠，是阳入于阴矣。合目则卫气行阴，而兼汗出，热淫于内矣。与上文自汗同，与少阴脉微细而但欲寐不同。

【尤在泾】脉浮大，上关上者，病盛于阳经，故脉亦盛于阳位也。但欲眠睡者，热胜而神昏也。目合则汗者，胆热则液泄也。此条盖补上条（编者按：上条指第219条）之所未备，而热之聚于少阳者，视太阳、阳明较多矣。设求治法，岂白虎汤所能尽哉？

伤寒六七日，无大热，其人躁烦者，此为阳去入阴故也。（269）

【成无己】表为阳，里为阴。邪在表则外有热。六七日，邪气入里之时，外无大热，内有躁烦者，表邪传里也，故曰阳去入阴。

【柯韵伯】上文（编者按：上文指第4、5、270条）论各经自受寒邪，此条是论阳邪自表入里症也。凡伤寒发热至六七日，热退身凉为愈。此无大热则微热尚存，若内无烦躁，亦可云表解而不了了矣。伤寒一日即见烦躁，是阳气外发之机；六七日乃阴阳自和之际，反见烦躁，是阳邪内陷之兆。阴者指里而言，非指三阴也。或入太阳之本，而热结膀胱；或入阳明之本，而胃中干燥；或入少阳之本，而胁下硬满；或入太阴，而暴烦下利；或入少阴，而口燥舌干；或入厥阴，而心中疼热，皆入阴之谓。

【尤在泾】邪气在表则发热，入里则躁烦。伤寒六七日，外无大热，而其人躁烦者，邪气去阳而之阴也。"去"又训作"往"，言阳邪往入阴中也。

伤寒三日，三阳为尽，三阴当受邪。其人反能食而不呕，此为三阴不受邪也。（270）

【成无己】伤寒四日，表邪传里，里不和，则不能食而呕；今反能食而不呕，是邪不传阴，但在阳也。

224

【柯韵伯】受寒三日，不见三阳表症，是其人阳气冲和，不与寒争，寒邪亦不得入，故三阳尽不受邪也。若阴虚而不能支，则三阴受邪气。岐伯曰：中于阴者，从臂胻始。故三阴各自受寒邪，不必阳经传授。所谓太阴四日、少阴五日、厥阴六日者，亦以阴经之高下，为见症之期，非六经部位以次相传之日也。三阴受邪，病为在里。故邪入太阴，则腹满而吐，食不下；邪入少阴，欲吐不吐；邪入厥阴，饥而不欲食，食即吐蛔。所以然者，邪自阴经入脏，脏气实而不能容，则流于腑。腑者胃也，入胃则无所复传，故三阴受病。已入于腑者，可下也。若胃阳有余，则能食不呕，可预知三阴之不受邪矣。盖三阳皆看阳明之转旋。三阴之不受邪者，藉胃为之蔽其外也，则胃不特为六经出路，而实为三阴外蔽矣。胃阳盛，则寒邪自解；胃阳虚，则寒邪深入阴经而为患；胃阳亡，则水浆不入而死。要知三阴受邪，关系不在太阳而全在阳明。

【尤在泾】伤寒一日太阳，二日阳明，三日少阳，四日当传太阴，《内经》伤寒传变之常法然也。阳邪传阴，则当呕而不能食。若其人反能食，不呕，则邪气不传于阴，将从阳而解也。

伤寒三日，少阳脉小者，欲已也。（271）

【成无己】《内经》曰：大则邪至，小则平。伤寒三日，邪传少阳，脉当弦紧；今脉小者，邪气微而欲已也。

【柯韵伯】阳明受病，当二三日发；少阳受病，当三四日发。若三日脉大，则属阳明；三日弦细，则属少阳。小即细也，若脉小而无头痛发热等证，是少阳不受邪。此即伤寒三日，少阳证不见，为不传也。

【尤在泾】伤寒三日，少阳受邪，而其脉反小者，邪气已衰，其病欲解而愈。《经》云：大则病进，小则病退，此之谓也。

少阳病，欲解时，从寅至辰上。（272）

225

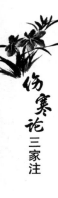

【成无己】《内经》曰：阳中之少阳，通于春气。寅、卯、辰，少阳木王之时。

【柯韵伯】寅卯主木，少阳始生，即少阳主时也。主气旺，则邪自解矣。辰上者，卯之尽，辰之始也。

【尤在泾】少阳，胆木也。从寅至辰，为木旺之时。故其病欲解，必于是三时，亦犹太阳之解于巳午未，阳明之解于申酉戌也。

辨太阴病脉证并治

太阴之为病，腹满而吐，食不下，自利益甚，时腹自痛。若下之，必胸下结硬。（273）

【成无己】太阴为病，阳邪传里也。太阴之脉，布胃中，邪壅而为腹满。上不得降者，呕吐而食不下；下不得升医统本作"上"者，自利益甚，时腹自痛。阴寒在内而为腹痛者，则为常痛；此阳邪干里，虽痛而亦不常痛，但时时腹自痛也。若下之则阴邪留于胸下为结硬。《经》曰：病发于阴而反下之，因作痞。

【柯韵伯】阳明，三阳之里，故提纲属里之阳证；太阴，三阴之里，故提纲皆里之阴证。太阴之上，湿气主之，腹痛吐利，从湿化也。脾为湿土，故伤于湿，脉先受之。然寒湿伤人，入于阴经，不能动脏则还于腑。腑者胃也，太阴脉布胃中，又发于胃。胃中寒湿，故食不内而吐利交作也。太阴脉从足入腹，寒气时上，故腹时自痛，法宜温中散寒。若以腹满为实而误下，胃中受寒，故胸下结硬。

【尤在泾】此足太阴病之的证也。太阴之脉，入腹属脾络胃，上膈挟咽，故其病有腹满而吐、食不下、自利腹痛等证。然太阴为病，不特传经如是，即直中亦如是，且不特伤寒如是，即杂病亦如是。但有属阴属阳，为盛为虚之分耳。而太阴者脏也，满而不实，法不可下。若下之则胸下结硬，中气伤者邪气必结也。

太阴中风，四肢烦疼，阳微阴涩而长者，为欲愈。（274）

【成无己】太阴，脾也，主营四末。太阴中风，四肢烦疼者，风淫末疾也。表邪少则微，里向和则涩而长。长者阳也，阴病见阳脉则生，以阴得阳则解，故云欲愈。

【柯韵伯】风为阳邪，四肢为诸阳之本。脾主四肢，阴气衰少则两阳相搏，故烦疼。脉涩与长，不是并见，涩本病脉，涩而转长，病始愈耳。风脉本浮，今而微，知风邪当去。涩则少气少血，今而长则气治，故愈。四肢烦疼是中风未愈前证；微涩而长是中风将愈之脉，宜作两截看。太阳以恶风恶寒别风寒，阳明以能食、不能食别风寒，太阴以四肢烦温别风寒，是最宜着眼。少阳为半表半里，又属风脏，故伤寒、中风互称。少阴厥阴则但有欲愈脉，无未愈证，惜哉！

【尤在泾】此太阴自中风邪之证，不从阳经来也。夫太阴，脾也；风，阳邪也。脾主行气于四肢，而风淫为末病，故太阴中风，四肢烦热而疼痛也。脉阳微阴涩而长者，阳无病而阴受邪，而涩又为邪气之将衰，长为正气之方盛，正盛邪衰，故为欲愈。

太阴病，欲解时，从亥至丑上。（275）

【成无己】脾为阴土，王于丑、亥、子，向阳医统本作"王"，故云医统本作"为"解时。

【柯韵伯】《经》曰：夜半后而阴隆，为重阴。又曰：合夜至鸡鸣，天之阴，阴中之阴也。脾为阴中之至阴，故主亥、子、丑时。

【尤在泾】六经邪解之时，必于其经王之时，太阴者土也，土王于辰戌丑未，而独于亥、子、丑时解者，脾为阴土，应王于阴，故其病欲解，必从亥至丑上也。

太阴病，脉浮者，可发汗，宜桂枝汤赵本有"桂枝汤方"。（276）

227

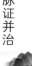

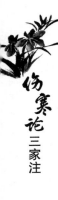

【成无己】《经》曰：浮为在表，沉为在里。太阴病脉浮者，邪在经也，故当汗散之。

【柯韵伯】太阴主里，故提纲皆属里证。然太阴主开，不全主里也。脉浮者病在表，可发汗，太阴亦然也。尺寸俱沉者，太阴受病也。沉为在里，当见腹痛吐利等证；此浮为在表，当见四肢烦疼等证。里有寒邪，当温之，宜四逆辈；表有风热，可发汗，宜桂枝汤。太阴脉沉者，因于寒，寒为阴邪，沉为阴脉；太阴有脉浮者，因乎风，风为阳邪，浮为阳脉也。谓脉在三阴则俱沉，阴经不当发汗者，非也。但浮脉是麻黄脉，沉脉不是桂枝证，而反用桂枝汤者，以太阴是里之表证，桂枝是表之里药也。

【尤在泾】太阴脉浮有二义：或风邪中于太阴之经，其脉则浮；或从阳经传入太阴，旋复反而之阳者，其脉亦浮。浮者病在经也。凡阴病在脏者宜温，在经者则宜汗，如少阴之麻黄附子细辛、厥阴之麻黄升麻皆是也。桂枝汤甘辛入阴，故亦能发散太阴之邪。

自利不渴者，属太阴，以其脏有寒故也。当温之，宜服四逆辈。（277）

【成无己】自利而渴者属少阴，为寒在下焦；自利不渴者属太阴，为寒在中焦，与四逆等汤，以温其脏。

【柯韵伯】上条（编者按：上条指第273条）明自利之因，此条言自利之兆。四五日是太阴发病之期。

【尤在泾】自利不渴者，太阴本自有寒而阴邪又中之也。曰属太阴，其脏有寒，明非阳经下利及传经热病之比。法当温脏祛寒，如四逆汤之类，不可更以苦寒坚之清之，如黄芩汤之例也。

伤寒脉浮而缓，手足自温者，系在太阴。太阴当发身黄；若小便自利者，不能发黄。至七八日，虽暴烦，下利日十余行，必自止，以脾家实，腐秽当去故也。（278）

【成无己】太阴病至七八日，大便硬者，为太阴入腑，传于阳明也。今至七八日暴烦、下利十余行者，脾家实，腐秽去也。下利烦躁者死，此以脾气和，逐邪下泄，故虽暴烦、下利日十余行，而利必自止。

【柯韵伯】前条（编者按：前条指第277条）是太阴寒湿，脉当沉细；此条是太阴湿热，故脉浮缓。首揭伤寒，知有恶寒证。浮而缓是桂枝脉。然不发热而手足温是太阴伤寒，非太阳中风矣。然亦暗对不发热言耳，非太阴伤寒必手足温也。夫病在三阳尚有手足冷者，何况太阴？陶氏分太阴手足温、少阴手足寒、厥阴手足厥冷，是大背太阴四肢烦疼、少阴一身手足尽热之义。第可言手足为诸阳之本，尚自温，不可谓脾主四肢故当温也。凡伤寒则病热，太阴为阴中之阴，阴寒相合，故不发热。太阴主肌肉，寒湿伤于肌肉而不得越于皮肤，故身当发黄。若水道通调则湿气下输膀胱，便不发黄矣。然寒湿之伤于表者因小便而出；湿热之蓄于内者必从大便而出也。发于阴者六日愈，至七八日阳气来复，因而暴烦下利。虽日十余行，不须治之，以脾家积秽臭塞于中，尽自止矣。手足自温是表阳犹在，暴烦是里阳陡发。此阴中有阳，与前脏寒不同。能使小便利则利自止，不须温亦不须下也。

【尤在泾】伤寒脉浮而缓者，脉紧去而成缓，为寒欲变热之证，如太阳第四十七条（编者按：第四十七条指第39条）之例也。手足自温非太阴定证，见太阴有寒手足必寒，有热手足乃自温耳。又阳明受热则一身及手足热，太阴则身不热而手足温，兹寒已变热而手足自温。则伤寒之邪不之阳明而之太阴，而其脉仍浮则其邪亦未尽入，故曰系在太阴，谓以太阳而内连太阴也。于法太阴受热而汗不出者，热与湿抟当发身黄。若小便自利者，其热得通不能蒸郁为黄矣。至七八日暴烦下利者，正气内作，邪气欲去也，虽日十余行，继必自止。所以然者，脾家本有秽腐当去，故为自利，秽腐尽则利亦必自止矣。

本太阳病，医反下之，因而赵本作"尔"**腹满时痛者，属太阴**

229

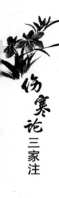

也，桂枝加芍药汤主之[1]赵本有"桂枝加芍药汤方"。大实痛者，桂枝加大黄汤主之[2]赵本有"桂枝加大黄汤"。（279）

〔1〕**【成无己】**表邪未罢，医下之，邪因乘虚传于太阴，里气不和，故腹满时痛，与桂枝汤以解表，加芍药以和里。

【尤在泾】病在太阳，不与解表而反攻里，因而邪气乘虚陷入太阴之位，为腹满而时痛，陶氏所谓"误下传者"是也。夫病因邪陷而来者，必得邪解而后愈。而脏阴为药所伤者，亦必以药和之而后安，故须桂枝加芍药汤主之。桂枝所以越外入之邪，芍药所以安伤下之阴也。按《金匮》云：伤寒，阳脉涩，阴脉弦，法当腹中急痛者，与小建中汤。不瘥者与小柴胡汤。此亦邪陷阴中之故。而桂枝加芍药亦小建中之意，不用胶饴者以其腹满，不欲更以甘味增满耳。

〔2〕**【成无己】**大实大满，自可除下之，故加大黄以下大实。

【柯韵伯】腹满时痛，因于下后，是阳邪转属，非太阴本病，表症未罢，故仍用桂枝汤解外。满痛既见，故倍加芍药以和里。此病本于阳，故用阴以和阳。若因下后而腹大实痛，是太阳转属阳明而胃实，尚未离乎太阳。此之谓有表里症，仍用桂枝汤加大黄以除实痛。此双解表里法也。凡妄下必伤胃气，胃气虚则阳邪袭阴，故转属太阴；胃气实则两阳相搏，故转属阳明。太阴则满痛不实，阴道虚也；阳明则大实而痛，阳道实也。满而时痛，下利之兆；大实而痛是燥屎之征。桂枝加芍药即建中之方，桂枝加大黄即调胃之剂。

【尤在泾】此承上条（编者按：上条指本条"桂枝加芍药汤主方"以上部分）而言，腹满而未实，痛而不甚者，可以桂枝加芍药和而解之。若大实大痛者邪气成聚，必以桂枝加大黄，越陷邪而去实滞也。夫太阴，脾脏也。脏何以能实而可下？阳明者太阴之表，以膜相连，脏受邪而腑不行则实，故脾非自实也，因胃实而实也。大黄所以下胃，岂以下脾哉？少阴、厥阴亦有用承气法，详见各篇，所当互考。

太阴为病脉弱，其人续自便利，设当行大黄芍药者，宜减之，以其人胃气弱，易动故也赵本注："下利者，先煎芍药三沸"。（280）

【成无己】腹满痛者太阴病也。脉弱，其人续自便利，则邪虽在里，未成大实。欲与大黄、芍药攻满痛者，宜少与之，以胃气尚弱，易为动利也。

【柯韵伯】太阴脉本弱，胃弱则脾病，此内因也。若因于外感，其脉或但浮，或浮缓，是阴病见阳脉矣。下利为太阴本证。自利因脾实者，腐秽尽则愈；自利因脏寒者，四逆辈温之则愈。若自利因太阳误下者，则腹满时痛，当加芍药；而大实痛者，当加大黄矣。此下后脉弱，胃气亦弱矣。小其制而与之，动其易动，合乎通因通用之法。大黄泻胃，是阳明血分下药；芍药泻脾，是太阴气分下药。下利腹痛，热邪为患，宜芍药下之。下利腹痛为阴寒者，非芍药所宜矣。仲景于此芍药与大黄并提，勿草草看过。

【尤在泾】此亦承上条（编者按：上条指第279条）而言。大黄、芍药之得以用者，为其胃实而便坚也。若其人脉弱，续自便利，则虽有大实痛证，此法不可用矣。即欲用之，亦宜量减而与之。所以然者，胃气弱而不振，邪气不聚而易动，故可以缓图，而难以峻攻也。

辨少阴病脉证并治

少阴之为病，脉微细，但欲寐也。（281）

【成无己】少阴为病，脉微细，为邪气传里深也。卫气行于阳则寤，行于阴则寐。邪传少阴则气行于阴而不行于阳，故但欲寐。

【柯韵伯】三阳以少阳为枢，三阴以少阴为枢。弦为木象，浮而弦细者，阳之少也；微为水象，沉而微细者，阴之少也。卫气行阳则寤，行阴则寐。日行二十五度，常从足少阴之间，分行脏腑。

231

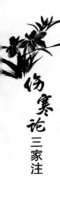

今少阴病则入阳分多，故欲寐。欲寐是病人意中，非实能寐也。少阳提纲，各臻其妙。

【尤在泾】 经脉阳浅而阴深，阳大而阴小。邪传少阴则脉之浮者转为微，大者转为细也。又多阳者多寤，多阴者多寐，邪传少阴则目不瞑者，转而为但欲寐也。夫少阴者三阴之枢也，阳于是乎入而阴于是乎出，故虽太阴、厥阴同为阴脏，而其为病实惟少阴为然。而少阴之为病亦非独脉微细、但欲寐二端，仲景特举此者以为从阳入阴之际，其脉证变见有如此。

少阴病，欲吐不吐，心烦，但欲寐，五六日自利而渴者，属少阴也，虚故引水自救。若小便色白者，少阴病形悉具。小便白者，以下焦虚有寒，不能制水，故令色白也。(282)

【成无己】 欲吐不吐，心烦者，表邪传里也。若腹满痛则属太阴，此但欲寐则知属少阴。五六日邪传少阴之时，自利不渴者寒在中焦，属太阴；此自利而渴为寒在下焦，属少阴。肾虚水燥，渴欲引水自救。下焦虚寒，不能制水，小便色白也。《经》曰：下利欲饮水者，以有热故也。此下利虽渴，然以小便色白，明非里热，不可不察。

【柯韵伯】 欲吐而不得吐者，枢病而开阖不利也，与喜呕同。少阳脉下胸中，故胸烦，是病在表之里也；少阴经出络心，故心烦，是病在里之里也。欲吐不得吐，欲寐不得寐，少阴枢机之象也。五六日正少阴发病之期。太阴从湿化，故自利不渴；少阴从火化，故自利而渴。少阴主下焦，输津液、司闭藏者也。下焦虚则坎中之阳引水上交于离而未能，故心烦而渴。关门不闭，故自利。不能制火由于不能制水故耳。然必验小便者，以少阴主水，热则黄赤，寒则清白也。若不于此详察之，则心烦而渴。但治上焦之实热，而不顾下焦之虚寒，则热病未除，下利不止矣。按：自利不渴属太阴，而渴则属少阴也。

【尤在泾】 此少阴自受寒邪之证，不从阳经来也。寒初到经，

欲受不可，欲却不能，故欲吐不吐，心烦，但欲寐，而实不能寐
也。至五六日自利而渴，则其邪已入少阴之脏矣。然少阴，阴脏
也；寒，阴邪也。以阴受阴，法当不渴，而渴者，此非有热，以脏
虚故引水自救耳。更审其小便，若色白者则少阴寒病，全体大露无
疑。何以言之？热传少阴，自利而渴者，邪热足以消水，其小便色
必赤；寒中少阴，自利而渴者，虽能饮而不能制，其小便色必白
也。仲景辨证之精如此。

**病人脉阴阳俱紧，反汗出者，亡阳也，此属少阴，法当咽
痛，而复吐利。**（283）

【成无己】脉阴阳俱紧为少阴伤寒，法当无汗；反汗出者阳虚
不固也，故云亡阳。以无阳阴独，是属少阴。《内经》曰：邪客少
阴之络，令人嗌痛，不可内食。少阴寒甚，是当咽痛而复吐利。

【柯韵伯】太少阴阳各异，或脉同证殊，或脉证相同。从脉从
证之时，大宜详审。脉沉发热，为太阳少阴相似证，前辈重言之
矣。阴阳俱紧为太阳少阴相似脉，尚未有知之者。紧脉为寒，当属
少阴。然病发于阴，不当有汗，反汗出者阴极似阳也。盖太阳主
外，阳虚不能作汗，故发热而反无汗；少阴主里，阴虚生内热，故
身无热而汗反出。亡阳者虚阳不归，其邪皆由少阴不藏所致。故上
焦从火化而咽痛呕吐，下焦从阴虚而下利不止也，宜八味肾气丸
主之。

【尤在泾】阴阳俱紧，太阳伤寒之脉也。法当无汗而反汗出者，
表虚亡阳，其病不属太阳而属少阴矣。少阴之脉上膈循喉咙，少阴
之脏为胃之关，为二阴之司。寒邪直入，经脏俱受，故当咽痛而复
吐利也。此为寒伤太阳，阳虚不任，因遂转入少阴之证。盖太阳者
少阴之表，犹唇齿也，唇亡则齿寒，阳亡则阴及，故曰少阴之邪从
太阳飞渡者多也。

少阴病，咳而下利谵语者，被火气劫故也，小便必难，以

233

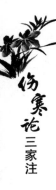

强责少阴汗也。（284）

【成无己】咳而下利，里寒而亡津液也，反以火劫，强责少阴汗者，津液内竭，加火气烦之，故谵语、小便难也。

【柯韵伯】上咳下利，津液丧亡，而谵语非转属阳明。肾主五液，入心为汗。少阴受病，液不上升，所以阴不得有汗也。少阴发热，不得已用麻黄发汗，即用附子以固里，岂可以火气劫之而强发汗也？少阴脉入肺，出络心。肺主声，心主言，火气迫心肺，故咳而谵语也。肾主二便，治下焦，济泌别汁，渗入膀胱。今少阴受邪，复受火侮，枢机无主，大肠清浊不分，膀胱水道不利，故下利而小便难也。小便利者其人可治。此阴虚，故小便难。

【尤在泾】少阴之邪上逆而咳，下注而利矣。而又复谵语，此非少阴本病，乃被火气劫夺津液所致。火劫即温针灼艾之属，少阴不当发汗，而强以火劫之，不特竭其肾阴，亦并耗其胃液，胃干则谵语，肾燥则小便难也。

少阴病，脉细沉数，病为在里，不可发汗。（285）

【成无己】少阴病始得之，反发热脉沉者，为邪在经，可与麻黄附子细辛汤发汗。此少阴病，脉细沉数，为病在里，故不可发汗。

【柯韵伯】前条（编者按：前条指第282条）详证，后条（编者按：后条指第286条）详脉。脉浮为在表，然亦有里证，如脉浮而大，心下反硬，有热属脏者是矣。沉为在里，然亦有表证，如少阴病反发热者是矣。少阴脉沉者当温，然数则为热，又不可温；而数为在脏，是为在里，更不可汗。可不审之精而辨之确乎？

【尤在泾】少阴与太阳为表里，而少阴亦自有表里，经病为在表，脏病为在里也。浮沉而身发热，为病在表；脉细沉数，身不发热，为病在里。病在表者可发汗，如麻黄附子细辛汤之例是也。病在里而汗之，是竭其阴而动其血也，故曰不可发汗。

少阴病，脉微，不可发汗，亡阳故也。阳已虚，尺脉弱涩者，复不可下之。(286)

【成无己】脉微为亡阳表虚，不可发汗；脉弱涩为亡阳里虚，复不可下。

【柯韵伯】少阴之不可汗下，与少阳同。因反发热，故用麻黄微汗；因里热甚，故用承气急下。此病反其本，故治亦反其本。微为无阳，涩为少血。汗之亡阳，下之亡阴。阳虚者既不可汗，即不可下，玩"复"字可知。其尺脉弱涩者，复不可下，亦不可汗也。若谓无阳是阴邪而下之，其误人甚矣。

【尤在泾】少阴虽为阴脏，而元阳寓焉，故其病有亡阳亡阴之异。脉微者为亡阳，脉弱涩者为亡阴。发汗则伤阳，故脉微者不可发汗；下则伤阴，故阳已虚而尺脉弱涩者，非特不可发汗，亦复不可下之也。

少阴病脉紧，至七八日，自下利，脉暴微，手足反温，脉紧反去者，为欲解也，虽烦下利，必自愈。(287)

【成无己】少阴病脉紧者，寒甚也。至七八日传经尽，欲解之时，自下利，脉暴微者，寒气得泄也。若阴寒胜正，阳虚而泄者，则手足厥而脉紧不去；今手足反温，脉紧反去，知阳气复，寒气去，故为欲解。下利烦躁者逆，此正胜邪微，虽烦下利，必自止。

【柯韵伯】前条（编者按：前条指第283条，下同）是亡阳脉证，此条是回阳脉证。前条是反叛之反，此条是反正之反。玩反温，前此已冷可知。微本少阴脉，烦利本少阴证。至七八日，阴尽阳复之时，紧去微见，所谓谷气之来也，徐而和矣。烦则阳已反于中宫，温则阳已敷于四末。阴平阳秘，故烦利自止。

【尤在泾】寒伤少阴之经，手足厥冷而脉紧。至七八日，邪气自经入脏，自下利而脉微，其病为较深矣。乃手足反温，脉紧反去者，阳气内充，而阴邪不能自容也，故为欲解。虽烦下利，必自止

辨少阴病脉证并治

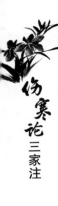

者，邪气转从下出，与太阴之秽腐当去而下利者同意。设邪气尽，则烦与利亦必自止耳。

少阴病，下利，若利自止，恶寒而踡卧，手足温者，可治。（288）

【成无己】少阴病下利，恶寒踡卧，寒极而阴胜也；利自止，手足温者，里和阳气得复，故为可治。

【柯韵伯】伤寒以阳为主，不特阴证见阳脉者生，又阴病见阳证者可治。背为阳，腹为阴。阳盛则作痉，阴盛则踡卧。若利而手仍温是阳回，故可治，若利不止而手足逆冷，是纯阴无阳。所谓六腑气绝于外者手足寒，五脏气绝于内者下利不禁矣。

【尤在泾】_{编者按：详参第292条尤注。}

少阴病，恶寒而踡，时自烦，欲去衣被者可治。（289）

【成无己】恶寒而踡，阴寒甚也；时时自烦，欲去衣被，为阳气得复，故云可治。

【柯韵伯】阳盛则烦，阴极则躁。烦属气，躁属形。烦发于内，躁见于外，形从气动也。时自烦是阳渐回，不烦而躁是气已先亡，惟形独存耳。

【尤在泾】_{编者按：详参第292条尤注。}

少阴中风，脉阳微阴浮者，为欲愈。（290）

【成无己】少阴中风，阳脉当浮而阳脉微者，表邪缓也；阴脉当沉而阴脉浮者，里气和也。阳中有阴，阴中有阳，阴阳调和，故为欲愈。

【柯韵伯】阳微者，复少阴之本体；阴浮者，知坎中之阳回。微则不紧，浮则不沉，即暴微而紧反去之谓也。邪从外来者，仍自内而出，故愈。

【尤在泾】少阴中风者，少阴之经自中风邪，不从阳经传入者
也。脉阳微者邪气微；阴浮者邪气浅而里气和，故为欲愈，亦阴病
得阳脉则生也。

少阴病，欲解时，从子至寅上。（291）

【成无己】阳生于子。子为一阳，丑为二阳，寅为三阳，少阴
解于此者，阴得阳则解也。

【柯韵伯】天以一生水而开于子，故少阴主于子。

【尤在泾】少阴，水脏也；少阴之病，阴邪也。水王于子而阳
长于寅，少阴病欲解，从子至寅上者，阴气待子则王，而阴邪得阳
则解也。

少阴病，吐利，手足不逆冷，反发热者，不死。脉不至赵本
注：**"一作足"** 者，灸少阴七壮。（292）

【成无己】《经》曰：少阴病，吐利躁烦四逆者，死。吐利，
手足不厥冷者，则阳气不衰，虽反发热，不死。脉不至者吐利暴虚
也，灸少阴七壮以通其脉。

【柯韵伯】上吐下利，胃脘之阳将脱；手足不逆冷，诸阳之本
犹在；反发热，卫外之阳尚存。急灸少阴则脉可复而吐利可止也。
若吐利而兼烦躁，四肢俱冷，纯阴无阳，不可复生矣。少阴动脉在
太溪，取川流不息之义也。其穴在足内踝后跟骨上动脉陷中，主手
足厥冷，寒至节，是少阴之原。此脉绝则死，伏留在足内踝骨上二
寸动脉陷中，灸之能还大脉，是少阴之经。

【尤在泾】寒中少阴，或下利，或恶寒而蜷卧，或吐利交作，
而脉不至，阴邪盛而阳气衰之候也。若利自止，手足温，或自烦欲
去衣被，或反发热，则阳气已复而阴邪将退，故皆得不死而可治。
脉不至者，吐利交作，元气暴虚，脉乍不至也。灸少阴以引阳气，

辨少阴病脉证并治

237

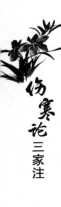

脉必自至。总之，传经之病以阴气之存亡为生死，直中之病以阳气之消长为生死也。

少阴病，八九日，一身手足尽热者，以热在膀胱，必便血也。（293）

【成无己】膀胱，太阳也。少阴太阳为表里。少阴病至八九日，寒邪变热，复传太阳。太阳为诸阳主气，热在太阳，故一身手足尽热；太阳经多血少气，为热所乘，则血散下行，必便血也。

【柯韵伯】此脏病传腑，阴乘阳也，气病而伤血，阳乘阴也，亦见少阴中枢之象。发于阴者六日愈，到七日其人微发热手足温者，此阴出之阳则愈也。到八日以上，反大发热者，肾移热于膀胱，膀胱热则太阳经皆热。太阳主一身之表，为诸阳主气。手足者诸阳之本，故一身手足尽热。太阳经多血，血得热则行。阳病者上行极而下，故尿血也。此里传表证，是自阴转阳则易解，故身热虽甚不死。轻则猪苓汤，重则黄连阿胶汤可治。与太阳热结膀胱，血自下者，证同而来因则异。少阴传阳证者有二：六七日腹胀不大便者，是传阳明；八九日一身手足尽热者，是传太阳。下利便脓血，指大便言；热在膀胱而便血，是指小便言。

【尤在泾】此热传少阴而复还入膀胱之证。膀胱者太阳也。太阳为三阳之表，而多血少气，热在膀胱则一身手足尽热。而热气有余，血为热迫，散而下行，则必便血也。

少阴病，但厥无汗，而强发之，必动其血，未知从何道出，或从口鼻，或从目出赵本有"者"字**，是名下厥上竭，为难治。**（294）

【成无己】但厥无汗，热行于里也，而强发汗，虚其经络，热乘经虚，迫血妄行，从虚而出，或从口鼻，或从目出。诸厥者皆属于下，但厥为下厥，血亡于上为上竭，伤气损血，邪甚正虚，故为

238

难治。

【柯韵伯】阳气不达于四肢，故厥。厥为无阳，不能作汗而强发之。血之与汗，异名同类，不夺其汗，必动其血矣。上条（编者按：上条指第284条）火劫发汗，上伤心肺，下竭膀胱，犹在气分，其害尚轻。峻剂发汗，伤经动血。若阴络伤而下行，犹或可救；若阳络伤而上溢，不可复生矣。妄汗之害如此。

【尤在泾】少阴中寒但厥无汗，邪方内淫而气不外达，非可得汗愈者而强发之，则汗必不出，而血反自动，或口鼻，或目，随其所攻之道而外出也。盖发汗之药，其气上行而性多慓悍，不得于气则去而之血，必尽其性而后止耳。然既脏虚邪入以致下厥，而复迫血妄动以致上竭。上下交征，而血气之存者无几矣，尚何以御邪而却疾耶？故曰难治。

少阴病，恶寒，身蜷而利，手足逆冷者，不治。（295）

【成无己】《针经》曰：多热者易已，多寒者难已。此内外寒极，纯阴无阳，故云不治。

【柯韵伯】编者按：详参288条柯注。

【尤在泾】恶寒身蜷而利，手足逆冷，阴气太盛，阳气不振，与前利止手足温等证正相反。

少阴病，吐利，躁烦，四逆者死。（296）

【成无己】吐利者寒甚于里，四逆者寒甚于表。躁烦则阳气欲绝，是知死矣。

【柯韵伯】若吐利而兼烦躁，四肢俱冷，纯阴无阳，不可复生矣。

【尤在泾】寒中少阴，吐利交作，阴邪已太盛矣。然或自烦发热，或手足不逆冷，则阳气犹在，阴邪虽盛，犹或可治。所谓"吐利，手足不逆冷，反发热者，不死也"。若更烦躁四逆，则阳气有

239

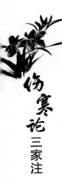

散亡之象，阴邪无退舍之期，虽欲不死，乌可得耶？

少阴病，下利止而头眩，时时自冒者死。（297）

【成无己】下利止则水谷竭，眩冒则阳气脱，故死。

【柯韵伯】冒家自汗则愈，今头眩而时时自冒，清阳之气已脱。此非阳回而利止，是水谷已竭，无物更行也。

【尤在泾】下利止，非利自愈也，脏阴尽也。眩，目黑而转也。冒，昏冒也。阴气既尽，孤阳无附而浮乱于上，故头眩时时自冒也。而阴气难以卒复，孤阳且易上散，虽有良药亦无及矣。是以少阴病阳复利止则生，阴尽利止则死也。

少阴病，四逆恶寒而身蜷，脉不至，不烦而躁者，死赵本注："一作吐利而躁逆者死"。（298）

【成无己】四逆恶寒而身蜷则寒甚。脉不至则真气绝。烦，热也；躁，乱也，若愤躁之躁。从烦至躁，为热来有渐则犹可；不烦而躁，是气欲脱而争也，譬犹灯将减而暴明，其能久乎？

【柯韵伯】编者按：详参第289条柯注。

【尤在泾】盖手足温时，自烦发热者，阳道长阴道消也；手足逆冷，不烦而躁者，阴气长阳气消也。且四逆而脉不至，与手足温而脉不至者不同。彼（编者按：彼指第295条）则阳气乍厥，引之即出；此则阳气已绝，招之不返也。而烦与躁又不同：烦者热而烦也，躁者乱而不必热也。烦而躁者阳怒而与阴争，期在必胜，则生；不烦而躁者阳不能战，复不能安而欲散去，则死也。

少阴病，六七日，息高者，死。（299）

【成无己】肾为生气之源，呼吸之门。少阴病六七日不愈而息高者，生气断绝也。

【柯韵伯】气息者乃肾间动气，脏腑之本，经脉之根，呼吸之蒂，三焦生气之原也。息高者但出心与肺，不能入肝与肾，生气已绝于内也。六经中独少阴历言死证，他经无死证，甚者但曰难治耳，知少阴病是生死关。

【尤在泾】息高，气高而喘也。少阴为真气之源，呼吸之根。六七日病不愈而息高者，邪气不去体而真气已离根也，故死。

少阴病，脉微细沉，但欲卧，汗出不烦，自欲吐，至五六日，自利，复烦躁，不得卧寐者，死。（300）

【成无己】阴气方盛，至五六日传经尽，阳气得复则愈；反更自利，烦躁，不得卧寐，则正气弱，阳不能复，病胜脏，故死。

【柯韵伯】脉沉微细是少阴本脉，欲卧欲吐是少阴本证。当心烦而反不烦，心不烦而反汗出，亡阳已兆于始得之日矣。五六日自利而反烦躁不得卧，是微阳将绝，无生理矣。同是恶寒踡卧，利止手足温者可治，利不止手足逆冷者不治；时自烦欲去衣被者可治，不烦而躁，四逆而脉不至者死。同是吐利，手足不逆冷反发热者不死，烦躁四逆者死。同是呕吐汗出，大便数少者可治，自利烦躁不得卧者死。盖阴阳互为其根，阴中有阳则生，无阳则死，独阴不生故也，是以六经以少阴为枢。

【尤在泾】脉微细沉，但欲卧，邪传少阴之本证，如本篇第一条（编者按：本篇第一条指第280条）所云也。汗出不烦者，气外泄而邪不与俱泄也。自欲吐，继后自利者，邪上下行而气不能驱而出之也。至烦躁不得卧寐，则阴阳尽虚，邪气独盛，正不胜邪，躁扰不宁，顷之离散而死矣，所谓"病胜脏者死"是也。

少阴病，始得之，反发热，脉沉者，麻黄附子细辛赵本作"细辛附子"**汤主之**[1]。（301）

[**麻黄附子细辛**赵本作"细辛附子"**汤**] 方

麻黄二两，去节 甘热　　**细辛**二两 辛热　　**附子**一枚，炮，去皮，

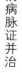

241

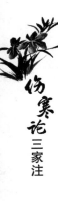

破八片 辛热

上三味，以水一斗，先煮麻黄，减二升，去上沫，内赵本、医统本并有"诸"字药，煮取三升，去滓，温服一升，日三服[2]。

〔1〕【成无己】少阴病，当无热恶寒；反发热者邪在表也。虽脉沉，以始得，则邪气未深，亦当温剂发汗以散之。

【柯韵伯】太阳主表，病发于阳，故当发热；少阴主里，病发于阴，只当内热。今始得寒邪，即便发热，似乎太阳，而属之少阴者何？《内经》曰：逆冬气则少阴不藏，肾气独沉。故反热而脉则沉也。肾为坎象，二阴不藏，则一阳无蔽，阴邪始得而内侵，孤阳因得以外散耳。病在表脉浮者，可发汗可知；病在表脉沉者，亦不可不汗矣。然沉为在里而反发其汗，津液越出，亡阳则阴独矣。故用麻黄开腠理，细辛散浮热，而无附子固元阳则热去寒起，亡可立待也。其人不知养藏之道，逆冬气而伤肾，故有此证。能不扰乎阳，无泄皮肤，去寒就温，讵有此患哉？本条当有无汗恶寒证。

【尤在泾】此寒中少阴之经，而复外连太阳之证。以少阴与太阳为表里，其气相通故也。少阴始得本无热，而外连太阳则反发热。阳病脉当浮而仍紧，少阴则脉不浮而沉。故与附子、细辛专温少阴之经；麻黄兼发太阳之表，乃少阴经温经散寒，表里兼治之法也。

〔2〕【成无己】《内经》曰：寒淫于内，治以甘热，佐以苦辛，以辛润之。麻黄之甘以解少阴之寒，细辛、附子之辛以温少阴之经。

【尤在泾】按：阳证有在经不在腑者，阴病亦有在经不在脏者。《太阳篇》云：脉浮者，桂枝汤。《少阴篇》：始得之，反发热，脉沉者，麻黄附子细辛汤。及得之二三日，麻黄附子甘草汤。《厥阴篇》：厥阴中风，脉微浮，为欲愈。此皆阴病之在经，而未入于脏者。

少阴病，得之二三日，麻黄附子甘草汤微发汗。以二三日无里赵本、医统本并无"里"字证，故发微汗也^[1]。（302）

［麻黄附子甘草汤］方

麻黄二两，去节　甘草二两，炙　附子一枚，炮，去皮赵本有"破八片"三字

上三味，以水七升，先煮麻黄一两沸，去上沫，内诸药，煮取三升，去滓，温服一升，日三服^[2]。

〔1〕【成无己】二三日，邪未深也。既无吐利厥逆诸里证，则可与麻黄附子甘草汤，微汗以散之。

【柯韵伯】言无里证，则有表证可知。以甘草易细辛，故曰微发汗。要知此条是微恶寒、微发热，故微发汗也。《皮部论》云：少阴之阴，其入于经也，从阳部注于经；其出者，从阴内注于骨。此证与附子汤证皆是少阴表证。发热脉沉，无里证者，从阳部注于经也；身体骨节痛，手足寒，背恶寒，脉沉者，从阴内注于骨也。从阳注经，故用麻黄、细辛；从阴注骨，故用参、苓、术、芍。口中和，枢无热，皆可用附子。

【尤在泾】少阴中寒二三日，为脉沉、恶寒、无热之时，故可与麻黄附子甘草汤，以取微汗而散寒邪。无里证者，无吐利、心烦、不得卧等证也。以二三日病未入脏，而寒亦未变热，故得用温经散邪之法，如麻黄附子细辛之例。然去细辛之辛而加甘草之甘，于法为较和矣。所以然者，寒邪不可不发而阴病又不可过发耳。

〔2〕【成无己】麻黄、甘草之甘以散表寒，附子之辛以温寒医统本作"经"气。

少阴病，得之二三日以上，心中烦，不得卧，黄连阿胶汤主之^[1]。（303）

［黄连阿胶汤］方

黄连四两 苦寒　黄芩一赵本作"二"两 苦寒　芍药二两 酸平　鸡

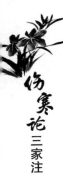

子黄二枚 甘温　阿胶三两赵本注:"一云三挺。" 甘温

上五味，以水五赵本作"六"升，先煮三物，取二升，去滓，内胶烊尽，小冷，内鸡子黄，搅合相得，温服七合，日三服[2]。

〔1〕【成无己】《脉经》曰：风伤阳，寒伤阴。少阴受病则得之于寒，二三日已上，寒极变热之时，热烦于内，心中烦，不得卧也。与黄连阿胶汤扶阴散热。

【柯韵伯】此病发于阴，热为在里，与二三日无里证而热在表者不同。按：少阴受病当五六日发，然发于二三日居多。二三日背恶寒者，肾火衰败也，必温补以益阳；反发热者，肾水不藏也，宜微汗以固阳。口燥咽干者，肾火上走空窍，急下之以存津液。此心中烦不得卧者，肾火上攻于心也，当滋阴以凉心肾。

【尤在泾】少阴之热，有从阳经传入者，有自受寒邪久而变热者。曰二三日以上，谓自二三日至五六日或八九日，寒极而变热也。至心中烦不得卧，则热气内动，尽入血中，而诸阴蒙其害矣。盖阳经之寒变，则热归于气或入于血；阴经之寒变，则热入于血而不归于气，此余历试之验也。故用黄连、黄芩之苦，合阿胶、芍药、鸡子黄之甘，并入血中，以生阴气而除邪热。成氏所谓"阳有余以苦除之，阴不足以甘补之"是也。

〔2〕【成无己】阳有余以苦除之，黄芩、黄连之苦以除热；阴不足以甘补之，鸡黄、阿胶之甘以补血。酸，收也、泄也，芍药之酸收阴气而泄邪热。

【柯韵伯】鸡感巽化，得心之母气者也。黄禀南方火色，率芍药之酸，入心而敛神明，引芩、连之苦，入心而清壮火。驴皮被北方水色，入通于肾，济水性急趋下，内合于心，与之相溶而成胶，是火位之下，阴精承之。凡位以内为阴，外为阳，色以黑为阴，赤为阳。鸡黄赤而居内，驴皮黑而居外，法坎宫阳内阴外之象，因以制壮火之食气耳。

少阴病，得之一二日，口中和，其背恶寒者，当灸之，附

子汤主之[1]。(304)

[附子汤] 方

附子二枚赵本有"炮"字破八片，去皮 辛热　茯苓三两 甘平　人参二两 甘温　白术四两 甘温　芍药三两 酸平

上五味，以水八升，煮取三升，去滓，温服一升，日三服[2]。

[1]【成无己】少阴客热，则口燥舌干而渴。口中和者，不苦不燥，是无热也。背为阳，背恶寒者，阳气弱，阴气胜也。《经》曰：无热恶寒者，发于阴也。灸之助阳消阴；与附子汤温经散寒。

【柯韵伯】口中，兼咽与舌言。少阴之脉循喉咙，挟舌本，故少阴有口干、舌燥、咽痛等证。此云和者，不燥干而渴，火化几于息矣。人之生也负阴而抱阳，故五脏之俞皆系于背。背恶寒者俞气化薄，阴寒得以乘之也。此阳气凝聚而成阴，必灸其背俞使阴气流行而为阳。急温以附子汤，壮火之阳而阴自和矣。

【尤在泾】口中和者，不燥不渴，为里无热也。背恶寒者，背为阳而阴乘之，不能通于外也。阳不通，故当灸之以通阳痹；阳不足，故主附子汤以补阳虚。非如麻黄附子细辛之属，徒以温散为事矣。此阳虚受寒，而虚甚于寒者之治法也。按：《元和纪用经》云：少阴中寒而背恶寒者，口中则和；阳明受热而背恶寒者，则口燥而心烦。一为阴寒下乘，阳气受伤；一为阳热入里，津液不足。是以背恶寒虽同，而口中和与燥则异，此辨证之要也。

[2]【成无己】辛以散之，附子之辛以散寒；甘以缓之，茯苓、人参、白术之甘以补阳；酸以收之，芍药之酸以扶阴。所以然者，偏阴偏阳则为病，火欲实，水当平之，不欲偏胜也。

【柯韵伯】此伤寒温补第一方也，与真武汤似同而实异。倍术、附去姜加参，是温补以壮元阳，真武汤还是温散而利肾水也。

【尤在泾】气虚者，补之必以甘；气寒者，温之必以辛。甘辛合用，足以助正气而散阴邪，人参、白术、茯苓、附子是也。

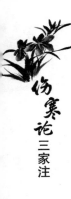

而病属阴经，故又须芍药以和阴气，且引附子入阴散寒，所谓乡导之兵也。

少阴病，身体痛，手足寒，骨节痛，脉沉者，附子汤主之。（305）

【成无己】少阴肾水而主骨节，身体疼痛，支冷，脉沉者，寒成医统本作"盛"于阴也。身疼骨痛，若脉浮，手足热，则可发汗；此手足寒，脉沉，故当与附子汤温经。

【柯韵伯】少阴主水，于象为坎。一阳居其中，故多热证。是水中有火，阴中有阳也。此纯阴无阳，阴寒切肤故身疼。四肢不得禀阳气，故手足寒。寒邪自经入脏，脏气实而不能入，则从阴内注于骨，故骨节疼。此身疼骨痛虽与麻黄证同，而阴阳寒热彼此判然。脉沉者，少阴不藏，肾气独沉也。

【尤在泾】身体痛，骨节痛，寒在阴也。手足寒，脉沉，病属阴也。若脉浮而手足热，则为太阳伤寒，可与汗解者矣。此为少阴血气不足，而寒邪侵之之证，故亦宜附子汤，复阳散阴、益精气也。

少阴病，下利便脓血者，桃花汤主之[1]。（306）

[桃花汤] 方

赤石脂一斤—半全用，一半筛末 甘温　**干姜一两** 辛热　**粳米一斤**赵本、医统本并作"升" 甘平

上三味，以水七升，煮米令熟，去滓，温服七合，内赤石脂末，方寸匕，日三服。若一服愈，余勿服[2]。

〔1〕【成无己】阳病下利便脓血者，协热也；少阴病下利便脓血者，下焦不约而里寒也。与桃花汤固下散寒。

〔2〕【成无己】涩可去脱，赤石脂之涩以固肠胃；辛以散之，干姜之辛以散里寒；粳米之甘以补正气。

【柯韵伯】石脂性涩以固脱，色赤以和血，味甘而酸。甘以补元气，酸以收逆气，辛以散邪气，故以为君。半为块而半为散，使浊中清者归心而入营，浊中浊者入肠而止利。火曰炎上，又火空则发，得石脂以涩肠，可以遂其炎上之性矣。炎上作苦，佐干姜之苦温以从火化，火郁则发之也。火亢则不生土，臣以粳米之甘，使火有所生，遂成有用之火。土中火用得宜，则水中火体得位，下陷者上达，妄行者归原，火自升而水自降矣。少阴病，腹痛下利，是坎中阳虚。故真武有附子，桃花用干姜，不可以小便不利作热治。真武是引火归原法，桃花是升阳散火法。坎阳有余，能出形躯之表而发热，麻黄附子汤是矣。坎阳不虚，尚能发热于躯内之上焦，如口燥、舌干、咽痛、心烦、胸满、心痛等证是矣。坎阳不足，不能发热于腰以上之阳，仅发热于腰以下之阴，如小便不利、下利便脓血者是矣。此为伏阳屈伏之火，与升阳之火不同。

少阴病，二三日至四五日，腹痛，小便不利，下利不止，便脓血者，桃花汤主之。(307)

【成无己】二三日以至四五日，寒邪入里深也，腹痛者里寒也，小便不利者水谷不别也，下利不止、便脓血者肠胃虚弱下焦不固也。与桃花汤固肠止利也。

【柯韵伯】本证与真武不同。彼以四肢沉重疼痛，是为有水气；此便脓血，是为有火气矣。盍不清火反用温补？盖治下焦水气与心下水气不同法；下焦便脓血，与心下痛、心中烦，亦应异治也。心为离火而真水居其中，法当随其势之润下，故用苦寒以泄之；坎为水而真火居其中，法当从其性之炎上，故用苦温以发之。火郁于下则克庚金，火炎于上则生戊土。五行之理，将来者进，已往者退。土得其令，则火退位矣，水归其职，腹痛自除、脓血自清、小便自利矣。故制此方，不清火，不利水，一惟培土，又全赖干姜转旋，而石脂、粳米得收平成之绩也。名桃花者取春和之义，非徒以色言耳。

辨少阴病脉证并治

247

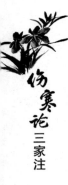

伤寒论三家注

【尤在泾】少阴病，下利便脓血者，脏病在阴，而寒复伤血也。血伤故腹痛，阴病故小便不利，与阳经挟热下利不同。故以赤石脂理血固脱，干姜温里散寒，粳米安中益气。

少阴病，下痢赵本、医统本并作"利"**便脓血者，可刺。**（308）

【成无己】下焦血气留聚，腐化则为脓血。刺之以利下焦，宣通血气。

【柯韵伯】便脓血亦是热入血室所致，刺期门以泻之。病在少阴而刺厥阴，实则泻其子也。

【尤在泾】用刺法者，以邪陷血中，刺之以行血散邪耳。刺法未详。

少阴病，吐利，手足厥赵本作"逆"**冷，烦躁欲死者，吴茱萸汤主之**赵本有"吴茱萸汤方"。（309）

【成无己】吐利手足厥冷，则阴寒气甚；烦躁欲死者，阳气内争。与吴茱萸汤助阳散寒。

【柯韵伯】少阴病吐利，烦躁、四逆者死。四逆者，四肢厥冷，兼臂胫而言。此云手足是指指掌而言，四肢之阳犹在。岐伯曰：四末阴阳之会，气之大路也。四街者气之经络也。络绝则经通，四末解则气从合。故用吴茱萸汤以温之，吐利止而烦躁除，阴邪入于合者，更得从阳而出乎井矣。

【尤在泾】此寒中少阴而复上攻阳明之证。吐利厥冷，烦躁欲死者，阴邪盛极而阳气不胜也，故以吴茱萸温里散寒为主。而既吐且利，中气必伤，故以人参、大枣益虚安中为辅也。然后条（编者按：后条指第296条）云：少阴病，吐利，烦躁，四逆者，死。此复以吴茱萸汤主之者，彼为阴极而阳欲绝，此为阴盛而阳来争也。病证则同，而辨之于争与绝之间，盖亦微矣。或云：先厥冷而后烦躁者，阳欲复而来争也；先烦躁而四逆者，阳不胜而欲绝也。亦通。

郭白云云：四逆而烦躁者，不问其余证，先宜服吴茱萸汤；四逆而不烦躁者，先宜服四逆汤；四逆、下利、脉不出者，先宜服通脉四逆汤。此三者治少阴之大法也。

少阴病，下痢_{赵本、医统本并作"利"}，咽病，胸满心烦者_{赵本无"者"字}，猪肤汤主之[1]。（310）

[猪肤汤] 方

猪肤一斤 味甘寒

上一味，以水一斗，煮取五升，去滓，加白蜜一升，白粉五合，熬香，和_{赵本、医统本并有"令"字}相得，温分六服[2]。

〔1〕【成无己】少阴之脉从肾上贯肝膈，入肺中则循喉咙；其支别者，从肺出，络心注胸中。邪自阳经传于少阴，阴虚客热，下利、咽痛、胸满、心烦也。与猪肤汤调阴散热。

【柯韵伯】少阴下利，下焦虚矣。少阴脉循喉咙，其支者，出络心注胸中。咽痛、胸满、心烦者，肾火不藏，循经而上走于阳分也。阳并于上，阴并于下，火不下交于肾，水不上承于心，此未济之象。猪为水畜，而津液在肤。君其肤以除上浮之虚火，佐白蜜、白粉之甘，泻心润肺而和脾。滋化源，培母气，水升火降，上热自除而下利止矣。

【尤在泾】少阴之脉从肾上贯肝膈，入肺中循喉咙，其支别者，从肺出络心，注胸中。阳邪传入少阴，下为泄利，上为咽痛，胸满心烦，热气充斥脉中。不特泄伤本脏之气，亦且消烁心肺之阴矣。猪，水畜，而肤甘寒，其气味先入少阴，益阴除客热，止咽痛，故以为君；加白蜜之甘以缓急，润以除躁而烦满愈；白粉之甘能补中，温能养脏，而泄利止矣。

〔2〕【成无己】猪，水畜也，其气先入肾。少阴客热，是以猪肤解之。加白蜜以润躁除烦，白粉以益气断利。

少阴病，二三日咽痛者，可与甘草汤；不差者_{赵本无"者"字，}

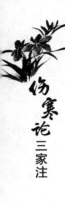

与桔梗汤[1]。（311）

[甘草汤] 方

甘草二两

上一味，以水三升，煮取一升半，去滓，温服七合，日二服。

[桔梗汤] 方

桔梗一两 医统本有"味"字 辛甘微温 甘草二两 医统本有"味"字 甘平

上二味，以水三升，煮取一升，去滓，分温 赵本作"温分" 再服[2]。

〔1〕【成无己】阳邪传于少阴，邪热为咽痛，服甘草汤则差；若寒热相搏为咽痛者，服甘草汤，若不差，与桔梗汤以和少阴之气。

【柯韵伯】但咽痛，而无下利胸满心烦等证，但甘以缓之足矣。不差者，配以桔梗，辛以散之也。其热微，故用此轻剂耳。

【尤在泾】此亦热传少阴而上为咽痛之法。甘草汤甘以缓急，寒以除热也。其甚而不瘥者，则必以辛发之而以甘缓之。甘草、桔梗，甘辛合用而甘胜于辛，治阴虚客热，其法轻重，当如是耳。

〔2〕【成无己】桔梗辛温以散寒，甘草味甘平以除热，甘梗相合以调寒热。

少阴病，咽中伤生疮，不能语言，声不出者，苦酒汤主之[1]。（312）

[苦酒汤] 方

半夏洗，破，如枣核大 赵本无"大"字 十四枚 辛温 鸡子一枚，去黄，内上苦酒着鸡子壳中 甘微寒

上二味，内半夏，着苦酒中，以鸡子壳，置刀镮 赵本作"环" 中，安火上，令三沸，去滓，少少含咽之。不差，更作三剂[2]。

250

〔1〕【成无己】热伤于络则经络干燥，使咽中伤，生疮，不能言语，声不出者，与苦酒汤以解络热，愈咽疮。

【尤在泾】少阴热气随经上冲，咽伤生疮，不能语言，音声不出，东垣所谓"少阴邪入于里，上接于心，与火俱化而克金也"。故与半夏之辛以散结热、止咽痛；鸡子白甘寒入肺，清热气、通声音；苦酒苦酸，消疮肿、散邪毒也。

〔2〕【成无己】辛以散之，半夏之辛以发声音 医统本作"音声"；甘以缓之，鸡子之甘以缓咽痛；酸以收之，苦酒之酸以敛咽疮。

【柯韵伯】取苦酒以敛疮，鸡子以发声。而兼半夏者，必因呕而咽伤，胸中之痰饮尚在，故用之。且以散鸡子、苦酒之酸寒，但令滋润其咽，不令泥痰于胸膈也。置刀镮中放火上，只三沸即去滓，此略见火气，不欲尽出其味，意可知矣。鸡子黄走血分，故心烦不卧者宜之；其白走气分，故声不出者宜之。

少阴病，咽中痛，半夏散及汤主之[1]。（313）

[半夏散及汤] 方

半夏洗 辛温　桂枝去皮 辛热　甘草炙 甘平　以上各等分

已上三味，赵本作"上三味等分" 各别捣筛已，合治之，白饮和，服方寸匕，日三服。若不能散服者，以水一升，煎七沸，内散两方寸匕，更煎赵本作"煮"三沸，下火令小冷，少少咽之[2]。赵本有"半夏有毒，不当散服"二句

〔1〕【成无己】甘草汤主少阴客热咽痛，桔梗汤主少阴寒热相搏咽痛，半夏散及汤主少阴客寒咽痛也。

【尤在泾】少阴咽痛，甘不能缓者必以辛散之，寒不能除者必以温发之。盖少阴客邪郁聚咽嗌之间，既不得出复不得入。设以寒治则聚益甚，投以辛温则郁反通，《内经》微者逆之，甚者从之之意也。半夏散及汤，甘辛合用而辛胜于甘，其气又温，不特能解客寒之气，亦能劫散咽喉怫郁之热也。

〔2〕【成无己】《内经》曰：寒淫所胜，平以辛热，佐以甘苦。

251

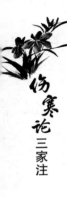

半夏、桂枝之辛以散经寒；甘草之甘以缓正气。

【柯韵伯】此必有恶寒欲呕证，故加桂枝以散寒，半夏以除呕。若夹相火，则辛温非所宜矣。

少阴病，下利，白通汤主之[1]。（314）

［白通汤］方

葱白四茎 辛温 干姜一两 辛热 附子一枚，生用赵本无"用"字，去皮，破八片 辛热

上三味，以水三升，煮取一升，去滓，分温再服[2]。

〔1〕【成无己】少阴主水。少阴客寒，不能制水，故自利也。白通汤温里散寒。

〔2〕【成无己】《内经》曰：肾苦燥，急食辛以润之。葱白之辛以通阳气，姜附之辛以散阴寒。

少阴病，下利脉微者，与白通汤；利不止，厥逆无脉，干呕烦者，白通加猪胆汁汤主之。服汤脉暴出者死，微续者生[1]。（315）

［白通加猪胆汁赵本、医统本并有"汤"字］方

葱白四茎 干姜一两 附子一枚，生，去皮，破八片 人尿五合 咸寒 猪胆汁一合 苦寒

已上三赵本作"上五"味，以水三升，煮取一升，去滓，内胆汁、人尿，和令相得，分温再服，若无胆亦可用[2]。

〔1〕【成无己】少阴病，下利，脉微，为寒极阴胜，与白通汤复阳散寒。服汤利不止，厥逆无脉，干呕烦者，寒气太甚，内为格拒，阳气逆乱也，与白通汤加猪胆汁汤以和之。《内经》曰：逆而从之，从而逆之。又曰：逆者正治，从者反治。此之谓也。服汤脉暴出者，正气因发泄而脱也，故死；脉微续者，阳气渐复也，故生。

【柯韵伯】下利脉微，是下焦虚寒不能制水故也。与白通汤以通其阳，补虚却寒而制水。服之利仍不止，更厥逆，反无脉，是阴盛格阳也。如干呕而烦，是阳欲通而不得通也。猪者水畜，属少阴也；胆者甲木，从少阳也。法当取猪胆汁之苦寒为反佐，加入白通汤中，从阴引阳，则阴盛格阳者，当成水火既济矣。脉暴出者，孤阳独行也，故死；微续者，少阳初生也，故生。

【尤在泾】少阴病，下利脉微者，寒邪直中，阳气暴虚，既不能固其内，复不能通于脉。故宜姜、附之辛而温者，破阴固里。葱白之辛而通者，入脉引阳也。若服汤已，下利不止，而反厥逆无脉，干呕烦者，非药之不中病也，阴寒太甚，上为格拒，王太仆所谓"甚大寒热，必能与违性者争雄，异气者相格"也。故即于白通汤中加人尿之咸寒、猪胆汁之苦寒，反其佐以同其气，使不相格而适相成，《内经》所谓"寒热温凉，反从其病"是也。脉暴出者，无根之阳发露不遗，故死；脉微续者，被抑之阳来复有渐，故生。

〔2〕【成无己】《内经》曰：若调寒热之逆，冷热必行，则热物冷服，下嗌之后，冷体既消，热性便发，由是病气随愈，呕哕皆除，情且不违，而致大益。此和人尿、猪胆汁咸苦寒物于白通汤热剂中，要其气相从，则可以去格拒之寒也。

【柯韵伯】葱辛温而茎白，通肺以行营卫阴阳，故能散邪而通阳气，率领姜、附入阳明而止利，入少阴而生脉也。附子生用，亦取其勇气耳。论中不及人尿，而方反云无猪胆汁亦可服者，以人尿咸寒，直达下焦，亦能止烦除呕矣。

少阴病，二三日不已，至四五日，腹痛，小便不利，四肢沉重疼痛，自下利者，此为有水气，其人或咳，或小便利，或下利，或呕者，真武汤主之[1]。（316）

〔真武汤〕方

茯苓三两 甘平　芍药三两 酸平　生姜三两，切 辛温　白术二两 甘温　附子一枚，炮，去皮，破八片 辛热

253

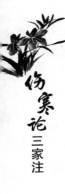

上五味，以水八升，煮取三升，去滓，温服七合，日三服[2]。

后加减法：赵本无"后加减法"四字

若咳者，加五味赵本、医统本并有"子"字半升，细辛、干姜各一两[3]。赵本作"细辛一两，干姜一两" 若小便利者，去茯苓[4]。若下利者，去芍药，加干姜二两[5]。若呕者，去附子，加生姜，足前成赵本作"为"半斤[6]。

〔1〕**【成无己】**少阴病二三日，则邪气犹浅，至四五日邪气已深。肾主水，肾病不能制水，水饮停为水气。腹痛者，寒湿内甚也；四肢沉重疼痛，寒湿外甚也；小便不利，自下利者，湿胜而水谷不别也。《内经》曰：湿胜则濡泄。与真武汤益阳气散寒湿。

【柯韵伯】为有水气，是立真武汤本意。小便不利是病根。腹痛下利，四肢沉重疼痛，皆水气为患，因小便不利所致。然小便不利，实由坎中之无阳。坎中火用不宣，故肾家水体失职，是下焦虚寒，不能制水故也。法当壮元阳以消阴翳，逐留垢以清水源，因立此汤。末句语意，直接有水气来。后三项是真武加减证，不是主证。若虽有水气而不属少阴，不得以真武主之也。

【尤在泾】少阴中寒，二三日不已，至四五日，邪气递深而脏受其病矣。脏寒故腹痛，寒胜而阳不行，故小便不利。于是水寒相抟，浸淫内外，为四肢沉重疼痛，为自下利，皆水气乘寒气而动之故也。其人或咳、或小便利、或下利、或呕者，水寒之气，或聚、或散、或上。

〔2〕**【成无己】**脾恶湿，甘先入脾。茯苓、白术之甘以益脾逐水。寒淫所胜，平以辛热；湿淫所胜，佐以酸平。附子、芍药、生姜之酸辛以温经散湿。

〔3〕**【成无己】**气逆咳者，五味子之酸以收逆气。水寒相搏则咳，细辛、干姜之辛以散水寒。

【尤在泾】咳者，水寒射肺，气逆而不下也。成氏曰：五味子之酸以收逆气，细辛、干姜之辛以散水寒。

〔4〕【成无己】小便利，则无伏水，故去茯苓。

【尤在泾】小便利者，水已下趋，不必更利其水。故去茯苓。

〔5〕【成无己】芍药之酸泄气，干姜之辛散寒。

【尤在泾】下利者，寒盛于内也。故去芍药加干姜，避寒而就温也。

〔6〕【成无己】气逆则呕，附子补气，生姜散气。《千金》曰：呕家多服生姜，此为呕家圣药。

【柯韵伯】真武，主北方水也。坎为水，而一阳居其中，柔中之刚，故名真武。是阳根于阴，静为动本之义。盖水体本静，动而不息者，火之用也。火失其位，则水逆行。君附子之辛温以奠阴中之阳，佐芍药之酸寒以收炎上之用，茯苓淡渗以正润下之体，白术甘苦以制水邪之溢。阴平阳秘，少阴之枢机有主，开阖得宜，小便自利，腹痛下利自止矣。生姜者用以散四肢之水气，与肤中之浮热也。咳者是水气射肺所致。加五味子之酸温，佐芍药以收肾中水气；细辛之辛温，佐生姜以散肺中水气。小便自利而下利者，胃中无阳，则腹痛不属相火，四肢困于脾湿，故去芍药之酸寒，加干姜之辛热，即茯苓之甘平亦去之。此为温中之剂而非利水之剂矣。呕者是水气在中，故中焦不治。四肢不利者不涉少阴，由于太阴湿化不宣也。与水气射肺不同法，不须附子之温肾，倍加生姜以散邪。此和中之剂而非下焦之药矣。附子、芍药、茯苓、白术皆真武所重。若去一，即非真武汤。

【尤在泾】呕者气逆于上也。故去附子加生姜，二物辛热则同，而生姜善降逆，附子能行而不能下，则不同也。

少阴病，下利清谷，里寒外热，手足厥逆，脉微欲绝，身反不恶寒，其人面赤色赵本作"色赤"，**或腹痛，或干呕，或咽痛，或利止，脉不出者，通脉四逆汤主之**[1]。（317）

[通脉四逆汤] 方

甘草二两，炙 附子大者一枚，生用，去皮，破八片 干

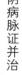

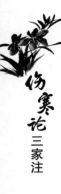

姜三两，强人可四两

上三味，以水三升，煮取一升二合，去滓，分温再服。其脉即出者愈。面色赤者，加葱九茎[2]。腹中痛者，去葱，加芍药二两[3]。呕者，加生姜二两[4]。咽痛者，去芍药，加桔梗一两[5]。利止脉不出者，去桔梗，加人参二两赵本有"病皆与方相应者，乃服之"十字[6]。

〔1〕【成无己】下利清谷，手足厥逆，脉微欲绝，为里寒；身热，不恶寒，面色赤为外热。此阴甚于内，格阳于外，不相通也，与通脉四逆汤散阴通阳。

【柯韵伯】此寒热相半证。下利清谷，阴盛于里也；手足厥逆，寒盛于外也。身不恶寒面赤，阳郁在表也；咽痛利止，阳回于内也。腹痛干呕，寒热交争也。温里通脉，乃扶阳之法。脉为司命，脉出则从阳而生，厥逆则从阴而死。

【尤在泾】此寒中少阴，阴盛格阳之证。下利清谷，手足厥逆，脉微欲绝者，阴盛于内也；身热不恶寒，面赤色者，格阳于外也。真阳之气被阴寒所迫，不安其处而游散于外，故显诸热象，实非热也。通脉四逆即四逆加干姜一倍，为阴内阳外，脉绝不通，故增辛热以逐寒邪，寒去则阳复反而脉复出，故曰其脉即出者愈。

〔2〕【成无己】葱味辛，以通阳气。

【尤在泾】面色赤，阳格于上也。葱中空，味辛能通阳气。

〔3〕【成无己】芍药之酸通寒利。腹中痛为气不通也。

【尤在泾】腹中痛，阴滞于里也。芍药味酸，能利阴气、止腹痛，故加之；葱通阳而不利阴，故去之。

〔4〕【成无己】辛以散之，呕为气不散也。

【尤在泾】呕者阴气上逆也。生姜之辛可散阴而降逆。

〔5〕【成无己】咽中如结，加桔梗则能散之。

【尤在泾】咽痛者阳气上结也。桔梗之辛可开阳结。去芍药者恶其收也。

〔6〕【成无己】利止脉不出者，亡血也。加人参以补之。《经》曰：脉微而利，亡血也，四逆加人参汤主之。脉熊校记：□病皆与方相应者，乃可服之。汪本"病"上增"脉"字。按：旧钞本、赵本此二句皆属正文，直接加"人参二两"句下，惟"乃"下无"可"字，计凡十字，并非成氏注语也。元人开版时漏写，随改作小字，添入夹行，特于上空格以区别之，初无缺字病皆与方相应者，乃可服之。

　　【尤在泾】利止脉不出，亡血也。故不利桔梗之散，而利人参之甘而能补也。

　　少阴病，四逆，其人或咳，或悸，或小便不利，或腹中痛，或泄利下重者，四逆散主之[1]。(318)

　　[四逆散] 方

　　甘草炙 甘平　枳实破，水渍炙干 苦寒　柴胡 苦寒　芍药 酸微寒

　　上四味，各十分，捣筛，白饮和，服方寸匕，日三服[2]。咳者，加五味子、干姜各五分，并主下痢赵本、医统本并作"利"[3]。悸者，加桂枝五分[4]。小便不利者，加茯苓五分[5]。腹中痛者，加附子一枚，炮令坼[6]。泄利下重者，先以水五升，煮薤白三升，煮取三升，去滓，以散三方寸匕，内汤中，煮取一升半，分温再服[7]。

　　〔1〕【成无己】四逆者四肢不温也。伤寒邪在三阳，则手足必热；传到太阴，手足自温；至少阴则邪热渐深，故四肢逆而不温也；及至厥阴，则手足厥冷，是又甚于逆。四逆散以散传阴之热也。

　　【柯韵伯】四肢为诸阳之本。阳气不达于四肢，因而厥逆，故四肢多属于阴。此则泄利下重，是阳邪下陷入阴中。阳内而阴反外，以致阴阳脉气不相顺接。可知以手足厥冷为热厥，四肢厥寒为寒厥者，亦凿矣。条中无主证而皆是或然证，四逆下必有阙文。今以"泄利下重"四字，移至"四逆"下，则本方乃有纲目。或咳、或利、或小便不利，同小青龙证；厥而心悸，同茯苓甘草

257

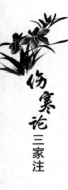

证；或咳、或利、或腹中痛、或小便不利，又同真武证。种种是水气为患，不发汗利水者，泄利下重故也。泄利下重，又不用白头翁汤者，四逆故也。此少阴枢机无主，故多或然之证。因取四物以散四逆之热邪，随症加味以治或然证。此少阴气分之下剂也，所谓厥应下之者，此方是矣。

【尤在泾】四逆，四肢逆冷也。此非热厥，亦太阳初受寒邪，未郁为热，而便入少阴之证。少阴为三阴之枢，犹少阳为三阳之枢也，其进而入则在阴，退而出则就阳，邪气居之，有可进可退、时上时下之势。故其为病有或咳，或悸，或小便不利，或腹中痛，或泄利下重之证。夫邪在外者，可引而散之；在内者，可下而去之；其在外内之间者，则和解而分消之。分消者，半从外半从内之谓也。故用柴胡之辛扬之使从外出，枳实之苦抑之使其内消。而其所以能内能外者，则枢机之用为多，故必以芍药之酸益其阴，甘草之甘养其阳。曰四逆者，因其所治之病而命之名耳。而其制方大意亦与小柴胡相似：四逆之柴胡、枳实犹小柴胡之柴胡、黄芩也；四逆之芍药、甘草犹小柴胡之人参、甘草也；且枳实兼擅涤饮之长；甘、芍亦备营卫两和之任，特以为病有阴阳之异，故用药亦分气血之殊，而其辅正逐邪，和解表里，则两方如一方也。旧谓此为治热深发厥之药，非是。夫果热深发厥，则属厥应下之之例矣，岂此药所能治哉？

〔2〕【成无己】《内经》曰：热淫于内，佐以甘苦，以酸收之，以苦发之。枳实、甘草之甘苦医统本作"苦甘"以泄里热，芍药之酸以收阴气，柴胡之苦以发表热。

〔3〕【成无己】肺寒气逆则咳。五味子之酸收逆气，干姜之辛散肺寒。并主下痢者，肺与大肠为表里，上咳下痢，治则颇同。

〔4〕【成无己】悸者气虚而不能通行，心下筑筑然悸动也。桂，犹圭也。引导阳气，若热熊校记："若执以使"，汪本"执"改"热"，于义不通。按：注意，言加桂以导阳，犹之执圭以为使，故上言"桂，犹圭也"，此"执"字即根"圭"字来。使，读去声，明桂为散中之佐使药，主引导也以使。

【尤在泾】悸者寒多，心脉不通则心下鼓也。桂枝辛温，

258

入心通阳气。

〔5〕【成无己】茯苓味甘而淡，用以渗泄。

【尤在泾】小便不利，水聚于下也。茯苓甘淡，利窍渗水。

〔6〕【成无己】里虚遇邪则痛，加附子以补虚。

【尤在泾】腹中痛，寒胜于里也。附子辛温，散寒止痛。

〔7〕【成无己】泄利下重者下焦气滞也，加薤白以泄气滞。

【柯韵伯】此仿大柴胡之下法也。以少阴为阴枢，故去黄芩之苦寒、姜夏之辛散，加甘草以易大枣，良有深意。然服方寸匕，恐不济事。少阳心下悸者加茯苓，此加桂枝。少阳腹中痛者加芍药，此加附子，其法虽有阴阳之别，恐非泄利下重者宜加也。薤白性滑，能泄下焦阴阳气滞，然辛温太甚，荤气逼人，顿用三升，而入散三匕，只闻薤气而不知药味矣。且加味俱用五分，而附子一枚、薤白三升，何多寡不同若是，不能不致疑于叔和编集之误耳。

【尤在泾】泄利下重，寒滞于下也。薤白辛温，散寒通阳气。

少阴病，下利六七日，咳而呕渴，心烦，不得眠者，猪苓汤主之赵本有"猪苓汤方"。（319）

【成无己】下利不渴者里寒也。《经》曰：自利不渴者属太阴，以其脏寒故也。此下利呕渴，知非里寒；心烦不得眠，知协热也。与猪苓汤渗泄小便，分别水谷。《经》曰：复不止，当利其小便。此之谓欤？

【柯韵伯】少阴病，但欲寐，心烦而反不得卧，是黄连阿胶证也。然二三日心烦是实热，六七日心烦是虚烦矣。且下利而热渴，是下焦虚，不能制水之故，非芩、连、芍药所宜。咳呕烦渴者是肾水不升，下利不眠者是心火不降耳。凡利水之剂必先上升而后下降，故用猪苓汤主之，以滋阴利水而升津液。斯上焦如雾而咳渴除，中焦如沤而烦呕静，下焦如渎而利自止矣。

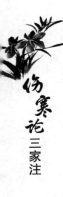

【尤在泾】少阴中寒,下利至六七日,寒变为热,而气复上行,为咳,为呕,为渴,为心烦不得眠,所谓下行极而上也。夫邪气自下而上者,仍须从下引而出之,猪苓、茯苓、泽泻、滑石并甘淡下行之药,足胜导水泄热之用。然以阴病而属邪热,设非得阿胶之咸寒入阴,何以驭诸阳药而泄阴中之热,导浮上之气哉?

少阴病,得之二三日,口燥咽干者,急下之。宜大承气汤赵本有"大承气汤方"。(320)

【成无己】伤寒传经五六日,邪传少阴,则口燥舌干而渴,为邪渐深也。今少阴病得之二三日,邪气未深入之时,便作口燥咽干者,是邪热已甚,肾水干也,急与大承气汤下之,以全肾也。

【柯韵伯】热淫于内,肾水枯涸,因转属阳明,胃火上炎,故口燥咽干。急下之,火归于坎,津液自升矣。此必有不大便证,若非本有宿食,何得二三日便当急下?

【尤在泾】此少阴热并阳明之证。二三日为病未久,而便口燥咽干,热气盛而阴气少矣。盖阳明,土;少阴,水。热并阳明,则土实而水虚,不特热气伤阴,即土气亦伤水也,故宜急下,以泻土而全水。不然,热盛伤阴,土实亦伤阴,其干槁可立而待。然非心下痛,腹胀不大便,如下二条（编者按:二条指第321、322条）所云,亦未可以大承气轻试也。

少阴病,自利清水,色纯青,心下必痛,口干燥者,急赵本作"可"**下之,宜大承气汤**赵本注:"一法用大柴胡"。(321)

【成无己】少阴,肾水也。青,肝色也。自利色青,为肝邪乘肾。《难经》曰:从前来者为实邪。以肾蕴实邪,必心下痛,口干燥也。与大承气汤以下实邪。

【柯韵伯】自利而渴者,属少阴。今自利清水,疑其为寒矣。而利清水时,必心下痛,必口燥舌干,是土燥火炎,脾气不濡,胃

260

气反厚，水去而谷不去，故纯青也。虽曰通因通用，仍是通因塞用。

【尤在泾】此亦少阴热并阳明，而气复下注之证。然虽下注而邪实不去，但水液从旁下转，为自利清水而已，故心下痛而口干燥也。色纯青者，土受水邪，玄黄合色，而色转纯青也。以大承气急下则胃实去而肾病亦已矣。

少阴病，六七日，腹胀不大便者，急下之，宜大承气汤。（322）

【成无己】此少阴入腑也。六七日，少阴之邪入腑之时，阳明内热壅甚，腹满，不大便也。阳明病，土胜肾水则干，急与大承气汤下之以救肾水。

【柯韵伯】六七日当解不解，因转属阳明，是脏气实而不能入还之于腑也。急攻之，所谓已于腑者可下也。三阳惟少阳无承气证，三阴惟少阴有承气证。盖少阳为阳枢，阳稍虚，邪便入于阴，故不可妄下以虚其阳。少阴为阴枢，阳有余邪，便伤其阴，故宜急下以存其阴。且少阳属木，邪在少阳，惟畏其克土，故无下证。少阴主水，邪在少阴，更畏有土制，故当急下。盖真阴不可虚，强阳不可纵也。

【尤在泾】腹胀不大便，土实之征也。土实则水干，故非急下不可。夫阳明居中，土也，万物所归，故无论三阳三阴，其邪皆得还入于胃，而成可下之证。然太阴传阳明，脏邪还腑，为欲愈也；厥阴传阳明者，木邪归土，不能复木也；惟少阴则肾邪入胃，而胃实复将消肾，故虽并用下法，而少阴之法，视太阴、厥阴为加峻矣。

少阴病，脉沉者，急温之，宜四逆汤赵本有"四逆汤方"。（323）

【成无己】既吐且利，小便复利而大汗出，下利清谷，内寒外

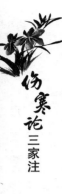

热，脉微欲绝者，不云急温；此少阴病脉沉而云急温者，彼虽寒甚，然而证已形见于外，治之则有成法；此初头脉沉，未有形证，不知邪气所之，将发何病，是急与四逆汤温之。

【尤在泾】此不详何证而但凭脉以论治。曰：少阴病，脉沉者，急温之，宜四逆汤。然苟无厥逆、恶寒、下利、不渴等证，未可急与温法。愚谓学者当从全书会通，不可拘于一文一字之间者，此又其一也。

少阴病，饮食入口则吐，心中温温欲吐，复不能吐，始得之，手足寒，脉弦迟者，此胸中实，不可下也，当吐之。若膈上有寒饮，干呕者，不可吐也，急赵本作"当"温之，宜四逆汤。（324）

【成无己】伤寒表邪传里，至于少阴。少阴之脉从肺出，络心注胸中。邪既留于胸中而不散者，饮食入口则吐，心中温温欲吐；阳气受于胸中，邪既留于胸中，则阳气不得宣发于外，是以始得之，手足寒，脉弦迟，此是胸中实，不可下而当吐。其膈上有寒饮，亦使人心中温温而手足寒，吐则物出，呕则物不出，吐与呕别焉。胸中实则吐而物出；若膈上有寒饮，则但干呕而不吐也，此不可吐，可与四逆汤以温其膈。

【柯韵伯】欲吐而不吐者，少阴虚证。此饮食入口即吐，非胃寒矣。心下温即欲吐，温止则不欲吐矣。复不能吐者，寒气在胸中，似有形而实无形，非若饮食有形而可直拒之也。此病升而不降，宜从"高者抑之"之法，下之则愈矣。而不敢者，以始得病时手足寒，脉弦迟，疑其为寒。今以心下温证之，此为热实，然实不在胃而在胸中，则不可下也。当因其势而利导之，不出高者越之之法。然病在少阴，呕吐多属于虚寒，最宜细究。若膈上有寒饮，与心下温者不同；而反干呕者，与饮食即吐者不同矣。瓜蒂散不中与也。气上冲、满而烦、心下温，皆是瓜蒂散着眼处。手足寒，脉弦迟，有心温、膈寒二证，须着眼。

【尤在泾】肾者胃之关也。关门受邪，上逆于胃则饮食入口即吐，或心中温温欲吐而复不能吐也。夫下气上逆而为吐者，原有可下之例，如本论之"哕而腹满，视其前后，知何部不利者而利之"，《金匮》之"食已即吐者，大黄甘草汤主之"是也。若始得之，手足寒，脉弦迟者，胸中邪实而阳气不布也，则其病不在下而在上，其治法不可下而可吐，所谓"因其高者而越之"也。若膈上有寒饮而致干呕者，则复不可吐而可温，所谓"病痰饮者，当以温药和之"也。故实可下，而胸中实则不可下；饮可吐，而寒饮则不可吐。仲景立法，明辨详审如此。

少阴病，下利，脉微涩，呕而汗出，必数更衣；反少者，当温其上灸之赵本注："《脉经》云：灸厥阴，可五十壮"。（325）

【成无己】脉微为亡阳，涩为亡血。下利呕而汗出，亡阳亡血也。津液不足，里有虚寒，必数更衣；反少者，温其上以助其阳也，灸之以消其阴。

【柯韵伯】脉微而涩，呕而汗出，阳已亡矣。大便数少而不下利，是下焦之阳尚存，急灸百会以温其上，则阳犹可复也。

【尤在泾】少阴病，下利脉微涩，阴伤于下也。呕而汗出，阳虚于上也。阴阳并伤，法必上下并温矣。若更衣虽数而所下无多，尤为阴亡之验，是但当温其上而不可温其下，即温上之法，亦不可以药伤其阴，而但宜灸以引其阳也。灸法未详。

辨厥阴病脉证并治

厥阴之为病，消渴，气上撞心，心中疼热，饥而不欲食，食则吐蛔，下之利不止。（326）

【成无己】邪传厥阴，则热已深也。邪自太阳传至太阴，则腹

263

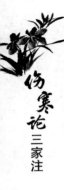

满而嗌干，未成渴也；邪至少阴者，口燥舌干而渴，未成消也；至厥阴成消渴者，热甚能消水故也。饮水多而小便少者，谓之消渴。木生于火，肝气通心，厥阴客热，气上撞心，心中疼热。伤寒六七日，厥阴受病之时，为传经尽，则当入腑，胃虚客热，饥不欲食。蛔在胃中，无食则动，闻食嗅医统本作"臭"而出，得食吐蛔，此热在厥阴经也。若便下之，虚其胃气，厥阴木邪相乘，必吐下不止。

【柯韵伯】 太阴、厥阴皆以里证为提纲。太阴主寒，厥阴主热，太阴为阴中之至阴，厥阴为阴中之阳也。太阴腹满而吐，食不下；厥阴饥不欲食，食即吐蛔。同是不能食，而太阴则满，厥阴则饥；同是一吐，而太阴吐食，厥阴吐蛔。此又主脾、主肝之别也。太阴病则气下陷，故腹时痛而自利，厥阴病则气上逆，故心疼热而消渴，此湿土、风木之殊也。太阴主开，本自利而下之，则开折，胸下结硬者，开折反阖也。厥阴主阖，气上逆而下之，则阖折，利不止者，阖折反开也。按：两阴交尽，名曰厥阴。阴尽而阳生，故又名阴之绝阳，则厥阴为病，宜无病热矣。以厥阴脉络于少阳，厥阴热症皆相火化令耳。厥阴经脉上膈贯肝，气旺故上撞心。气有余即是火，故消渴而心中疼热。火能消物故饥。肝脉挟胃，肝气旺，故胃口闭塞而不欲食也。虫为风化，厥阴病则生蛔，蛔闻食臭则上入于膈而从口出也。病发于阴而反下之，则气无止息而利不止矣。乌梅丸主之，可以除蛔，亦可以止利。

【尤在泾】 伤寒之病，邪愈深者，其热愈甚。厥阴为阴之尽，而风木之气，又足以生阳火而铄阴津，津虚火实，脏燥无液，求救于水，则为消渴。消渴者，水入不足以制热，而反为热所消也；气上冲心，心中疼热者，火生于木，肝气通心也；饥而不欲食者，木喜攻土，胃虚求食，而邪热复不能消谷也；食入即吐蛔者，蛔无食而动，闻食臭而出也。下之利不止者，胃家重伤而邪热下注也。此厥阴在脏之的证，病从阳经传入者也。

厥阴中风，脉微浮，为欲愈；不浮，为未愈。（327）

【成无己】《经》曰：阴病见阳脉而生，浮者阳也。厥阴中风，脉微浮，为邪气还表，向汗之时，故云欲愈。

【柯韵伯】厥阴受病，则尺寸微缓而不浮。今微浮是阴出之阳，亦阴病见阳脉也。有厥阴中风欲愈脉，则应有未愈证。夫以风木之脏，值风木主气时，复中于风则变端必有更甚他经者。今不得一焉，不能无阙文之憾。

【尤在泾】此厥阴经自受风邪之证。脉微为邪气少，浮为病在经，经病而邪少，故为欲愈。或始先脉不微浮，继乃转而为浮者，为自阴之阳之候，亦为欲愈，所谓阴病得阳脉者生是也。然必兼有发热、微汗等候，仲景不言者以脉该证也。若不浮则邪着阴中，漫无出路，其愈正未可期，故曰不浮为未愈。

厥阴病，欲解时，从寅赵本、医统本并作"丑"**至卯上。**（328）

【成无己】厥阴，木也，王于卯丑寅，向王，故为解时。

【柯韵伯】木克于丑，旺于寅卯，故主此三时。

【尤在泾】厥阴属风木之脏，寅卯为木王之时，脏气胜而邪气解，亦如三阳及太少二阴之例也。

厥阴病，渴欲饮水者，少少与之，愈。（329）

【成无己】邪至厥阴，为传经尽，欲汗之时，渴欲得水者，少少与之，胃气得润则愈。

【柯韵伯】水能生木、能制火，故厥阴消渴最宜之。

【尤在泾】厥阴之病，本自消渴，虽得水，未必即愈。此云渴欲饮水，少少与之愈者，必厥阴热邪还返阳明之候也。热还阳明，津液暴竭，求救于水，少少与之，胃气则和，其病乃愈。若系厥阴则热足以消水，而水岂能消其热哉？

诸四逆厥者，不可下之，虚家亦然。（330）

辨厥阴病脉证并治

265

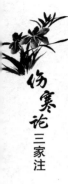

【成无己】四逆者，四肢不温也；厥者，手足冷也。皆阳气少而阴气多，故不可下，虚家亦然。下之是为重虚，《金匮玉函》曰：虚者十补，勿一泻之。

【柯韵伯】热厥者，有可下之理；寒厥为虚，则宜温补。

【尤在泾】按：成氏曰：四逆也，四肢不温也。厥者，手足冷也。然本篇云：厥者手足逆冷是也。又云：伤寒脉促，手足厥逆者，可灸之。其他凡言厥逆之处不一，则四逆与厥，本无分别，特其病有阴阳之异耳。此条盖言阴寒厥逆，法当温散温养之，故云不可下之，前条（编者按：前条指第335条）云厥应下之者，则言邪热内陷之厥逆也，学者辨之。虚家，体虚不足之人也，虽非四逆与厥，亦不可下之。《经》云：毋实实，毋虚虚，而遗人夭殃。此之谓也。

伤寒先厥，后发热而利者，必自止。见厥复利。（331）

【成无己】阴气胜则厥逆而利，阳气复则发热，利必自止。见厥则阴气还胜而复利也。

【柯韵伯】先厥利而后发热者，寒邪盛而阳气微，阳为阴抑故也。其始也，无热恶寒而复厥利，疑为无阳。其继也，发热而厥利自止，是为晚发。此时阴阳自和则愈，若阴气胜则虚热外退，而真寒内生，厥利复作矣。厥与利相应则愈，是阳消阴长之机。

【尤在泾】伤寒先厥者阴先受邪也，后热者邪从阴而出阳也。阴受邪而利，及邪出而之阳，故利必自止。设复厥则邪还入而之阴，故必复利。盖邪气在阳则生热，在阴则为厥与利，自然之道也。

伤寒始发热，六日，厥反九日而利。凡厥利者，当不能食，今反能食者，恐为除中赵本注："一云消中"，**食以索饼，不发热者，知胃气尚在，必愈，恐暴热来出而复去也。后三**赵本无"三"字**日脉之，其热续在者，期之旦日夜半愈。所以然者，本发热六日，厥反九日，复发热三日，并前六日，亦为九日，与厥相应，故**

期之旦日夜半愈。后三日脉之而脉数，其热不罢者，此为热气有余，必发痈脓也。（332）

【成无己】始发热，邪在表也。至六日，邪传厥阴，阴气胜者，作厥而利，厥反九日，阴寒气多，当不能食，而反能食者，恐为除中。除，去也；中，胃气也。言邪气太甚，除去胃气，胃欲引食自救，故暴能食，此欲胜也。食以索饼试之，若胃气绝，得面则必发热；若不发热者，胃气尚在也。恐是寒极变热，因暴热来而复去，使之能食，非除中也。《金匮要略》曰：病人素不能食，而反暴思之，必发热。后三日脉之，其热续在者，阳气胜也，期之旦日夜半愈；若旦日不愈，后三日脉数而热不罢者，为热气有余，必发痈脓。《经》曰：数脉不时，则生恶疮。

【柯韵伯】病虽发于阳，而阴反胜之，厥利，此胃阳将乏竭矣。如胃阳未亡，腹中不冷，尚能化食，故食之自安。若除中则反见善食之状。如中空无阳，今俗云食禄将尽者是也。此为阳邪入阴，原是热厥热利，故能食而不为除中。其人必有烦躁见于外，是厥深热亦深，故九日复能发热，复热则厥利自止可知。曰热续在，则与暴出有别。续热三日来，其脉自和可知。热当自止，正与厥相应，故愈。此愈指热言。夜半者阳得阴则解也。若续热三日，而脉数可知，热之不止，是阳气有余，必有痈脓之患。便脓血是阳邪下注于阴窍，发痈脓是阳邪外溢于形身。俗所云伤寒留毒者是也。

【尤在泾】伤寒始发热六日，厥反九日而又下利者，邪气从阳之阴而盛于阴也。阴盛则当不能食，而反能食者，恐为除中。中者胃中之阳气也，除者去而尽之也。言胃气为邪气所迫，尽情发露，不留余蕴也。不发热，"不"字当作"若"，谓试以索饼食之，若果胃气无余，必不能蒸郁成热，今反热者，知胃气尚在，非除中之谓矣。而又恐暴热暂来而复去，仍是胃阳发露之凶征也。后三日脉之，而其热仍在，则其能食者，乃为胃阳复振无疑，故期至旦日夜半，其病当愈。所以然者，本发热六日，厥反九日，热少厥多，其病当进，兹复发热三日，并前六日，亦为九日，适与厥日相应，故

267

辨厥阴病脉证并治

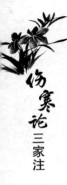

知其旦日夜半，其病当愈。旦日犹明日也，然厥与热者，阴阳胜负之机，不可偏也，偏于厥则阴胜而碍阳矣，偏于热则阳胜而碍阴矣。后三日脉之，而脉反加数，热复不止，则阳气偏胜，必致伤及营血，而发为痈脓也。

伤寒脉迟，六七日，而反与黄芩汤彻其热。脉迟为寒，今与黄芩汤，复除其热，腹中应冷，当不能食；今反能食，此名除中，必死。（333）

【成无己】伤寒脉迟，六七日，为寒气已深，反与黄芩汤寒药，两寒相搏，腹中当冷，冷不消谷，则不能食；反能食者，除中也。四时皆以胃气为本，胃气已绝，故云必死。

【柯韵伯】凡首揭阳明病者，必身热汗出、不恶寒反恶热也。此言伤寒则恶寒可知，言彻其热则发热可知。脉迟为无阳，不能作汗，必服桂枝汤，啜稀热粥，令汗生于谷耳。黄芩汤本为协热下利而设，不为脉迟表热而设。今不知脉迟为里寒，但知清表之余热。热去寒起，则不能食者为中寒，反能食者为除中矣。除中者，胃阳不支，假谷气以自救，凡人将死而反强食者是也。

【尤在泾】脉数为热，脉迟为寒，诊家之大要也。热者清之，寒者温之，医家之大法也。乃伤寒脉迟，至六七日而不变，其为寒无疑矣。而反与黄芩汤，复除其热，是以寒益寒也，于是阳气消亡，阴寒独胜，法当腹中冷而不能食。今反能食者，非胃气盛也，胃中之阳发露无余，譬之贫儿夸富，罄诸所有而暴之于外，虽炫耀目前，然其尽可立而待也。故直断之曰：此名除中，必死。

伤寒先厥后发热，下利必自止，而反汗出，咽中痛者，其喉为痹。发热无汗而利必自止，若不止，必便脓血。便脓血者，其喉不痹。（334）

【成无己】伤寒先厥而利，阴寒气胜也。寒极变热后发热，下利必自止，而反汗出，咽中痛，其喉为痹者，热气上行也。发热无汗而利必自止，利不止，必便脓血者，热气下行也。热气下而不上，其喉亦不痹也。

【柯韵伯】此与上条（编者按：上条指第331条，下同）同为先阴后阳。寒盛生热之证，而阳气虚实不同，上条阳不敌阴，故阳退而阴进。此热虽发汗，厥后而阳能胜阴，故厥利自止而不复发。然阳气有余者，又有犯上陷下之不同，即可以发热时有汗无汗为区别。下利不当有汗，有汗是阳反上升，故咽中痛而成喉痹，无汗是阳从中发，热与厥应，厥利止而寒热自解矣。若厥止而热与利不止，是阳邪下陷，必便脓血，下而不止，故咽不痛而喉不痹。上段似少阴之亡阳，下段似阳明之协热利。汗因于心，无汗则心气平，故火不上炎而咽不痛；利因于胃，利止则胃液藏，故火不下陷而无脓血。

【尤在泾】伤寒之邪，见于阳者不必见于阴；见于下者不必见于上。厥已而热，下利自止者阴邪转而之阳也。设得汗出，其邪必解。而咽中痛者，未尽之热，厥而上行也，故其喉为痹。发热无汗者邪气郁而在阳也。虽下利，法当自止而反不止者，以无汗出，热仍从里行也，故必便脓血。便脓血者其喉不痹，邪在下者则不复在上也。

伤寒一二日，至四五日而赵本无"而"字**厥者，必发热，前热者后必厥。厥深者热亦深，厥微者热亦微。厥应下之，而反发汗者，必口伤烂赤。**（335）

【成无己】前厥后发热者寒极生热也，前热后厥者阳气内陷也。厥深热深，厥微热微，随阳气陷之深浅也。热之伏深必须下去之，反发汗者引热上行，必口伤烂赤。《内经》曰：火气内发，上为口糜。

【柯韵伯】其四五日来，恶寒无热可知。手足为诸阳之本。阴盛而阳不达，故厥冷也。伤寒三日，三阳为尽，四五日而厥者，三阴受邪也。阴经受邪，无热可发。阴主脏，脏气实而不能入则还之

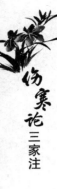

于腑。必发热者寒极而生热也。先厥后热为阳乘阴，阴邪未散，故必复发。此阴中有阳，乃阴阳相搏而为厥热，与阴厥亡阳者迥别也。欲知其人阳气之多寡，即观其厥之微甚。厥之久者郁热亦久，厥之轻者郁热亦轻，故热与厥相应耳。若阳虚而不能支，即成阴厥而无热矣。热发三阳，未入于腑者，可汗；热在三阴，已入于腑者，可下。阴不得有汗，而强发之，此为逆也。阳邪不能外散而为汗，必上走空窍，口伤烂赤所由至矣。然此指热伤气而言。若动其血，或从口鼻，或从目出，其害有不可言者。下之清之，谓对汗而言。是胃热而不是胃实，非三承气所宜。厥微者当四逆散，芍药、枳实以攻里，柴胡、甘草以和表也。厥深者当白虎汤，参、甘、粳米以扶阳，石膏、知母以除热也。

【尤在泾】伤寒一二日至四五日，正阴阳邪正交争互胜之时，或阴受病而厥者，势必转而为热，阴胜而阳争之也。或阳受病而热者，甚则亦变而为厥，阳胜而阴被格也。夫阳胜而阴格者，其厥非真寒也，阳陷于中，而阴见于外也。是以热深者厥亦深，热微者厥亦微，随热之浅深，而为厥之微甚也。夫病在阳者宜汗，病在里者宜下。厥者热深在里，法当下之而反发汗，则必口伤烂赤。盖以蕴隆之热，而被升浮之气，不从下出而从上逆故耳。

伤寒病，厥五日，热亦五日，设六日当复厥，不厥者，自愈。厥终不过五日，以热五日，故知自愈。（336）

【成无己】阴胜则厥，阳胜则热。先厥五日为阴胜，至六日阳复胜，热亦五日，后复厥者，阴复胜；若不厥为阳全胜，故自愈。《经》曰：发热四日，厥反三日，复热四日，厥少热多，其病为愈。

【柯韵伯】阴盛格阳，故先厥；阴极阳生，故后热。热与厥相应，是谓阴阳和平，故愈。厥终即不厥也。不过五日，即六日不复厥之谓。愈指热言。

【尤在泾】伤寒厥五日，热亦五日者，阴胜而阳复之也。至六日，阴当复胜而厥，设不厥，则阴退而邪解矣，故自愈。夫厥与热，阴阳消长之兆也。兹初病至终，其厥不过五日，而厥已而热，亦得五日，是其复之之数，当其胜之之数，所谓有阳则复，无太过亦无不及，故知其病自愈也。

凡厥者，阴阳气不相顺接，便为厥。厥者，手足逆冷_{赵本有}"者"字是也。（337）

【成无己】手之三阴三阳相接于手十指，足之三阴三阳相接于足十指。阳气内陷，阳不与阴相顺接，故手足为之厥冷也。

【柯韵伯】手足六经之脉皆自阴传阳，自阳传阴。阴气胜则阳不达于四肢，故为寒厥。

【尤在泾】经脉足之三阴三阳相接于足十指，手之三阴三阳相接于手十指。故阴之与阳常相顺接者也。若阳邪内入，阴不能与之相接，而反出于外则厥；阴邪外盛，阳不能与之相接，而反伏于中亦厥。是二者，虽有阴阳之分，其为手足逆冷一也。

伤寒，脉微而厥，至七八日，肤冷，其人躁，无暂安时者，此为脏厥，非为赵本无"为"字蛔厥也。蛔厥者，其人当吐蛔。令《玉函经》作"今"病者静，而复时烦赵本有"者"字，此为脏寒。蛔上入赵本有"其"字膈，故烦，须臾复止，得食而呕，又烦者，蛔闻食臭出，其人当赵本作"常"自吐蛔。蛔厥者，乌梅丸主之。又主久利方赵本无"方"字[1]。（338）

［乌梅丸］方

乌梅三百个赵本作"枚" 味酸温　细辛六两 辛热　干姜十两 辛热黄连一斤赵本作"十六两" 苦寒　当归四两 辛温　附子六两，炮赵本有"去皮"二字 辛热　蜀椒四两，去子赵本作"出汗"，医统本作"去汗" 辛热桂枝六两赵本有"去皮"二字 辛热　人参六两 甘温　黄柏六两 苦寒

上十味，异捣筛，合治之，以苦酒渍乌梅一宿，去核，蒸之五升赵本作"斗" 米下，饭熟，捣成泥，和药令相得，内臼中，与蜜，杵二千下，丸如梧桐子大，先食饮，服十丸，日三服，

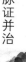

辨厥阴病脉证并治

271

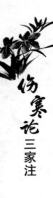

稍加至二十丸。禁生冷、滑物、臭食等^[2]。

〔1〕【成无己】脏厥者死，阳气绝也。蛔厥，虽厥而烦，吐蛔已则静，不若脏厥而燥无暂安时也。病人脏寒胃虚，蛔动上膈，闻食臭出，因而吐蛔。与乌梅丸温脏安虫。

【柯韵伯】伤寒脉微厥冷烦躁者，在六七日，急灸厥阴以救之。此至七八日而肤冷，不烦而躁，是纯阴无阳，因脏寒而厥，不治之证矣。然蛔厥之证，亦有脉微肤冷者，是内热而外寒，勿遽认为脏厥而不治也。其显证在吐蛔，而细辨在烦躁。脏寒则躁而不烦，内热则烦而不躁。其人静而时烦，与躁而无暂安者迥殊矣。此与气上撞心，心中疼热，饥不能食，食即吐蛔者，互文以见意也。夫蛔者虫也，因所食生冷之物，与胃中湿热之气，相结而成。今风木为患，相火上攻，故不下行谷道而上出咽喉，故用药亦寒热相须也。此是胸中烦而吐蛔，不是胃中寒而吐蛔，故可用连、柏。要知连、柏是寒因热用，不特苦以安蛔。看厥阴诸证，与本方相符，下之利不止，与"又主久利"句合，则乌梅丸为厥阴主方，非只为蛔厥之剂矣。

【尤在泾】伤寒脉微而厥，寒邪中于阴也，至七八日，身不热而肤冷，则其寒邪未变可知。乃其人躁无暂安时者，此为脏厥发躁，阳气欲绝，非为蛔厥也。蛔厥者，蛔动而厥，其人亦躁，但蛔静则躁亦自止，蛔动则时复自烦，非若脏寒之躁无有暂安时也。然蛔之所以时动而时静者，何也？蛔性喜温，脏寒则蛔不安而上膈；蛔喜得食，脏虚则蛔复上而求食，甚则呕吐，涎液从口中出。按：古云：蛔得甘则动，得苦则安。又曰：蛔闻酸则静，得辛热则止。故以乌梅之酸，连、柏之苦，姜、辛、归、附、椒、桂之辛，以安蛔温脏而止其厥逆；加人参者以蛔动中虚，故以之安中而止吐，且以御冷热诸药之悍耳。

〔2〕【成无己】肺主气。肺欲收，急食酸以收之。乌梅之酸以收肺气。脾欲缓，急食甘以缓之。人参之甘以缓脾气。寒淫于内，以辛润之，以苦坚之。当归、桂、椒、细辛之辛以润内寒。寒淫所

胜，平以辛热。姜、附之辛热以胜寒。蛔得甘则动，得苦则安，黄连、黄柏之苦以安蛔。

【柯韵伯】蛔从风化，得酸则静，得辛则伏，得苦则下。故用乌梅、苦酒至酸者为君，姜、椒、辛、附、连、柏，大辛大苦者为臣，佐参、归以调气血，桂枝以散风邪。藉米之气以和胃，蜜之味以引蛔，少与之而渐加之，则烦渐止而蛔渐化矣。食生冷则蛔动，得滑物则蛔上入膈，故禁之。

伤寒，热少厥微，指赵本注："一作稍"头寒，默默赵本作"嘿嘿"不欲食，烦躁数日，小便利，色白者，此热除也，欲得食，其病为愈；若厥而呕，胸胁烦满者，其后必便血。（339）

【成无己】指头寒者，是厥微热少也；默默不欲食烦躁者，邪热初传里也；数日之后，小便色白，里热去；欲得食为胃气已和，其病为愈。厥阴之脉挟胃贯膈，布胁肋。厥而呕，胸胁烦满者，传邪之热，甚于里也。厥阴肝主血，后数日热不去，又不得外泄，迫血下行，必致便血。

【柯韵伯】身无大热，手足不冷，但指头寒，此热微厥亦微也。凡能食不呕，是三阴不受邪。若其人不呕，但默默不欲饮食，此内寒亦微。烦躁是内热反盛。数日来小便之难者已利，色赤者仍白，是阴阳自和，热除可知。不欲食者，今欲得食，不厥可知矣。若其人外虽热少厥微，而呕不能食，内寒稍深矣；胸胁逆满，内热亦深矣。热深厥深，不早治之，致热伤阴络，其后必便血也。此少阳半表半里症，微者小柴胡和之，深者大柴胡下之。

【尤在泾】热少厥微，指头寒，邪气自微也。默默不欲食，烦躁，邪欲传里也。里受邪而热，则其小便必不利；虽利，其色必不白。至数日，小便利、色白，知其热已除也。本默默不欲食，忽欲得食，知其胃已和也。热除胃和，其病则愈。而厥阴之脉挟胃上膈布胁肋，若其邪不解，淫溢厥阴之位，则为厥而呕，为胸胁烦满也。凡病上行极者，必下行主血，而病为热，血为热迫，注泄于

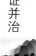

辨厥阴病脉证并治

273

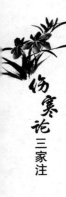

下，则其后必便血也。

病者手足厥冷，言我不结胸，小腹满，按之痛者，此冷结在膀胱关元也。（340）

【成无己】手足厥不结胸者，无热也；小腹满，按之痛，下焦冷结也。

【柯韵伯】关元在脐下三寸，小肠之募，三阴任脉之会，宜灸之。按：此二条（编者按：此二条指本条和第347条）当知结胸证有热厥者。

【尤在泾】手足厥冷原有阴阳虚实之别。若其人结胸则邪结于上而阳不得通，如后所云"病人手足厥冷，脉乍紧，邪结在胸中，当须吐之，以通其阳"者也。若不结胸，但少腹满，按之痛者则是阴冷内结，元阳不振，病在膀胱关元之间，必以甘辛温药，如四逆、白通之属，以救阳气而驱阴邪也。

伤寒发热四日，厥反三日，复热四日，厥少热多赵本有"者"字，其病当愈。四日至七日，热不除者，其后赵本无"其后"二字必便脓血。（341）

【成无己】先热后厥者阳气邪传里也，发热为邪气在表，至四日后厥者传之阴也，后三日复传阳经则复热。厥少则邪微，热多为阳胜，其病为愈。至七日传经尽，热除则愈；热不除者为热气有余，内搏厥阴之血，其后必大便脓血。

【柯韵伯】伤寒以阳为主，热多当愈，热不除为太过，热深厥微，必伤阴络。医者当于阳盛时预滋其阴，以善其后也。四日至七日，自发热起至厥止而言。热不除指复热四日。"复热四日"句，语意在"其病当愈"下。

【尤在泾】热已而厥者邪气自表而之里也。乃厥未已，而热之日又多于厥之日，则邪复转而之表矣，故病当愈，其热则除。乃四

274

日至七日而不除者，其热必侵及营中而便脓血，所谓热气有余，必发痈脓也。

伤寒厥四日，热反三日，复厥五日，其病为进，寒多热少，阳气退，故为进也。（342）

【成无己】伤寒阴胜者先厥，至四日邪传里，重阴必阳却，热三日，七日传经尽，当愈。若不愈而复厥者，传作再经，至四日则当复热；若不复热，至五日厥不除者，阴胜于阳，其病进也。

【柯韵伯】凡厥与热不相应，便谓之反。上文先热后厥是阳为主，此先厥后热是阴为主。热不及厥之一，厥反进热之二。热微而厥反胜，此时不急扶其阳，阴盛以亡矣。

【尤在泾】厥已而热者，阳气复而阴邪退也。乃热未已而复厥，而厥又多于热之日，则其病为进。所以然者，寒多热少，阳气不振，则阴邪复胜也。要之热已而厥者，传经之证，虑其阳邪递深也。厥已而热者直中之证，虑其阳气不振也。故传经之厥热，以邪气之出入言；直中之厥热，以阴阳之胜复言。病证则同而其故有不同如此。学者能辨乎此，则庶几矣。

伤寒六七日，脉微，手足厥冷，烦躁，灸厥阴，厥不还者，死。（343）

【成无己】伤寒六七日则正气当复，邪气当罢，脉浮身热为欲解。若反脉微而厥则阴胜阳也，烦躁者阳虚而争也。灸厥阴以复其阳，厥不还则阳气已绝，不能复正而死。

【柯韵伯】厥阴，肝脉也，应春生之气，故灸其五俞而阳可回也。

【尤在泾】伤寒六七日，阳气当复，阴邪当解之时。乃脉不浮而微，手足不烦而厥冷，是阴气反进而阳气反退也。烦躁者，阳与阴争，而阳不能胜之也。灸厥阴所以散阴邪而复阳气，阳复则厥自

275

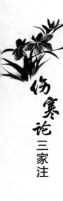

还。设不还则阳有绝而死耳。是故传经之邪至厥阴者，阴气不绝则不死；直中之邪入厥阴者，阳气不复则不生也。

伤寒发热，下利，厥逆，躁不得卧者，死。（344）

【成无己】伤寒发热，邪在表也；下利厥逆，阳气虚也；躁不得卧者，病胜脏也。故死。

【尤在泾】伤寒发热，下利，厥逆者，邪气从外之内而盛于内也。至躁不得卧，则阳气有立亡之象，故死。此传经之邪，阴气先竭，而阳气后绝者也。

伤寒发热，下利至甚，厥不止者，死。（345）

【成无己】《金匮要略》曰：六腑气绝于外者，手足寒；五脏气绝于内者，利下不禁。伤寒发热，为邪气独甚，下利至甚，厥不止，为腑脏气绝，故死。

【柯韵伯】厥利不止，脏腑气绝矣；躁不得卧，精神不治矣。微阳不久留，故死。

【尤在泾】发热、下利、厥逆，证与上同。而下利至甚，则阴欲亡；厥逆不止，则阳亦伤，虽不躁，犹死也。此亦传经之邪，阴先竭而阳后绝者也。

伤寒六七日，不利，便发热而利，其人汗出不止者，死。有阴无阳故也。（346）

【成无己】伤寒至七日，为邪正争之时，正胜则生，邪胜则死。始不下利，而暴忽发热、下利、汗出不止者，邪气胜，正阳气脱也，故死。

【柯韵伯】六七日当阴阳自和，复发热而利，正气虚可知。汗出不止，是阳亡而不能卫外也。有阴无阳，指内而言。此为亡阳，与热利之发热不死、汗出自利者天渊矣。

【尤在泾】寒伤于阴，至六七日发热者，阳复而阴解，虽下利犹当自止，所谓伤寒先厥后发热而利者，必自止也。乃伤寒六七日，本不下利，而忽热与利俱见，此非阳复而热也，阴内盛而阳外亡也。若其人汗出不止，则不特不能内守，亦并无为外护矣。是谓有阴无阳，其死必矣。

伤寒五六日，不结胸。腹濡，脉虚，复厥者，不可下，此为赵本无"为"字**亡血，下之死。**（347）

【成无己】伤寒五六日，邪气当作里实之时。若不结胸而腹濡者，里无热也；脉虚者亡血也；复厥者阳气少也。不可下，下之为重虚，故死。《金匮玉函》曰：虚者重泻，真气乃绝。

【柯韵伯】其脉空虚，此无血也。

【尤在泾】伤寒五六日，邪气传里，在上则为结胸，在下则为腹满而实。若不结胸，腹濡而脉复虚，则表里上下都无结聚，其邪为已解矣。解则其人不当复厥，而反厥者，非阳热深入也，乃血不足而不荣于四末也，是宜补而不可下，下之是虚其虚也。《玉函》云：虚者重泻，其气乃绝，故死。

发热而厥，七日，下利者，为难治。（348）

【成无己】发热而厥，邪传里也。至七日传经尽则正气胜邪，当汗出而解。反下利则邪气胜，里气虚则为难治。

【柯韵伯】发于阳者当七日愈。今厥不止而反下利，恐为除中，故难治，若躁烦而能食，尚为热厥利耳。便脓血发痈脓者，是不足而往，有余从之也；发热而厥除中者，是有余而往，不足随之也。

【尤在泾】发热而厥者，身发热而手足厥，病属阳而里适虚也。至七日正渐复而邪欲退，则当厥先已而热后除。乃厥热如故而反加下利，是正不复而里益虚矣。夫病非阴寒则不可以辛甘温其里，而

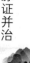

277

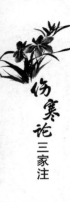

内虚不足复不可以苦寒坚其下，此其所以为难治也。

伤寒脉促_{赵本注：}"一作纵"，**手足厥逆者**_{赵本无"者"字}，**可灸之。**（349）

【成无己】脉促则为阳虚不相续，厥逆则为阳虚不相接。灸之以助阳气。

【柯韵伯】促为阳脉，亦有阳虚而促者，亦有阴盛而促者。要知促与结皆代之互文，皆是虚脉。火气虽微，内攻有力，故灸之。

【尤在泾】脉阳盛则促，阴盛则结。手足厥逆而脉促者，非阳之虚，乃阳之郁而不通也，灸之所以引阳外出。若厥而脉微者，则必更以四逆汤温之，岂特灸之哉？

伤寒脉滑而厥者，里有热也_{赵本无"也"字}，**白虎汤主之**_{赵本有}"白虎汤方"。（350）

【成无己】滑为阳厥，气内陷，是里热也，与白虎汤以散里热也。

【柯韵伯】脉微而厥为寒厥，脉滑而厥为热厥。阳极似阴之证，全凭脉以辨之。然必烦渴引饮，能食而大便难，乃为里有热也。上条（编者按：前条指第335条）明热厥之理，此条明热厥之脉并热厥之方。脉弱以滑是有胃气，缓而滑，名热中，与寒厥之脉微欲绝者大相径庭矣。当知有口燥舌干之证，与口伤烂赤者照应焉。

【尤在泾】伤寒脉微而厥，阴邪所中，寒在里；脉滑而厥，阳邪所伤，热在里。阳热在里，阴气被格，阳反在内，阴反在外，设身热不除，则其厥不已，故主白虎汤以清里而除热也。此阳明热极发厥之证，误编入厥阴者也。

手足厥寒，脉细欲绝者，当归四逆汤主之^[1]。（351）

278

［当归四逆汤］方

当归三两 辛温　桂枝三两赵本有"去皮"二字 辛热　芍药三两 酸寒
细辛三两 辛热　大枣二十五个赵本作"枚，擘，一法十二枚" 甘温　甘草
二两，炙 甘平　通草二两 甘平

上七味，以水八升，煮取三升，去滓，温服一升，日
三服[2]。

〔1〕【成无己】手足厥寒者，阳气外虚，不温四末；脉细欲绝
者，阴血内弱，脉行不利。与当归四逆汤助阳生阴也。

【柯韵伯】上篇（编者按：上篇指《伤寒论注·四逆汤证上》）论外
热内寒，兼吐利呕逆烦躁等证。此篇（编者按：此篇指《伤寒论注·四逆汤
证下》）但论厥阴脉证，虽无外卫之微阳，亦未见内寒诸险证也。

【尤在泾】手足厥寒，脉微欲绝者，阳之虚也，宜四逆
辈。脉细欲绝者，血虚不能温于四末，并不能荣于脉中也。夫脉为
血之府，而阳为阴之先，故欲续其脉必益其血，欲益其血必温其
经。方用当归、芍药之润以滋之，甘草、大枣之甘以养之，桂枝、
细辛之温以行之，而尤藉通草之入经通脉，以续其绝而止其厥。

〔2〕【成无己】《内经》曰：脉者血之府也。诸血者皆属心。
通脉者，必先补心益血。苦先入医统本有"于"字心，当归之苦以助
心血。心苦缓，急食酸以收之。芍药之酸以收心气。肝苦急，急食
甘以缓之。大枣、甘草、通草之甘以缓阴血。

【柯韵伯】此条证为在里，当是四逆本方加当归，如茯苓
四逆之例。若反用桂枝汤攻表，误矣。既名四逆汤，岂得无
姜、附？

若其人内有久寒者，宜当归四逆加吴茱萸生姜汤主之赵本无
"主之"二字，赵本有"当归四逆加吴茱萸生姜汤方"。（352）

【成无己】茱萸辛温以散久寒，生姜辛温以行阳气。
【柯韵伯】此本是四逆与吴茱萸相合而为偶方也。吴萸配附子，

辨厥阴病脉证并治

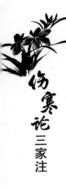

生姜佐干姜，久寒始去。

【尤在泾】若其人内有久寒者，必加吴茱萸、生姜之辛以散之，而尤藉清酒之濡经狭脉，以散其久伏之寒也。

大汗出，热不去，内拘急，四肢疼，又下利，厥逆而恶寒者，四逆汤主之赵本有"四逆汤方"。（353）

【成无己】大汗出则热当去，热反不去者亡阳也。内拘急下利者，寒甚于里。四肢疼，厥逆而恶寒者寒甚于表。与四逆汤复阳散寒。

【柯韵伯】治之失宜，虽大汗出而热不去，恶寒不止，表未除也。内拘急而下利，里寒已发，四肢疼而厥冷，表寒又见矣。可知表热里寒者即表寒亡阳者矣。

【尤在泾】此过汗伤阳，病本热而变为寒之证。大汗出，热不去者，邪气不从汗解而阳气反从汗亡也。阳气外亡则寒冷内生，内冷则脉拘急而不舒也。四肢者诸阳之本。阳虚不足，不能实气于四肢，则为之疼痛也。甚至下利厥逆而恶寒，则不特无以内守，亦并不为外护矣，故必以四逆汤救阳驱阴为主。余谓传经之热，久亦成阴者，此类是也。

大汗，若大下利而厥冷者，四逆汤主之。（354）

【成无己】大汗，若大下利，内外虽殊，其亡津液、损阳气则一也。阳虚阴胜，故生厥逆，与四逆汤固阳退阴。

【柯韵伯】大汗则亡阳，大下则亡阴，阴阳俱虚，故厥冷。但利非清谷，急温之，阳回而生可望也。

【尤在泾】此亦阳病误治而变阴寒之证。成氏所谓"大汗，若大下利，表里虽殊，其亡津液、损阳气一也"。阳虚阴胜，则生厥逆，虽无里急下利等证，亦必以救阳驱阴为急。《易》曰：履霜，坚冰至。阴盛之戒，不可不凛也。

病人手足厥冷，脉乍紧者，邪结在胸中。心中_{赵本、医统本作}"下"满而烦，饥不能食者，病在胸中，当须吐之，宜瓜蒂散_{赵本}有"瓜蒂散方"。（355）

【成无己】手足厥冷者邪气内陷也。脉紧牢者为实，邪气入腑则脉沉。今脉乍紧，知邪结在胸中为实，故心下满而烦。胃中无邪则喜饥，以病在胸中。虽饥而不能食，与瓜蒂散以吐胸中之邪。

【柯韵伯】手足为诸阳之本。厥冷则胃阳不达于四肢。紧则为寒，乍紧者不厥时不紧，言紧与厥相应也。此寒结胸中之脉证。心下者胃口也。满者胃气逆，烦者胃火盛。火能消物，故饥；寒结胸中，故不能食。此阴并于上，阳并于下，故寒伤形，热伤气也。非汗下温补之法所能治，必瓜蒂散吐之。此塞因通用法，又寒因寒用法。上条（编者按：上条指第166条，下同）是阳明中风脉证，此条是阳明伤寒脉证。上条是阳明小结胸，此条是阳明大结胸。太阳结胸因热入，硬满而痛为有形，故制大陷胸下之。阳明结胸因寒塞，硬满不痛为无形，故制瓜蒂散吐之。

【尤在泾】脉紧为实，乍紧者胸中之邪能结而不能实也。夫胸中阳也。阳实气于四肢，邪结胸中，其阳不布则手足无气而厥冷也。而胃居心下，心处胸间，为烦满，为饥而不能食，皆邪结胸中，逼处不安之故。《经》云：其高者，因而越之。胸邪最高，故当吐之。瓜蒂苦而能涌，能吐胸中结伏之邪也。此证不必定属阴经，即阳病亦有之也。

伤寒厥而心下悸者_{赵本无"者"字}，宜先治水，当服茯苓甘草汤，却治其厥；不尔，水渍入胃，必作利也_{赵本有"茯苓甘草汤方"}。（356）

【成无己】《金匮要略》曰：水停心下，甚者则悸。厥虽寒胜，然以心下悸，为水饮内甚，先与茯苓甘草汤治其水，而后治其厥；若先治厥则水饮浸渍入胃，必作下利。

281

辨厥阴病脉证并治

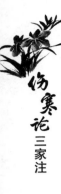

【柯韵伯】心下悸是有水气。今乘其未及渍胃时先治之，不致厥利相连，此治法有次第也。

【尤在泾】伤寒寒胜则厥，心下有水则悸。厥而心下悸者，寒中于阴而水聚于心下也。是宜以茯苓甘草汤先治其水，水去然后治厥。如"伤寒二三日，心中悸而烦者，先服建中汤"之意也。建中者建立中气，恐其中虚而邪易入，邪入则烦不止矣。茯苓甘草汤甘淡利水益中气，恐其水渍入胃而作利，利作则厥不回矣。仲景治病，每以正气为虑如此。

伤寒六七日，大下后，寸脉沉而迟，手足厥逆，下部脉不至，咽喉不利，唾脓血，泄利不止者，为难治。麻黄升麻汤主之[1]。（357）

[麻黄升麻汤] 方

麻黄二两半，去节 甘温　升麻一两一分 甘平　当归一两一分 辛温　知母 苦寒 赵本作"十八铢"　黄芩 苦寒 赵本作"十八铢"　葳蕤各十八铢赵本一作"菖蒲" 甘平　石膏碎，绵裹 甘寒 赵本作"六铢"　白术 甘温　干姜 辛热 赵本作"六铢"　芍药 酸平 赵本作"六铢"　天门冬去心 甘平 赵本作"六铢"　桂枝 辛热 赵本有"六铢，去皮"四字　茯苓 甘平 赵本作"六铢"　甘草炙各赵本无"各"字六铢 甘平

上十四味，以水一斗，先煮麻黄一两沸，去上沫，内诸药，煮取三升，去滓，分温三服，相去如炊三斗米顷，令尽，汗出愈[2]。

〔1〕【成无己】伤寒六七日，邪传厥阴之时。大下之后，下焦气虚，阳气内陷，寸脉迟而手足厥逆，下部脉不至。厥阴之脉贯膈上注肺，循喉咙。在厥阴随经射肺，因亡津液，遂成肺痿，咽喉不利而唾脓血也。《金匮要略》曰：肺痿之病，从何得之？被快药下利，重亡津液，故得之。若泄利不止者为里气大虚，故云难治。与麻黄升麻汤以调肝肺之气。

【柯韵伯】寸脉沉迟，气口脉平矣。下部脉不至，根本已

绝矣。六腑气绝于外者手足寒，五脏气绝于内者利下不禁。咽喉不利，水谷之道绝矣。汁液不化而成脓血，下濡而上逆。此为下厥上竭，阴阳离决之候，生气将绝于内也。旧本有麻黄升麻汤，其方味数多而分两轻，重汗散而畏温补，乃后世粗工之伎，必非仲景方也。此证此脉，急用参、附以回阳，尚恐不救，以治阳实之品，治亡阳之证，是操戈下石矣，敢望其汗出而愈哉？绝汗出而死，是为可必，仍附其方，以俟识者。

【尤在泾】伤寒六七日，寒已变热而未实也。乃大下之，阴气遂虚，阳气乃陷。阳气陷，故寸脉沉而迟；阴气虚，故下部脉不至；阴阳并伤，不相顺接，则手足厥逆。而阳邪之内入者，方上淫而下溢，为咽喉不利，为吐脓血，为泄利不止，是阴阳上下并受其病，而虚实冷热，亦复混淆不清矣。是以欲治其阴，必伤其阳；欲补其虚，必碍其实，故曰此为难治。麻黄升麻汤合补泻寒热为剂，使相助而不相悖，庶几各行其是而并呈其效。方用麻黄、升麻，所以引阳气发阳邪也；而得当归、知母、葳蕤、天冬之润，则肺气已滋，而不蒙其发越之害矣；桂枝、干姜，所以通脉止厥也；而得黄芩、石膏之寒，则中气已和，而不被其燥热之烈矣；其芍药、甘草、茯苓、白术则不特止其泄利，抑以安中益气，以为通上下和阴阳之用耳。

〔2〕【成无己】《玉函》曰：大热之气，寒以取之；甚热之气，以汗发之。麻黄、升麻之甘以发浮热；正气虚者，以辛润之，当归、桂、姜之辛以散寒；上热者，以苦泄之，知母、黄芩之苦凉心去热；津液少者，以甘润之，茯苓、白术之甘缓脾生津；肺燥气热，以酸收之，以甘缓之，芍药之酸以敛逆气，葳蕤、医统本有"天"字门冬、石膏、甘草之甘润肺除热。

伤寒四五日，腹中痛，若转气下趣少腹者，此欲自利也。
(358)

【成无己】伤寒四五日，邪气传里之时。腹中痛，转气下趣少

辨厥阴病脉证并治

283

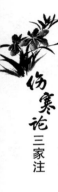

腹者，里虚遇寒，寒气下行，欲作自利也。

【柯韵伯】上条（编者按：上条指第273条）明自利之因，此条言自利之兆。四五日是太阴发病之期。

【尤在泾】伤寒四五日，正邪气传里之时。若腹中痛而满者，热聚而实，将成可下之证。兹腹中痛而不满，但时时转气下趋少腹者，热不得聚而从下注，将成下利之候也。而下利有阴阳之分，先发热而后下利者，传经之热邪内陷，此为热利，必有内烦脉数等证。不发热而下利者，直中之阴邪下注，此为寒利，必有厥冷脉微等证。要在审问明白也。

伤寒本自寒下，医复吐下之，寒格，更逆吐下；若食入口即吐，干姜黄连黄芩赵本作"黄芩黄连"**人参汤主之**[1]。（359）

[**干姜黄连黄芩**赵本作"黄芩黄连"**人参汤**] 方

干姜 辛热　**黄连** 苦寒　**黄芩** 苦寒　**人参各三两** 甘温

上四味，以水六升，煮取二升，去滓，分温再服[2]。

〔1〕【成无己】伤寒邪自传表，为本自寒下，医反吐下，损伤正气，寒气内为格拒。《经》曰：格则吐逆。食入口即吐，谓之寒格，更复吐下则重虚而死，是更逆吐下。与干姜黄连黄芩人参汤以通寒格。

【柯韵伯】治之小误，变症亦轻，故制方用泻心之半。上焦寒格，故用参、姜；心下蓄热，故用芩、连；呕家不喜甘，故去甘草。不食则不吐，是心下无水气，故不用姜、夏。要知寒热相阻则为格症，寒热相结则为痞症。

【尤在泾】伤寒本自寒下，盖即太阴腹满自利之证。医不知而复吐下之，里气遂虚，阴寒益甚。胃中之阳被格而上逆，脾中之阴被抑而下注，得不倍增吐下乎？至食入口即吐则逆之甚矣。若以寒治逆则寒下转增，或仅投温剂则必格拒而不入。故以连、芩之苦以通寒格，参、姜之温以复正气而逐阴邪也。

〔2〕【成无己】辛以散之，甘以缓之，干姜、人参之甘辛以补

正气，苦以泄之，黄连、黄芩之苦以通寒格。

下利，有微热而渴，脉弱者，今自愈。（360）

【成无己】下利阴寒之疾，反大热者逆。有微热而渴，里气方温也。《经》曰：诸弱发热。脉弱者，阳气得复也，今必自愈。

【柯韵伯】发热而微，表当自解矣，热利脉弱，里当自解矣，可不服白头翁而待其自愈也。乃渴欲饮水之互文。

下利，脉数，有微热汗出，今自愈；设复紧，为未解赵本注："一云：设脉浮复紧"。（361）

【成无己】下利，阴病也。脉数，阳脉也。阴病见阳脉者生，微热汗出，阳气得通也，利必自愈。诸紧为寒，设复脉紧，阴气犹胜，故云未解。

【柯韵伯】汗出是热从汗解、内从外解之兆。紧即弦之互文。

【尤在泾】此二条（编者按：二条指本条与第360条）亦为阴邪下注者设。微热而渴与脉数有微热汗出，并阳气内充之象；而脉弱又阴气衰退之征，故令自愈。夫脉弱者脉紧去而转弱也。设复紧则阴邪仍盛，其病岂能遽已耶？

下利，手足厥冷，无脉者，灸之不温，若脉不还，反微喘者，死[1]。**少阴负趺阳者，为顺也**[2]。（362）

〔1〕【成无己】下利，手足厥逆，无脉者，阴气独胜，阳气大虚也。灸之，阳气复，手足温而脉还，为欲愈；若手足不温，脉不还者阳已绝也，反微喘者阳气脱也。

【柯韵伯】此不呕不烦，不须反佐而服白通，外灸少阴及丹田、气海，或可救于万一。

【尤在泾】阴寒下利而至厥冷无脉，阳气将竭而死矣。灸

辨厥阴病脉证并治

285

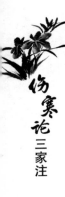

之所以通既绝之阳。乃厥不回，脉不还而反微喘，残阳上奔，大气下脱，故死。

〔2〕**【成无己】** 少阴，肾水；趺阳，脾土。下利为肾邪干脾，水不胜土，则为微邪，故为顺也。

【尤在泾】 少阴，肾脉也；趺阳，胃脉也。下利为土负水胜之病。少阴负趺阳者，水负而土胜也，故曰顺。此条当为太阴下利而设，亦与厥阴无涉也。

下利，寸脉反浮数，尺中自涩者，必清脓血。（363）

【成无己】 下利者脉当沉而迟，反浮数者里有热也。涩为无血，尺中自涩者，肠胃血散也，随利下必便脓血。清，与圊通，《脉经》曰：清者，厕也。

【柯韵伯】 寸为阳，沉数是阳陷阴中，故圊血。今脉反浮是阴出之阳，利当自愈矣。涩为少血，因便脓血后见于尺中，亦顺脉也。前条（编者按：前条指第367条）是未圊脓血，因不差而预料之辞，此在脓血已圊后，因寸浮尺涩而揣摩之辞，不得以"必"字作一例看。

【尤在泾】 此阳邪入里而作下利之证。寸浮数者阳邪强也，尺中涩者阴气弱也。以强阳而加弱阴，必圊脓血。

下利清谷，不可攻表，汗出，必胀满。（364）

【成无己】 下利者脾胃虚也。胃为津液之主。发汗亡津液则胃气愈虚，必胀满。

【柯韵伯】 里气大虚，不能藏精而为阳之守，幸表阳之尚存，得以卫外而为固，攻之更虚其表。汗生于谷，汗出阳亡，脏寒而生满病也。

【尤在泾】 清，与"圊"同，即完谷也，乃阳不运而谷不腐也。是当温养中土，不可攻表出汗，汗出则阳益虚，阳虚则气不化，故必胀满。此寒中太阴之证，非厥阴病也。

下利，脉沉弦者，下重也；脉大者，为未止；脉微弱数者，为欲自止，虽发热不死。(365)

【成无己】沉为在里，弦为拘急，里气不足，是主下重；大则病进，此利未止；脉微弱数者，邪气微而阳气复，为欲自止，虽发热止由阳胜，非大逆也。

【柯韵伯】前条（编者按：前条指第 371 和 373 条）论证，此条言脉，互相发明。复出"发热"二字，见热利指内热，不是协热。沉为在里，弦为少阳，此胆气不升，火邪下陷，故下重也。脉大为阳明，两阳相熏灼，大则病进，故为未止。微弱为虚，利后而数亦为虚，故欲自止。发热者，热自里达外，阴出之阳，故不死。

【尤在泾】沉为里为下，弦为阴。下利，脉沉弦者，阴邪在里而盛于下，故下重也。脉大者邪气盛。《经》曰：大则病进。故为未止。脉微弱为邪气微，数为阳气复，阴寒下利，阳复而邪微，则为欲愈之候。虽复发热，亦是阳气内充所致，不得比于"下利发热者，死"之例也。

下利，脉沉而迟，其人面少赤，身有微热，下利清谷者，必郁冒，汗出而解，病人必微厥。所以然者，其面戴阳，下虚故也。(366)

【成无己】下利清谷，脉沉而迟，里有寒也。面少赤，身有微热，表未解也。病人微厥，《针经》曰：下虚则厥。表邪欲解，临汗之时，以里先虚，必郁冒，然后汗出而解也。

【柯韵伯】此比上条（编者按：上条指第 317 条）脉证皆轻，故能自作郁冒汗出而解。面赤为戴阳，阳在上也。因其戴阳，故郁冒而汗出；因其下虚，故下利清谷而厥逆。热微厥亦微，故面亦少赤。此阴阳相等，寒热自和，故易愈。

287

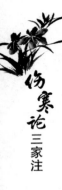

【尤在泾】下利清谷，脉沉而迟，阴在里在下也；面少赤，身有微热，阳在上在外也。夫阴内阳外而为病者，必得阳入阴出而后解。而面虽赤而未甚，身虽热而亦微，则其阳之发露者仅十之三，而潜藏者尚十之七也。藏而能动，必当与阴相争，争而未胜则郁冒，争而既胜则汗出，汗出而内伏之阴从外出，外出之阳从内入，而病乃解矣。然此证下虚无气，中土不守，惟藉君主之灵以收散亡之气，而驱沉伏之阴。郁冒汗出则心君震怒之候，病人所以必微厥也。设非下虚之故，何至危殆若是，然或真阳毕露则必不能与邪争，不争亦必无幸矣。

下利，脉数而渴者，今自愈；设不差，必清脓血，以有热故也。（367）

【成无己】《经》曰：脉数不解，而下不止，必协热便脓血也。

【柯韵伯】脉数有虚有实，渴亦有虚有实。若自愈则数为虚热，渴为津液未复也。若不差则数为实热，渴为邪火正炽矣。

【尤在泾】此亦阴邪下利而阳气已复之证。脉数而渴，与"下利有微热而渴"同意。然脉不弱而数，则阳之复者已过，阴寒虽解，热气旋增，将更伤阴而圊脓血也。

下利后脉绝，手足厥冷，晬时脉还，手足温者生，脉不还者死。（368）

【成无己】下利后，脉绝，手足厥冷者无阳也。晬时，周时也。周时厥愈，脉出，为阳气复则生；若手足不温，脉不还者为阳气绝则死。

【尤在泾】晬时，周时也。下利后脉绝，手足厥冷者阴先竭而阳后绝也。是当俟其晬时，经气一周，其脉当还，其手足当温。若脉不还，其手足亦必不温而死矣。

伤寒下利，日十余行，脉反实者死。（369）

【成无己】下利者里虚也，脉当微弱；反实者病胜脏也，故死。《难经》曰：脉不应病，病不应脉，是为死病。

【柯韵伯】脾气虚而邪气盛，故脉反实也。

【尤在泾】伤寒下利，至日十余行，邪既未尽而正已大惫矣。其脉当微或弱而反实者，是邪气有余，所谓病胜脏也，故死。

下利清谷，里寒外热，汗出而厥者，通脉四逆汤主之赵本有"通脉四逆汤方"。（370）

【成无己】下利清谷为里寒，身热不解为外热。汗出阳气通行于外则未当厥；其汗出而厥者阳气大虚也，与通脉四逆汤以固阳气。

【尤在泾】挟热下利者，伤在太阴之阴；中寒清谷者，伤在少阴之阳。里寒外热，汗出而厥，为阴内盛而阳外越之象。故于四逆加干姜一倍以温里而胜寒邪。曰通脉者，盖欲使阳气内行，而厥与利俱止耳。

热利下重者，白头翁汤主之[1]。（371）

[白头翁汤]方

白头翁二两 苦寒　黄柏 苦寒　黄连 苦寒　秦皮各三两 苦寒

上四味，以水七升，煮取二升，去滓，温服一升；不愈，更服一升[2]。

〔1〕【成无己】利则津液少，热则伤气，气虚下医统本作"不"利，致后重也。与白头翁汤散热厚肠。

　　【柯韵伯】暴注下迫属于热，热利下重，乃湿热之秽气郁遏广肠，故魄门重滞而难出也，《内经》曰：小肠移热于大肠为虑瘕。即此是也。

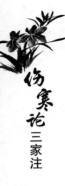

伤寒论三家注

【尤在泾】伤寒热邪入里，因而作利者，谓热利。下重即后重，热邪下注，虽利而不得出也。白头翁苦辛除邪气，黄连、黄柏、秦皮苦以坚之，寒以清之，涩以收之也。

〔2〕【成无己】《内经》曰：肾欲坚，急食苦以坚之。利则下焦虚，是以纯苦之剂坚之。

【柯韵伯】四物皆苦寒除湿胜热之品也。白头翁临风偏静，长于驱风。盖脏腑之火，静则治，动则病，动则生风，风生热也，故取其静以镇之。秦皮木小而高，得清阳之气，佐白头以升阳，协连、柏而清火。此热利下重之宣剂。

下利，腹胀满，身体疼痛者，先温其里[1]**，乃攻其表。温里**赵本、医统本并有"宜"字**四逆汤；攻表**赵本、医统本并有"宜"字**桂枝汤**赵本云："四逆汤"用前第五方，又有"桂枝汤方"[2]。（372）

〔1〕【柯韵伯】下利是里寒，身痛是表寒。表宜温散，里宜温补。先救里者治其本也。

〔2〕【成无己】下利腹满者，里有虚寒，先与四逆汤温里；身疼痛为表未解，利止里和，与桂枝汤攻表。

【柯韵伯】下利而腹尚胀满，其中即伏清谷之机，先温其里，不待其急而始救也。里和而表不解，可专治其表，故不曰救而仍曰攻。

【尤在泾】此太阴经脏并受寒邪之证，叔和编入厥阴经中者，误也。下利腹胀满，里有寒也；身体疼痛，表有寒也。然必先温其里，而后攻其表。所以然者，脏气不充则外攻无力；阳气外泄则里寒转增，自然之势也。而四逆用生附则寓发散于温补之中，桂枝有甘、芍则兼固里于散邪之内，用法之精如此。

下利，欲饮水者，以有热故也，白头翁汤主之。（373）

【成无己】自利不渴为脏寒，与四逆医统本有"汤"字以温脏；下利饮水为有热，与白头翁汤以凉中。

【柯韵伯】下利属胃寒者多，此欲饮水，其内热可知。

【尤在泾】伤寒自利不渴者为脏有寒，太阴自受寒邪也。下利欲饮水者以里有热，传经之邪，厥阴受之也。白头翁汤除热坚下，中有秦皮，色青味苦，气凉性涩，能入厥阴，清热去湿而止利也。

下利，谵语者，有燥屎也，宜小承气汤赵本有“小承气汤方”。（374）

【成无己】《经》曰：实则谵语。有燥屎为胃实，下利为肠虚，与小承气汤以下燥屎。

【柯韵伯】下利是大肠虚，谵语是胃气实。胃实肠虚，宜大黄以濡胃，无庸芒硝以润肠也。

【尤在泾】谵语者胃实之征。下利得此，为有燥屎，所谓利者不利是也。与小承气汤下其燥屎，屎去脏通，下利自止。《经》云：通因通用，此之谓也。《金匮》治下利，按之心下坚者与大承气汤。与此同意，所当互考。此太阴转入阳明之证，与厥阴无涉也。

下利后更烦，按之心下濡者，为虚烦也，宜栀子豉汤赵本有“栀子豉汤方”。（375）

【成无己】下利后不烦为欲解，若更烦而心下坚者恐为谷烦。此烦而心下濡者，是邪热乘虚，客于胸中为虚烦也。与栀子豉汤吐之则愈。

【柯韵伯】更烦是既解而复烦也。心下软，对胸中窒而言，与心下反硬者悬殊矣。要知阳明虚烦，对胃家实热而言，是空虚之虚，不是虚弱之虚。

【尤在泾】下利后更烦者，热邪不从下减而复上动也。按之心下濡，则中无阻滞可知，故曰虚烦。香豉、栀子能彻热而除烦，得吐则热从上出而愈，“因其高而越之”之意也。

291

辨厥阴病脉证并治

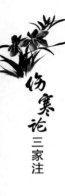

呕家有痈脓者，不可治，呕脓尽自愈。（376）

【成无己】胃脘有痈则呕而吐脓，不可治呕，得脓尽，呕亦_{医统本作"即"}自愈。

【尤在泾】痈脓者，伤寒热聚于胃口而不行，则生肿痈，而脓从呕出，痈不已则呕不止。是因痈脓而呕，故不可概以止呕之药治之。脓尽痈已则呕自止。此胃痈杂病，当隶阳明，不当入厥阴也。

呕而脉弱，小便复利，身有微热，见厥者难治，四逆汤主之。（377）

【成无己】呕而脉弱为邪气传里。呕则气上逆而小便当不利，小便复利者里虚也。身有微热见厥者阴胜阳也，为难治。与四逆汤温里助阳。

【柯韵伯】呕而发热者，小柴胡证。此脉弱而微热，非相火明矣。内无热，故小便利；表寒虚，故见厥；是膈上有寒饮，故呕也。伤寒以阳为主，阳消阴长故难治。

【尤在泾】脉弱便利而厥为内虚且寒之候，则呕非火邪，乃是阴气之上逆；热非寒邪，乃是阳气之外越矣。故以四逆汤救阳驱阴为主。然阴方上冲而阳且外越，其离决之势，有未可即为顺接者，故曰难治。或曰：呕与身热为邪实，厥利脉弱为正虚，虚实互见，故曰难治。四逆汤舍其标而治其本也。亦通。

干呕，吐涎沫，头痛者，吴茱萸汤主之_{赵本有"吴茱萸汤方"}。（378）

【成无己】干呕，吐涎沫者，里寒也；头痛者，寒气上攻也。与吴茱萸汤温里散寒。

【柯韵伯】呕而无物，胃虚可知矣；吐惟涎沫，胃寒可知矣。头痛者，阳气不足，阴寒得以乘之也。吴茱萸汤温中益气，升阳散

292

寒，呕、痛尽除矣。干呕、吐涎是二证，不是并见。

【尤在泾】干呕，吐涎沫者，厥阴寒邪上攻阳明也。头痛者，厥阴之脉上出额，与督脉会于巅，寒气随经上入于头，故痛也。然头者，诸阳之会，以阴邪而得干之，其阳不振甚矣。故以吴茱萸辛热，入厥阴散寒邪为君；生姜辛温，和胃止呕吐为臣；人参、大枣甘温，助正气养阳气为佐也。

呕而发热者，小柴胡汤主之赵本有"小柴胡汤方"。（379）

【成无己】《经》曰：呕而发热者，柴胡证具。

【柯韵伯】伤寒则呕逆，中风则干呕。凡伤寒中风，无麻黄、桂枝证。但见喜呕一证则发热者，便可用柴胡汤，不必寒热往来而始用也。发热而呕则人参当去，而桂枝非所宜矣。其目赤、耳聋、胸满而烦者，用柴胡去参、夏加栝蒌实之法；脉弦细而头痛发热者，从柴胡去参加桂之法。

【尤在泾】此邪在少阳之经，非厥阴本病。故以小柴胡汤和解少阳之邪，邪解则呕热俱止。或厥阴病而外连少阳者亦有之，然亦必以小柴胡先解少阳为急，所谓病自内之外而盛于外者，先解其外而后治其内。

伤寒大吐大下之，极虚，复极汗出赵本无"出"字者，**以**赵本无"以"字其人外气怫郁，复与之水，以发其汗，因得哕。所以然者，胃中寒冷故也。（380）

【成无己】大吐大下，胃气极虚。复极发汗，又亡阳气。外邪怫郁于表则身热，医与之水以发其汗，胃虚得水，虚寒相搏成哕也。

【柯韵伯】阳明居中，或亡其津而为实，或亡其津而为虚，皆得转为阳明。其传为实者可下，其传为虚者当温矣。

【尤在泾】伤寒大吐大下之，既损其上，复伤其下，为极虚矣。

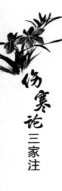

纵有外气怫郁不解，亦必先固其里而后疏其表。乃复饮水以发其汗，遂极汗出，胃气重虚，水冷复加，冷虚相搏，则必作哕。哕，呃逆也。此阳病误治而变为寒冷者，非厥阴本病也。

伤寒，哕而腹满，视其前后，知何部不利，利之则<small>赵本作</small>"**即**"**愈**。（381）

【成无己】哕而腹满，气上而不下也。视其前后部，有不利者即利之，以降其气。前部，小便也；后部<small>医统本有"者"字</small>，大便也。

【尤在泾】哕而腹满者，病在下而气溢于上也，与病人欲吐不可下之者不同。彼为上行极而欲下，此为下行极而复上也。《经》曰：在下者，引而竭之。故当视其前后二阴，知何部不利而利之，则病从下出而气不上逆，腹满与哕俱去矣。此热入太阴而上攻阳明之证，与厥阴无涉也。

辨霍乱病脉证并治

问曰：病有霍乱者何？答曰：呕吐而利，名曰霍乱<small>赵本作"此名霍乱"</small>。（382）

【成无己】三焦者水谷之道路。邪在上焦则吐而不利，邪在下焦则利而不吐，邪在中焦则既吐且利。以饮食不节，寒热不调，清浊相干，阴阳乖隔，遂成霍乱。轻者止曰吐利，重者挥霍缭乱，名曰霍乱。

【尤在泾】此设为问答以明霍乱之病。谓邪在上者多吐；邪在下者多利；邪在中焦，上逆为呕吐，复下注而利者则为霍乱。霍乱，挥霍缭乱，成于顷刻，变动不安，而其发热恶寒，亦与阳明相类也。

问曰：病发热，头痛，身疼，恶寒，吐利者，此属何病？答曰：此名霍乱。赵本有"霍乱"二字自吐下，又利止，复更发热也。（383）

【成无己】发热，头痛，身疼，恶寒者，本是伤寒，因邪入里，伤于脾胃，上吐下利，令为霍乱。利止里和，复更发热者，还是伤寒，必汗出而解。

【尤在泾】此即上条（编者按：上条指第382条）之意而详言之。盖霍乱之病，本自外来，以其人中气不足，邪得乘虚入里，伤于脾胃而作吐利，所以有发热、头痛、身疼、恶寒之证；或邪气直侵脾胃，先自吐下，迨利止里和，则邪气复还之表，而为发热，今人吐利之后，往往发热、烦渴者是也。

伤寒，其脉微涩者，本是霍乱，今是伤寒，却四五日，至阴经上，转入阴必利，本呕下利者，不可治也。欲似大便而反失气，仍不利者，赵本有"此"字属阳明也，便必硬，十三日愈，所以然者，经尽故也[1]。下利后，当便硬，硬则能食者愈；今反不能食，到后经中，颇能食，复过一经能食，过之一日，当愈。不愈者，不属阳明也[2]。（384）

〔1〕【成无己】微为亡阳，涩为亡血。伤寒脉微涩则本是霍乱，吐利亡阳、亡血。吐利止，伤寒之邪未已，还是伤寒，却四五日邪传阴经之时，里虚遇邪，必作自利。本呕者邪甚于上，又利者邪甚于下，先霍乱里气大虚，又伤寒之邪再传为吐利，是重虚也，故为不治。若欲似大便而反失气仍不利者，利为虚，不利为实，故大便而反失气，里气热也，此属阳明，便必硬也。十三日愈者，伤寒六日传遍三阴三阳，后六日再传经尽，则阴阳之气和，大邪之气去而愈也。

【尤在泾】脉微为少气，涩为无血。伤寒脉不应微涩而反微涩者，以其为霍乱吐下之后也。本是霍乱，今是伤寒者，吐下止

辨霍乱病脉证并治

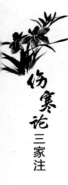

而复更发热，如上条所云也。热则邪还于表，当从阳而解矣。乃四五日，至阴经上转入阴必利者，邪气不从阳而解，而复入阴为利也。夫霍乱之时，既呕且利，里气已伤，今邪转入里而复作利，则里气再伤，故不可治。若欲大便而反失气仍不利者，胃气复而成实，邪气衰而欲退也，故可期之十三日愈。所以然者，十二日经气再周，大邪自解，更过一日，病必愈耳。

〔2〕【成无己】下利后，亡津液，当便硬。能食为胃和，必自愈；不能食者为未和。到后经中为复过一经，言七日后再经也。颇能食者胃气方和，过一日当愈。不愈者暴热使之能食，非阳明气和也。

【尤在泾】下利后便硬者，病从太阴而转属阳明也。阳明病，能食者为胃和，不能食者为胃未和。是以下利后，便硬而能食者愈；或始先不能食，继复转而能食者，过于前一日，亦愈。其不愈者则病不属阳明，虽能食，不得为胃和，故病不愈也。

恶寒脉微，而复利，利止，亡血也，四逆加人参汤主之赵本有"四逆加人参汤方"。（385）

【成无己】恶寒，脉微而利者，阳虚阴胜也。利止则津液内竭，故云亡血。《金匮玉函》曰：水竭则无血。与四逆汤温经助阳，加人参生津液益血。

【柯韵伯】利虽止而恶寒未罢，仍宜四逆；以其脉微为无血，当仍加人参以通之也。

【尤在泾】恶寒脉紧者寒邪在外也，恶寒脉微者阳虚而阴胜也。则其利为阴寒而非阳热，其止亦非邪尽而为亡血矣。故当与四逆以温里，加人参以补虚益血也。按：此条本非霍乱证，仲景以为霍乱之后，多有里虚不足而当温养者，故特隶于此欤！

霍乱，头痛，发热，身疼痛，热多欲饮水者，五苓散主之；寒多不用水者，理中丸主之赵本有"五苓散方"[1]。（386）

[理中丸] 方

人参 甘温　甘草炙 甘平　白术 甘温　干姜已上赵本无此二字各三
两 辛热

上四味，捣筛为末，蜜和丸，如鸡黄大赵本作"捣筛，蜜和为丸，
如鸡子黄许大"，以沸汤数合，和一丸，研碎，温服之。日三四，夜
二服，腹中未热，益至三四丸，然不及汤。汤法，以四物依两
数切，用水八升，煮取三升，去滓，温服一升，日三服[2]。

加减法赵本无此三字

若脐上筑者，肾气动也，去术加桂四两[3]。吐多者，去术，
加生姜三两[4]。下多者，还用术；悸者，加茯苓二两[5]。渴欲
得水者，加术，足前成四两半[6]。腹中痛者，加人参，足前成
四两半[7]。寒者，加干姜，足前成四两半[8]。腹满者，去术，
加附子一枚。服汤后，如食顷，饮热粥一升许，微自温，勿发
揭衣被[9]。

〔1〕【成无己】头痛发热则邪自风寒而来。中焦为寒热相半之
分，邪稍高者居阳分，则为热，热多欲饮水者与五苓散以散之；邪
稍下者居阴分，则为寒，寒多不用水者与理中丸温之。

【尤在泾】霍乱该吐下而言。头痛发热，身疼痛，则霍乱
之表证也，而有热多寒多之分。以中焦为阴阳之交，故或从阳而多
热，或从阴而多寒也。热多则渴欲饮水，故与五苓散去水而泄热；
寒多则不能胜水而不欲饮，故与理中丸燠土以胜水。

〔2〕【成无己】《内经》曰：脾欲缓，急食甘以缓之。用甘补
之，人参、白术、甘草之甘以缓脾气调中。寒淫所胜，平以辛热。
干姜之辛以温胃散寒。

〔3〕【成无己】脾虚肾气动者，脐上筑动。《内经》曰：甘者
令人中满。术甘壅补，桂泄奔豚，是相易也。

【尤在泾】脐上筑者，脐上筑筑然跳动，肾气上而之脾
也。脾方受气，术之甘能壅脾气，故去之；桂之辛能下肾气，故
加之。

辨霍乱病脉证并治

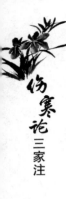

〔4〕【成无己】呕家不喜甘，故去术；呕家多服生姜，以辛散之。

【尤在泾】吐多者，气方上壅。甘能壅气，故去术；辛能散气，故加生姜。

〔5〕【成无己】下多者用术以去湿，悸加茯苓以导气。

【尤在泾】下多者脾气不守，故须术以固之；悸者肾水上逆，故加茯苓以导之。

〔6〕【成无己】津液不足则渴，术甘以缓之。

【尤在泾】渴欲得水者，津液不足，白术之甘，足以生之。

〔7〕【成无己】里虚则痛，加人参以补之。

【尤在泾】腹中痛者，里虚不足，人参之甘，足以补之。

〔8〕【成无己】寒淫所胜，平以辛热。

【尤在泾】寒者腹中气寒也，干姜之辛，足以温之。

〔9〕【成无己】胃虚则气壅腹满，甘令人中满，是去术也；附子之辛，以补阳散壅。

【尤在泾】腹满者气滞不行也。气得甘则壅，得辛则行，故去术加附子。

吐利止而身痛不休者，当消息和解其外，宜桂枝汤小和之赵本有"桂枝汤方"。（387）

【成无己】吐利止，里和也；身痛不休，表未解也。与桂枝汤小和之。《外台》云：里和表病，汗之则愈。

【柯韵伯】吐利是脏腑不和，非桂枝汤所治；止后而身痛不休是营卫不和，非麻黄汤所宜。和解其外，惟有桂枝一法；消息其宜，更有小与之法也。盖脉浮数，身疼痛，本麻黄之任，而在汗下后则反属桂枝。是又桂枝之变脉、变症，而非复麻黄之本症、本脉矣。

【尤在泾】吐利止，里已和也；身痛不休者，表未解也。故须桂枝和解其外，所谓"表病里和，汗之则愈"也。曰消息，曰小和之者，以吐利之余，里气已伤，故必消息其可汗而后汗之，亦不可大汗而可小和之也。

吐利汗出，发热恶寒，四肢拘急，手足厥冷者，四逆汤主之赵本有"四逆汤方"。（388）

【成无己】上吐下利，里虚汗出，发热恶寒，表未解也；四肢拘急，手足厥冷，阳虚阴胜也。与四逆汤助阳退阴。

【柯韵伯】此吐利非清谷，汗出不大而脉不微弱，赖此发热之表阳，助以四逆而温里，尚有可生之望。

【尤在泾】此阳虚霍乱之候。发热恶寒者，身虽热而恶寒。身热为阳格之假象，恶寒为虚冷之真谛也。四肢拘急、手足厥逆者阳气衰少，不柔于筋，不温于四末也，故宜四逆汤助阳气而驱阴气。

既吐且利，小便复利而大汗出，下利清谷，内寒外热，脉微欲绝者，四逆汤主之。（389）

【成无己】吐利亡津液则小便当少，小便复利而大汗出，津液不禁，阳气大虚也。脉微为亡阳，若无外热，但内寒，下利清谷，为纯阴；此以外热，为阳未绝，犹可与四逆汤救之。

【柯韵伯】吐利交作，中气大虚，完谷不化，脉微欲绝，气血丧亡矣。小便复利而大汗出，是门户不要，玄府不闭矣。所幸身热未去，手足不厥则卫外之阳，诸阳之本犹在，脉尚未绝，有一线之生机，急救其里，正胜而邪可却也。

【尤在泾】此亦虚冷霍乱之候。四肢拘急，手足厥逆，虚冷之着于外者也；下利清谷，脉微欲绝，虚冷之着于里者也。而其为霍乱则一，故吐利汗出，内寒外热与上条同，而其用四逆驱内胜之阴，复外散之阳亦无不同也。

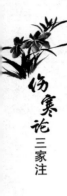

吐已下断，汗出而厥，四肢拘急不解，脉微欲绝者，通脉四逆加猪胆汁赵本无"汁"字汤主之赵本有"通脉四逆加猪胆汤方"。（390）

【成无己】 吐已下断，津液内竭则不当汗出。汗出者不当厥；今汗出而厥，四肢拘急不解，脉微欲绝者阳气大虚，阴气独胜也。若纯与阳药，恐阴为格拒，或呕或躁，不得复入也；与通脉四逆汤加猪胆汁，胆苦入心而通脉，胆寒补肝而和阴，引置阳药不被格拒。《内经》曰：微者逆之，甚者从之。此之谓也。

【柯韵伯】 此必有阴盛格阳之证，故加胆汁为反佐，阅白通证可知。

【尤在泾】 吐下已止，阳气当复，阴邪当解。乃汗出而厥，四肢拘急而又脉微欲绝，则阴无退散之期，阳有散亡之象，于法为较危矣。故于四逆加干姜一倍以救欲绝之阳，而又虑温热之过，反为阴气所拒而不入，故加猪胆汁之苦寒以为向导之用，《内经》"盛者从之"之意也。

吐利发汗，脉平，小烦者，以新虚不胜谷气故也。（391）

【成无己】 《内经》曰：食入于阴，长气于阳。新虚不胜谷气，是生小烦。

【尤在泾】 吐利之后，发汗已而脉平者，为邪已解也。邪解则不当烦而小烦者，此非邪气所致，以吐下后胃气新虚，不能消谷，谷盛气衰，故令小烦。是当和养胃气而不可更攻邪气者也。

辨阴阳易差后劳复病脉证并治

伤寒，阴阳易之为病，其人身体重，少气，少腹里急，或引阴中拘挛，热上冲胸，头重不欲举，眼中生花赵本注："一作眵"，膝胫拘急者，烧裈散主之[1]。（392）

300

[烧裩散] 方

上取妇人中裩近隐处，剪烧赵本有"作"字灰，以水和服方寸
匕，日三服。小便即利，阴头微肿，则愈赵本作"此为愈矣"。妇人
病，取男子裩当烧灰赵本作"男子裈烧服"[2]。

〔1〕【成无己】大病新差，血气未复，余热未尽，强合阴阳，
得病者名曰易。男子病新差未平复，而妇人与之交，得病，名曰阳
易；妇人病新差未平复，男子与之交，得病，名曰阴易。以阴阳相
感动，其余毒相染着，如换易也。其人病身体重，少气者损动真气
也；少腹里急，引阴中拘挛，膝胫拘急，阴气极也；热上冲胸，头
重不欲举，眼中生花者，感动之毒，所易之气，熏蒸于上也。与烧
裩散以道阴气。

【柯韵伯】此证无内外因，本非伤寒而冠以伤寒者，原其
因也，无恶寒发热之表证，无胃实自利之里证，因淫情之不禁，而
余邪得以投其隙，移祸于不病之人，顿令一身之精气神形皆受欲火
之为害，是不病于伤寒而病于阴阳之易也。勿得以男女分名也。夫
邪之所凑，其气必虚。阴虚而淫邪凑之，故少气而热上冲胸。气少
不能运躯，故头重不举，身体皆重。邪中于阴，故阴中拘挛。冲任
脉伤，故小腹里急。精神散乱，故眼中生花。摇动筋骨，故膝胫拘
急。病由于肾，毒侵水道，故小便不利耳。谅非土木金石之味所能
愈，仍须阴阳感召之理以制之，斯裩裆之以意相求也。

【尤在泾】阴阳易者，男子大病新瘥，尚有余热，妇人与
之交而得病，名曰阳易；或妇人大病新瘥，余热未尽，男子与之交
而得病者，名曰阴易。以阴阳相感，精气交通，热气从之而传易
也。其人身体重、少气者，劳伤真气而热胜之也。少腹里急，或引
阴中拘挛及膝胫拘急者，精虚热入而脉道不通也。热上冲胸，头重
不欲举，眼中生花则热气熏蒸，而且上潜清阳矣。

〔2〕【柯韵伯】裩裆者男女阴阳之卫，阴阳之以息相吹、气相
聚、精相向者也。卫乎外者自能清乎内。感于无形者治之以有形。
故取其近隐处烧而服之，形气相感，得其隐曲，小便即利。阴头微

301

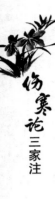

肿，浊阴走下窍，斯清阳出上窍，欲火平而诸证悉除矣。男服女、女服男，仍合阴阳交易之理、男女媾精之义，格物之情。至秽之品为至奇之方，有如此者。

大病差后，劳复者，**枳实栀子汤主之。若有宿食者，加大黄如博碁子大五六枚**赵本作"内加大黄，如博棋子五六枚，服之愈"[1]。（393）

[枳实栀子豉汤] 方

枳实三枚，炙 苦寒　栀子十四枚赵本作"个"，擘 苦寒　豉一升，绵裹 苦寒

上三味，以清浆水七升，空煮取四升，内枳实、栀子，煮取二升，下豉，更煮五六沸，去滓，温分再服，覆令微似汗[2]。

〔1〕【成无己】病有劳复，有食复。伤寒新差，血气未平，余热未尽，早作劳动病者名曰劳复。病热少愈而强食之，热有所藏，因其谷气留搏，两阳相合而病者名曰食复。劳复则热气浮越，与枳实栀子豉汤以解之；食复则胃有宿积，加大黄以下之。

【尤在泾】大病新瘥，血气未复，余热未尽，而强力作劳，因复发热者名曰劳复。为其余热之气，因劳而外浮也。枳实、栀子所以下热，豆豉所以散热。盖亦表里之剂而气味轻薄，适宜于病后复发之体耳。若有宿食者名曰食复。《内经》所谓"食肉则复，多食则遗"也。故于枳实栀子豉汤中少加大黄以逐其宿食。

〔2〕【成无己】枳实栀子豉汤则应吐剂，此云复令微似汗出者，以其热聚于上苦则吐之，热散于表者苦则发之。《内经》曰：火淫所胜，以苦发之。此之谓也。

伤寒差已赵本作"以"后，更发热者赵本无"者"字，小柴胡汤主之。脉浮者，以汗解之；脉沉实赵本注："一作紧"者，以下解之赵本有"小柴胡汤方"。（394）

【成无己】差后余热未尽，更发热者，与小柴胡汤以和解之。脉浮者热在表也，故以汗解；脉沉者热在里也，故以下解之。

【尤在泾】伤寒瘥已，后更发热者，不因作劳，亦未过食，而未尽之热自从内而达于外也，故与小柴胡汤因其势而解之。且人参、甘、枣可以益病后之虚，黄芩、半夏可以和未平之里也。脉浮者邪气连表，汗之使之外解；脉沉实者邪气居里，下之使从里解，亦因其势而利导之耳。

大病差后，从腰已_{赵本作"以"}下有水气者，牡蛎泽泻散主之[1]。（395）

［牡蛎泽泻散］方

牡蛎_{熬 咸平}　泽泻_{咸寒}　栝蒌根_{苦寒}　蜀漆_{赵本有"暖水"二字洗去脚赵本、医统本并作腥 辛平}　葶苈_{赵本有"子"字熬 苦寒}　商陆根_{熬 辛酸咸平}　海藻_{洗去咸，已上各等分 咸寒}

上七味，异捣下筛为散，更入_{赵本作"于"}臼中治之，白饮和，服方寸匕。小便利，止后服，日三服_{赵本作"日三服"在"方寸匕"下}[2]。

〔1〕【成无己】大病差后，脾胃气虚，不能制约肾水，水溢下焦，腰以下为肿也。《金匮要略》曰：腰以下肿，当利小便。与牡蛎泽泻散，利小便而散水也。

【尤在泾】大病新瘥而腰以下肿满者，此必病中饮水过多，热邪虽解，水气不行，浸渍于下而肌肉肿满也。是当以急逐水邪为法，牡蛎泽泻散咸降之力居多，饮服方寸匕。不用汤药者，急药缓用，且不使助水气也。若骤用补脾之法，恐脾气转滞而水气转盛，宁不泛滥为患耶？

〔2〕【成无己】咸味涌泄，牡蛎、泽泻、海藻之咸以泄水气。《内经》曰：湿淫于内，平以苦，佐以酸辛，以苦泄之。蜀漆、葶苈、栝蒌、商陆之酸辛与苦以导肿湿。

303

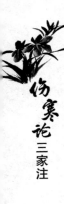

大病差后，喜唾，久不了了者_{赵本无"者"字}，胃_{赵本作"胸"}上有寒，当以丸药温之，宜理中丸_{赵本有"理中丸方"}。（396）

【成无己】汗后阳气不足，胃中虚寒，不内津液，故喜唾，不了了。与理中丸以温其胃。

【尤在泾】大病瘥后，胃阴虚者津液不生，则口干欲饮；胃阳弱者津液不摄，则口不渴而喜唾，至久之而尚不了了，则必以补益其虚，以温益其阳矣。曰胃上有寒者非必有客气也，虚则自生寒耳。理中丸补虚温中之良剂，不用汤者不欲以水气资吐也。

伤寒解后，虚羸少气，气逆欲吐者_{赵本无"者"字}，竹叶石膏汤主之[1]。（397）

　[竹叶石膏汤] 方

竹叶二把 辛平　石膏一斤 甘寒　半夏半升，洗 辛温　人参三_{赵本作"二"}两 甘温　甘草二两，炙 甘平　粳米半升 甘微寒　麦门冬一升，去心 甘平

上七味，以水一斗，煮取六升，去滓，内粳米，煮米熟，汤成，去米，温服一升，日三服[2]。

〔1〕【成无己】伤寒解后，津液不足而虚羸；余热未尽，热则伤气，故少气，气逆欲吐。与竹叶石膏汤调胃散热。

【尤在泾】大邪虽解，元气未复，余邪未尽，气不足则因而生痰，热不除则因而上逆，是以虚羸少食而气逆欲吐也。竹叶石膏汤乃白虎汤之变法，以其少气，故加参、麦之甘以益气；以其气逆有饮，故用半夏之辛以下气蠲饮；且去知母之咸寒，加竹叶之甘凉，尤于胃虚有热者为有当耳。

〔2〕【成无己】辛甘发散而除热，竹叶、石膏、甘草之甘辛以发散余热；甘缓脾而益气，麦门冬、人参、粳米之甘以补不足；辛者散也，气逆者欲其散，半夏之辛以散逆气_{医统本作"气逆"}。

病人脉已解，而日暮微烦，以病新差，人强与谷，脾胃气尚弱，不能消谷，故令微烦，损谷则愈。(398)

【成无己】阳明王于申酉戌，宿食在胃，故日暮微烦，当小下之以损宿谷。

【尤在泾】脉已解者，病邪解而脉已和也。微烦，微热也。解则不当复烦，而日暮微烦者，以病新瘥，不当与谷而强与之，胃虚谷实，不能胜之则发烦热也。损谷则愈者谓不可以药治之，但损其谷食则胃自和耳。